符 中 柱

名老中医学术
思想及经验撷英

主　　审：符中柱

主　　编：姚嵋方

副主编：李　可　何　峰

编　　委：赖象权　苗大兴　李　志
　　　　　刘　强　朱东东　何本求

贵州科技出版社

图书在版编目(CIP)数据

符中柱名老中医学术思想及经验撷英 / 姚嵋方主编.
-- 贵阳:贵州科技出版社,2016.6(2025.1重印)
ISBN 978 - 7 - 5532 - 0475 - 8

Ⅰ. ①符… Ⅱ. ①姚… Ⅲ. ①中医学 - 临床医学 - 经
验 - 中国 - 现代 Ⅳ. ①R249.7

中国版本图书馆 CIP 数据核字(2016)第 124390 号

符中柱名老中医学术思想及经验撷英

FUZHONGZHU MINGLAOZHONGYI XUESHUSIXIANG JI JINGYAN XIEYING

出版发行	贵州科技出版社	
地　　址	贵阳市中天会展城会展东路 A 座(邮政编码:550081)	
网　　址	http://www.gzstph.com　http://www.gzkj.com.cn	
出 版 人	熊兴平	
经　　销	全国各地新华书店	
印　　刷	北京兰星球彩色印刷有限公司	
版　　次	2016 年 6 月第 1 版	
印　　次	2025 年 1 月第 2 次	
字　　数	344 千字	
印　　张	19.25	
开　　本	710 mm × 1000 mm　1/16	
书　　号	ISBN 978 - 7 - 5532 - 0475 - 8	
定　　价	89.00元	

天猫旗舰店:http://gzkjcbs.tmall.com

名老中医专家符中柱简介

符中柱(1945 年 11 月—)，男，毕业于贵阳医学院医疗系，贵阳中医学院三级教授，贵阳中医学院第一附属医院贵州省肛肠病医院业务副院长，主任医师，贵阳中医学院学术委员会委员、肛肠科主任，贵阳中医学院第一附属医院肛肠专业学科带头人、博士及硕士生导师、国家级名老中医、第四批和第五批全国老中医药专家学术经验继承工作指导老师、贵州省名中医、全国中西医结合肛肠学会委员、贵州省中西医结合肛肠专业学会主任委员，两次被人事部、卫生部、国家中医药管理局授予"全国卫生系统先进工作者"称号。符中柱教授从事肛肠专业 30 余年，擅长中西医结合治疗痔、肛瘘、肛裂、先天性无肛畸形、大肠肿瘤等肛肠科疾病，对老年性便秘、慢性肠炎、肠功能紊乱综合征、大肠癌等肛肠科疑难杂症有丰富的经验和独特的治疗方式，创新多种微创手术方法，总结研发了胶灵膏、双花饮、宁痔洗液等多种专科制剂，主持和参与多项省、部级课题，发表相关学术论文 20 余篇，参编专业著作 2 部，在长期的临床实践中逐步形成了自己独特的学术思想和临证思辨特点。

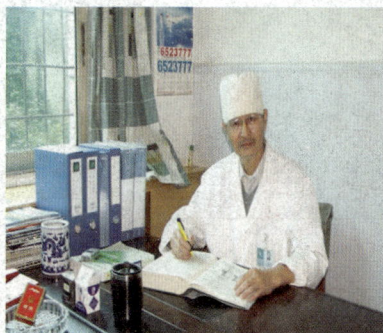

符中柱教授在担任贵阳中医学院第一附属医院贵州省肛肠病医院业务副院长期间，带领全体医务人员经过不懈努力，把肛肠科从一个普通科室发展为目前"贵州省肛肠疾病治疗中心""贵州省肛肠专业学术交流中心""贵州省肛肠技术支援中心""贵州省肛肠专业人才培训基地""全贵州肛肠专业学术研究基地"。并于2005 年由贵州省人民政府批准成立"贵州省肛肠病医院"，2008 年被评为"贵州省重点专科";2011 年被评为"国家中医药管理局'十二五'重点专科建设单位";2012 年被评为"贵州省中医药民族医药临床重点学科";2012 年 6 月被评为"卫生部临床重点专科(中医)建设单位";2012 年 12 月被评为"国家中医药管理局'十二五'中医药重点学科建设单位"，确立了本学科的贵州省龙头地位，并跻身于全国先进行列。

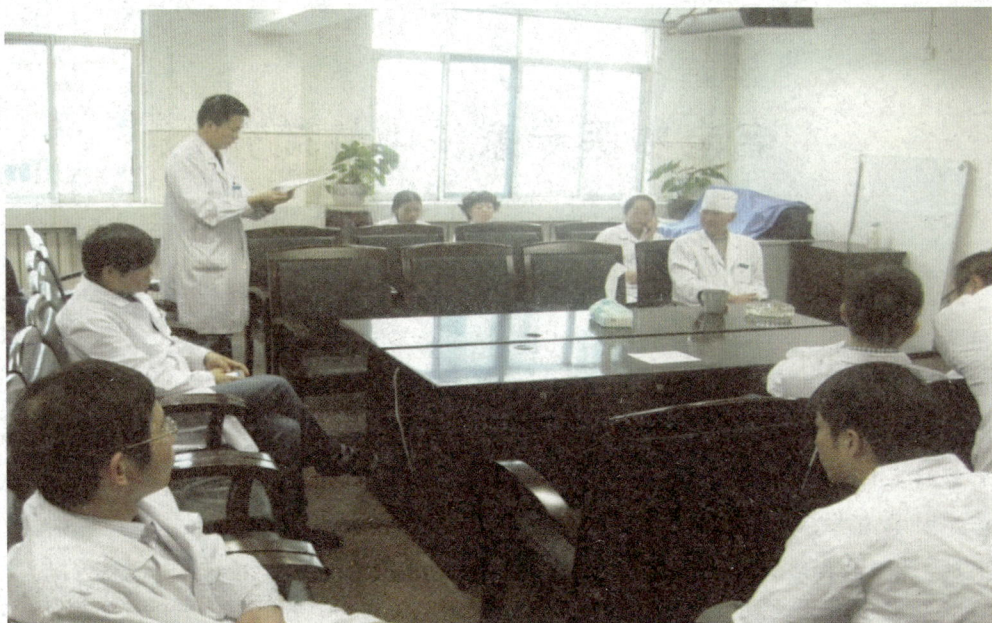

符中柱教授在工作室开展"便秘"探讨会

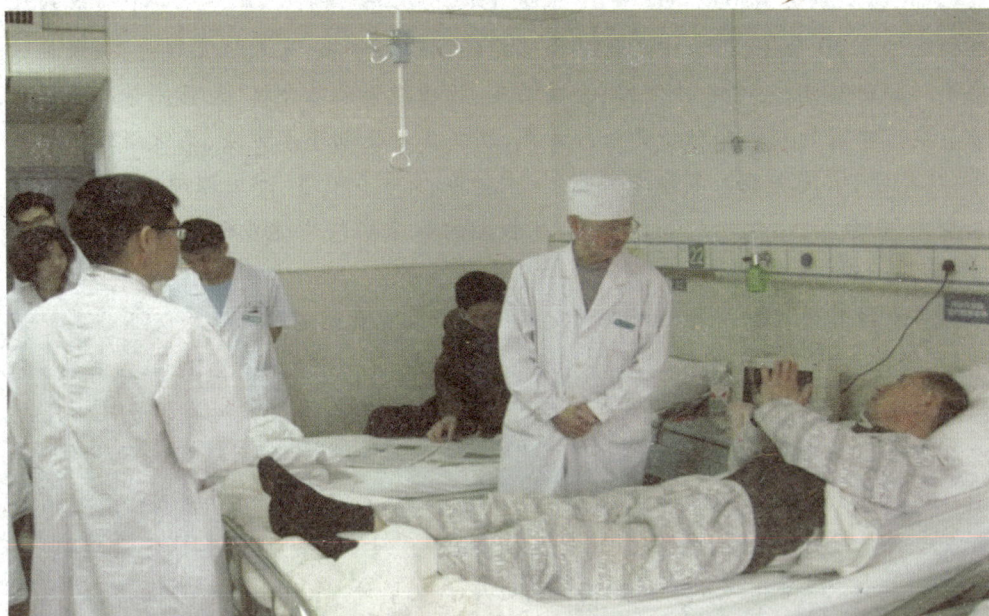

符中柱教授带领学生进行教学查房

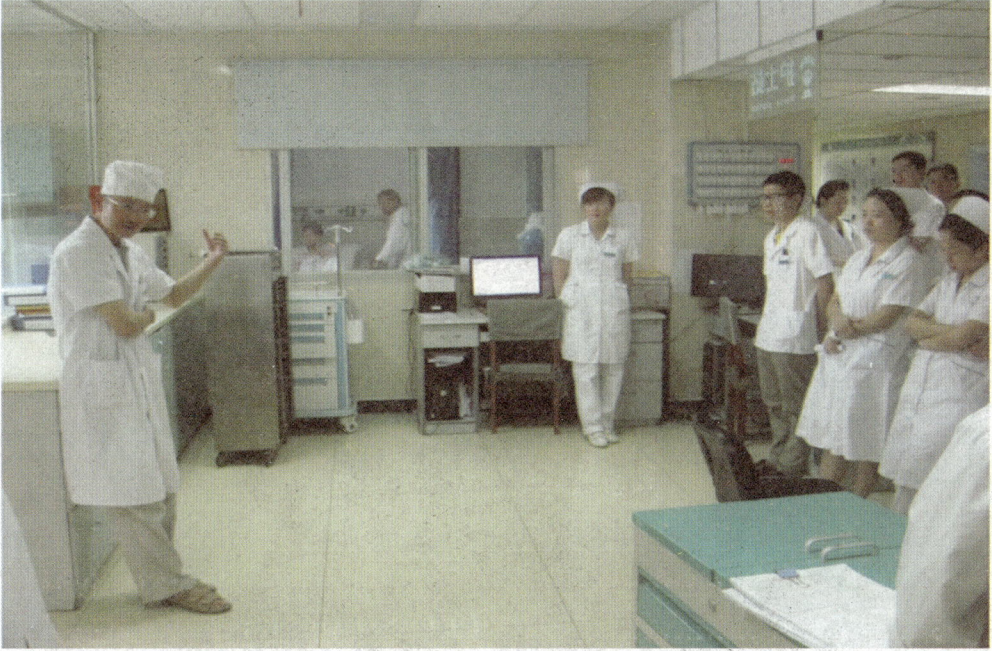

符中柱教授在肛肠科指导工作

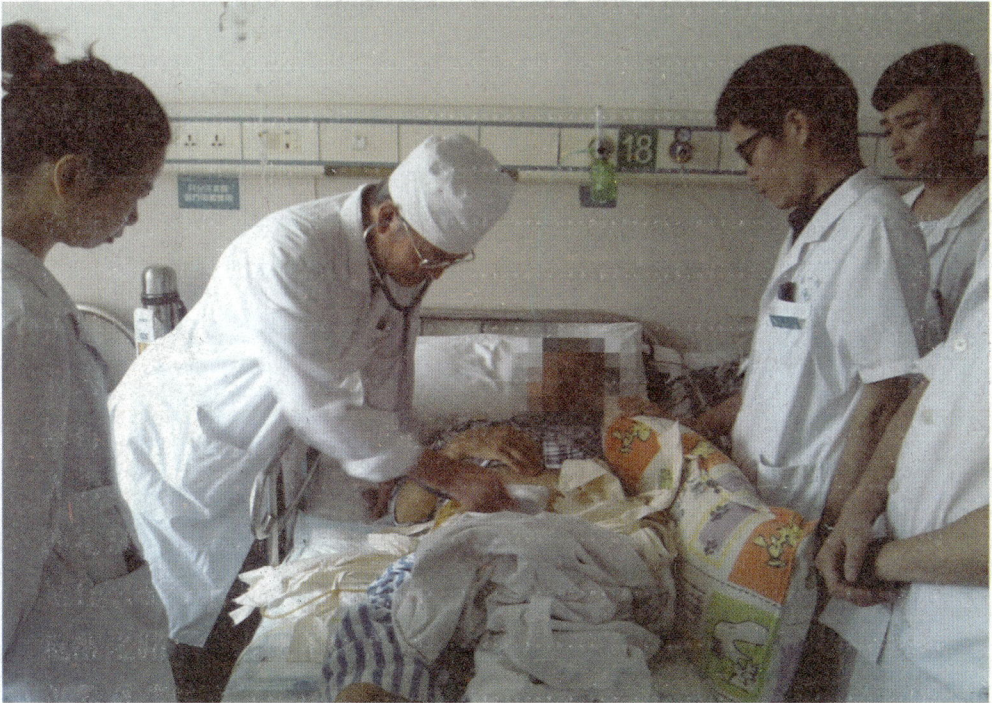

符中柱教授进行中医特色查房施治、指导治疗

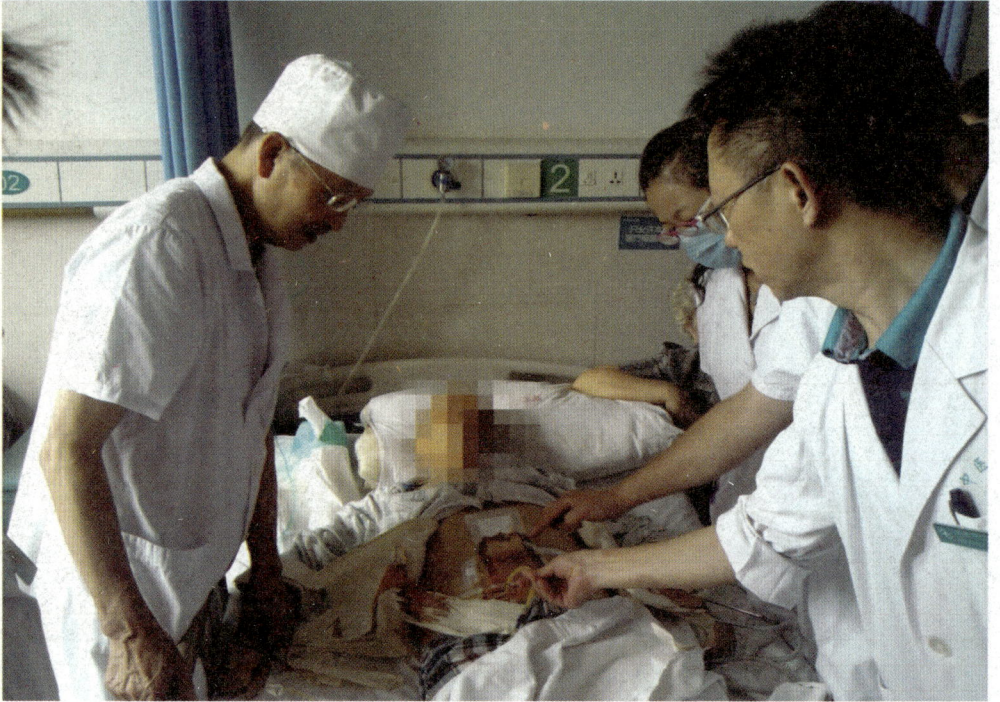

符中柱教授带领学生进行教学查房、病例分析讲解

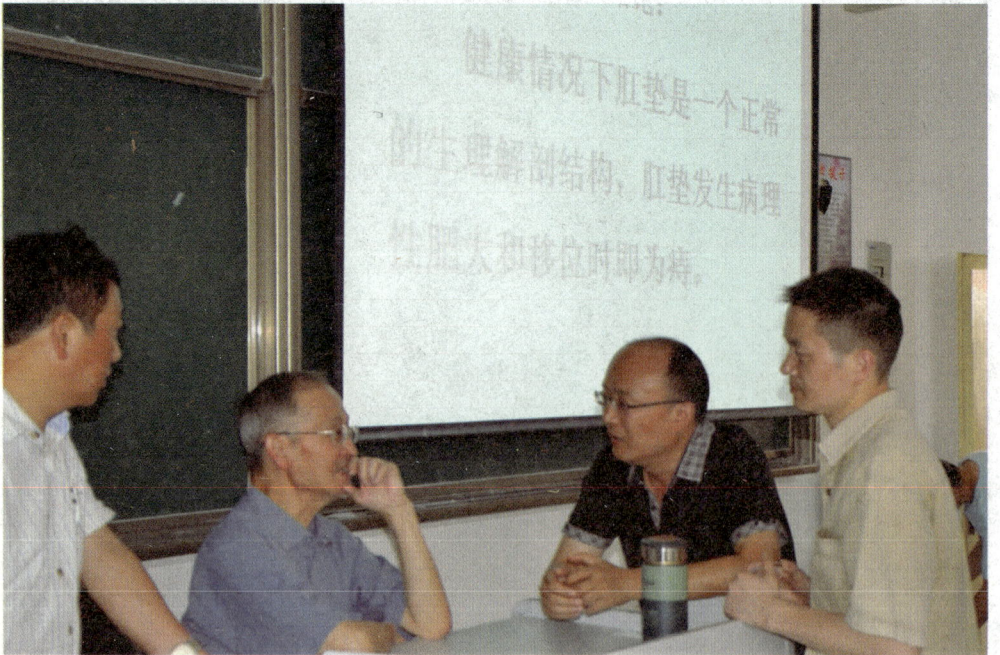

符中柱教授健康讲座后现场为患者答惑解疑

前　言 FOREWORD

　　"名老中医"是将中医药学基本理论、前人经验与当今实践相结合,解决临床疑难问题的典范,代表着当前中医学术和临床发展的最高水平,是当代中医药学术发展的杰出代表,他们的学术思想和临证经验是中医药学术特点、理论特质的集中体现,是中医药学的宝贵财富。开展名老中医学术思想、经验传承研究具有十分重要的意义。

　　为了整理、继承老中医药专家的学术经验和技术专长,培养造就高层次中医临床人才和中药技术人才,继承与发展中医药学术,人事部、国务院学位委员会、教育部、卫生部、国家中医药管理局开展了全国老中医药专家学术经验继承工作,在全国范围内遴选具有丰富、独到学术经验和技术专长的老中医药专家为指导教师,选配具有相当专业理论和一定实践经验的中青年业务骨干为他们的继承人,采取师承方式进行培养。符中柱教授作为全国第四批、第五批老中医药专家学术经验继承工作指导老师,于2012年被选定为全国名老中医药专家传承工作室建设项目专家,于同年获批成立了由政府资助,贵阳中医学院第一附属医院贵州省肛肠病医院负责建设的"符中柱全国名老中医药专家传承工作室"。符中柱教授传承工作室的成立目的是科学系统地总结符中柱教授的学术思想和临证经验,探索有效的方法和创新模式,培养出一批高层次的中医药专业人才,为促进贵州省中医肛肠病事业的快速发展,挖掘和发扬中医药传统文化,提供高质量便民的医疗卫生服务做出应有的贡献。

　　符中柱教授作为国家级名老中医、贵州省名老中医、全国第四批和第五批老中医药专家学术经验继承工作指导老师,在从事中医肛肠外科专业工作30余年中,博采众长、锐意进取、科学创新、大胆突破，在中医肛肠疾病诊治方面积累了丰富的临床经验，主持完成多项省、部级科研项目，主编并出版专著数部，发表学术论文数十篇，学术造诣深厚，在国内、省内同行业中具有较高的学术地位。符中柱教授在中医整体观指导下，扩大了中医肛肠外科手术范围，在痔、肛瘘、钩肠痔、肛痈、息肉痔等常见病基础上，开展了大肠癌手术、直肠阴道瘘手术、先天巨结肠手术、经腹行重度直肠脱垂手术、先天肛门畸形手术、器质性便秘手术、痔上黏膜环形切除钉合术（PPH）等。同时，改良、创新了多种常见肛肠外科疾病的手术方法，如小"V"形切口 Treitz 肌保存手术治疗混合痔，独创倒"V"形皮瓣转移治疗陈旧性肛裂、分段弧形切除环状痔、阴道后壁重叠修补术治疗直肠阴道瘘、经骶尾部入路行直肠中下段肿瘤切除、阴道纵隔成形加直肠前壁黏膜环切术治疗子宫脱垂合并直肠前壁脱垂等方法。在中医辨证论治指导下，结合多年的临床实践，配制了肛肠科专用药"双花饮""宁痔洗液""蜂珍膏""裂愈膏"等多种制剂，在病房常规使用，取得良好疗效。符中柱教授的这些成就，给广大患者带来了福音，提高了中医肛肠科在民众心中的地位，就诊病人与日俱增，病房床位由最初的30张发展到150张，却仍无法满足需求，贵阳中医学院第一附属医院中医肛肠科得到了日益壮大，发展成为贵州省肛肠病医院。

　　《符中柱名老中医学术思想及经验撷英》的编写是"符中柱全国名老中医药专家传承工作室"的重点工作之一，全体编委认真采集原始病历，完成病历与医案的撰写，系统规范地整理了符中柱教授临床病例与医案，总结提炼出了符中柱教授在肛肠外科领域的学术思想、用药解析、常用经验方、临证经验及体会、典型医案剖析和评语录，最后还辑录了符中柱教授的门人、学生的部分继承论文等。全书共分为8个章节：第一章系统总结了名老中医符中柱教授30多年临床的学术思想。第一，强调整体观念。整体观念是中医学的精髓，符中柱教授从事肛肠疾病临床工作数十年，特别重视整体观在诊疗疾病中的重要作用，无论是肛肠内科疾患或是肛肠外科疾病，明确强调用整体观念去认识它，以中医整体观为指导进行辨证论治。同时也特别提出，肛肠外科疾病的手术治疗，同样强调以整体观为指导，重视"微创"，保护手术部位形态及功能的完整性。第二，强调中医整体观指导下的辨证论治。符中柱教授认为：辨证论治是中医的"灵魂"，只有准确把握疾病的证才能把握疾病当前的本质，才能在临床中取得较好的疗效。但是患者的病情往往变化多端，证只能反映一时的疾病本质，不能反映疾病的全过程，因而符中柱教授临证尤其强调辨证论治,辨证注重整体辨证与局部辨证相结合、辨证与辨病相结合,治疗强调内治与外治相结合、祛邪与扶正相结合,主张先辨病后辨证,辨病主张中西合参,辨证论治与辨病选药相结合。第三,提出中医整体观指导下的肛肠微创理念。符中柱教授认为:中医整体观念是中医微创外科的思想理论基础,微创的观点又符合中医整体观"祛邪而不伤正,少伤正"的辨证思想,符合现在提倡的治疗理念和手术原则,因此鲜明地提出建设中医肛肠微创外科的主张,并数十年坚持不懈,创新、改良多种肛肠外科手术,如小"V"形切口 Treitz 肌保存术、分段弧形切口治疗环状混合痔、倒"V"形皮瓣移植术治疗陈旧性肛裂等改良手术,这些手术无一不体现了肛肠外科微创的理念。第二章是符中柱教授临床用药解析。传承工作室研究人员通过全面整理符中柱教授近4年的典型医案以及临床处方遣药特点,总结出了符中柱教授临床用药特点:①重视顾护脾胃;②重视疏肝理气调情志;③重视活血化瘀;④重视用药平和;⑤重视药对等。第三章提炼出了符中柱教授临床常用经验方。第四章总结了符中柱教授30余年的临证经验及体会。第五章是临床典型医案举隅。第六章是评语录。第七章是符中柱教授讲义选录。第八章遴选了符中柱教授学术思想继承人发表的部分有代表意义的学术论文,它们不仅较好地反映出符中柱教授临证经验与学术思想在临床上的应用,而且也更好地反映出符中柱教授在中医人才培养方面取得的成就。

时光荏苒,符中柱全国名老中医药专家工作室于2012年获批成立至今已4年有余,通过对国家级名老中医符中柱教授学术思想的系统研究,让符中柱全国名老中医药专家传承工作室的传承研究团队受益一生。在此,深深感谢符中柱教授一直以来对研究团队工作的大力支持和无私传教,对我们工作、生活的殷切关心;同时感谢国家中医药管理局、贵阳中医学院、贵阳中医学院第一附属医院和贵州省肛肠病医院的党政领导以及此次符中柱全国名老中医药专家传承工作室传承研究团队的每一位同事,在他们的共同努力下完成了《符中柱名老中医学术思想及经验撷英》一书的出版,我们深信伴随着贵州省肛肠病医院的发展,国家对名老中医学术思想和临床经验的大力推广,名老中医符中柱教授的学术思想将会得到进一步的发扬光大。

目 录

CONTENTS

第一章

学术思想

一、强调中医整体观

中医整体观念是中医学的核心思想,它认为人体虽是由若干脏腑、组织所组成,各自具有不同的生理功能,但人体是一个有机整体,构成人体的各个组成部分之间,在结构上不可分割,在生理上相互联系、相互制约以维持人体生理活动的协调平衡,在病理上相互影响而产生复杂的病理反应。这种整体的联系或影响,以五脏为中心,通过经络系统的联络作用而实现。同时,它还认为人体与自然环境也有密切关系,人类在能动地适应自然和改造自然的斗争中,维持着机体的正常生命活动。这种内外环境的统一性、机体自身整体性的思想,即为整体观。

符中柱教授常强调:中医整体观具有很强的实用性、朴实的科学性,对现代医学的发展有重要的现实意义。中医学的基本特点就是整体观指导下的辨证论治,整体观贯穿中医学理论与临床,无处不显示着整体观的影响力,它有着很强的实用性。中医整体观强调人体的整体性,强调人与自然的协调统一性,宏观地反映了人体生命活动和生存的一般规律,具有朴实的科学性。中国古代自然观——"元气论"起源于道家修道养身的实践,对中医学有重大影响,是中医整体观的思想基础。中医整体观秉承"元气论",用整体的、系统的思维方法指导中医临床辨证论治,对中医现代化建设及现代医学的发展有重要的现实意义。"元气论"认为元气(精气)是宇宙万物的本原,其是阴阳两个对立面的统一体,这种内部矛盾是元气运动变化的本因,故说"气凝聚而生万物,万物散则归于太虚"。"气"把天地万物联系为一个整体。现代"统一场论"是把自然界多种多样的相互作用归结为4种相互作用,即万有引力相互作用、弱相互作用、电磁相互作用、强相互作用,并致力于研究这4种作用的统一性。现代物理学家的共识是:整个自然界是一个超巨系统,从极大的星际到微观的粒子无一例外都存在着相互作用,正是这种相互作用形成了物质世界千变万化的各种运动。可见现代的"统一场论"与中医的"元气论"有很多相似之处。"统一场论"就是想把万物间不同层面、不同性质的作用用一种理论统一起来。"元气论"则认为万物的本原是"气","气"把天地万物联系成一个整体,"万物归元",用"气"统一了万物。所以美国高能物理学家卡波勒说:中国的哲学思想提供了能适应现代物理学的一个哲学框架,中国哲学的"道"暗示着"场"的概念,"气"的概念与"量子场"的概念也有着惊人的相似。其还主张在"统一场论"的研究中借鉴中国"元气论"的观点。可见，以"元气论"自然观为基础的中医整体观与现代"统一场论"相契相通，有着深刻的现实性内涵。所以说，中医整体观不仅具有实用性、科学性，还具有深邃的现实性内涵。

中医肛肠病学在古文献中一直归为中医外科学范畴，但通过数千年的实践和发展，至今已形成了系统的理论和独具特色的医疗技术，疾病范围不仅仅局限于肛门直肠部发生的以人体外部或局部症状为主要临床表现的一系列疾病，已扩充到整个大肠至肛门周围的内、外科疾病，如炎症性肠病、功能性便秘、肠易激综合征等内科疾病，痔、肛裂、肛瘘、大肠肿瘤、肛周脓肿、大肠息肉、直肠或肛管脱垂、直肠阴道瘘、先天肛门畸形、器质性便秘等外科疾病，而临床以外科疾病多见。符中柱教授从事肛肠疾病临床工作数十年，特别重视中医整体观在诊疗疾病中的重要作用，无论是肛肠内科疾患或是肛肠外科疾病，明确强调用中医整体观念去认识它，以中医整体观为指导进行辨证论治，注意患病机体整体与局部相结合。他机体与环境相结合，注意辨证与辨病相结合，注意内治与外治相结合、扶正与祛邪相结合，特别提出肛肠外科疾病的手术治疗，并强调以中医整体观为指导，重视"微创"以保护手术部位形态及功能的完整性。

二、强调中医整体观指导下的辨证论治

中医整体观指导下的辨证论治是中医学的特色和优势，它是通过望、闻、问、切四诊收集患者在临床上所表现出的各种症状，然后加以分析、归纳、综合、概括，从而进行诊断治疗。这是中医学认识疾病和治疗疾病的基本原则，是发现矛盾、解决矛盾的过程。符中柱教授临证强调辨证论治，辨证注重整体辨证与局部辨证相结合、辨证与辨病相结合，治疗强调内治与外治相结合、祛邪与扶正相结合。

（一）整体辨证与局部辨证相结合

辨证论治是以阴阳五行、脏腑、经络、气血津液等中医理论为基础，运用四诊的方法，将表现于各个部位的症状收集起来，加以分析，找出疾病的关键所在，并进行治疗。在这个过程中，始终贯穿着整体与局部的辩证关系，既重视中医学的突出特点——中医整体观，又注意局部的特点。《素问·脉要精微论》说："切脉动静而视精明，察五色，观五脏有余不足，六腑强弱，形之盛衰，以此参伍，决死生之分。"其指出要分析局部变化的特点，认识疾病所处的阶段和发展趋势，从而做

到"从外知内，见证知病"。尤其是肛肠外科疾病，以局部症状为主要临床表现，不同的疾病局部表现各异，同一种疾病不同阶段也表现不一，如肛痈，早期局部肿痛、质硬、皮肤红或不红，中期化脓后局部会出现红、肿、热、痛，后期脓肿破溃后局部则肿消痛减，此时局部辨证的重要性更为突出。符中柱教授强调"有诸内必形诸外""治外必本诸内"，肛肠疾病尤其是肛肠外科疾病在辨证时要从中医整体观出发，整体辨证与局部辨证并重，并把二者结合起来综合分析，既重视全身脏腑、经络、气血功能失调在疾病发病中的作用，又注意局部病变对全身脏腑、经络、气血的影响，从而达到辨证的完整性。如肛痈的辨证，除遵循八纲辨证和脏腑、经络、气血等辨证方法外，还需结合局部肿、痛、脓、溃烂及溃疡形色等特征进行辨证。如大肠癌，除必须了解患者的各脏腑气血的功能失调状态等全身情况外，同时，也要详细掌握局部(肿瘤)情况，如肿瘤大小、质地、活动度等，以便考虑治疗方案。如肺结核活动期或糖尿病等引起的继发性肛痈、漏疮，糖尿病、红斑狼疮、慢性肾炎、白细胞减少症等疾病并发的肛门周围炎性反应等，正是"有诸内必形诸外"的典型表现，此类情形更见整体辨证与局部辨证相结合的重要性。

(二)辨证与辨病相结合

1. 辨证与辨病相结合的必要性

证，是指在疾病发展过程中，某一阶段所出现病机的概括。辨证，是在中医辨证理论指导下，运用正确的思维方法和望、闻、问、切收集与疾病有关的临床资料，然后依据八纲辨证、病因辨证、气血津液辨证、脏腑辨证、经络辨证、六经辨证、卫气营血辨证、三焦辨证等对所得资料进行综合分析和归纳，进而对其病变的病因、病位、病机、功能状态及演变趋势等做出综合性的评定，从而得出一个证的方法，为临床治疗提供依据。

病，是指有一定的致病原因，发病有共同的特点，经历不同阶段，虽然不同患者表现可有所不同，但基本特点和病理是一致的，其发病原因、病机变化、转归与预后也都有一定的规律可循。辨病，就是认识和掌握疾病的现象、本质及其变化规律。

符中柱教授认为：辨证论治是中医的"灵魂"，只有准确把握疾病的证才能把握疾病当前的本质，才能在临床中取得较好的疗效，但是患者的病情往往变化多端，证只能反映一时的疾病本质，不能反映疾病的全过程。临床辨证与辨病相结合，治疗用药更有针对性。随着社会的进步，发现的疾病也越来越多，有些疾病的证不明显,甚至无证可辨,或是在疾病的某个阶段无证可辨,此时只有辨病论治,若固执坚守辨证论治,只会无计可施。另一方面,同一疾病有不同阶段,不同阶段疾病的特点、人体的反应亦不同,即表现为不同的证,同样相同的证亦可见于不同的病中,所以有"同病异证"与"异病同证",故而有"同病异治"与"异病同治"的说法。肛肠病大部分疾病需手术治疗,术前、术后疾病的正邪盛衰因手术方式的不同、病人体质的差异等,均会有不同的表现,此时,就需辨证与辨病相结合,重视个体差异,因病、因证、因人而治。

2. 先辨病,后辨证

为何要先辨病?所谓辨病,就是辨识具体的疾病,辨病的目的就在于认识和掌握疾病的现象、本质及其发生发展的规律,并与相关疾病鉴别诊断。例如均为疔疮,疫疔、手足疔疮、颜面疔疮的症状表现、施治方法、预后与转归等是不同的。息肉痔和锁肛痔均为痔,但前者是良性肿瘤,后者是恶性肿瘤,其转归与预后截然不同,必须尽早分明。所以,辨病尤为重要。辨证论治虽是中医的精髓,但由于时代的限制,中医在辨证时偏重于疾病的外在表现的归纳综合,缺少对疾病内涵的病理生理分析,往往在治疗中缺乏针对性。所以,符中柱教授认为:在临床上,尤其是肛肠外科疾病,宜先辨病以利于了解疾病的病因及疾病发展变化的规律,使治疗更有针对性。高锦亭在《疡科心得集》中说:"凡治痈肿,先辨虚实阴阳(辨证)。经曰:诸痛为实,诸痒为虚,诸痈为阳,诸疽为阴。又当辨其是疔、是痈、是疽、是发、是疖等证(辨病)。"早在《灵枢·痈疽》中就列举了人体不同部位的17种痈疽疾病,对其各自的临床特点做了扼要地阐述,并对痈疽进行了鉴别。举凡外科专著均以病名论述。由此可见,中医外科自古以来就强调辨病。

3. 辨病主张中西结合

中医属传统医学,世界卫生组织在第八次会议上称:传统医学"是现代医学传播与发展以前就已存在几百年的有生命的医学实践,而且至今还在应用",这些实践由于各国社会传统和文化不同存在着很大差异,中医属世界传统医学中最为丰富的传统医学。中医产生于经验医学时代,属经验医学,其思维方式是自然哲学模式,研究方法为观察法、直接领悟法、取类比象法,强调天人合一、整体性、心理因素、诊疗的个体化,中医的研究内容为阴阳五行、脏象气血、四诊八纲、经络七情等。西医是自然科学和社会科学相结合的科学结晶,其发展随着现代科学的不断发展而迅速发展,已成为当今世界的主流医学。它属于生物医学模式,产生于实验医学时代,研究方法为试验与分析,研究内容为解剖、生理、病理、病因、诊疗技术等。由此可见,中医和西医是两套医学体系,是运用两种思维方法从不同角度诠释人体的,两者有着极大的差异,这种差异也决定了两者各有优势与不足。符中柱教授认为:西医对疾病的认识着眼于微观,以解剖、生理、病理为基础,对疾病的研究已深入到器官、组织、细胞及分子水平,因此在明确诊断方面有着独特的优势,但对个体差异的考虑尚显不足;中医着眼于宏观,是在系统论指导下的整体医学,强调天人合一、人与自然的和谐、阴平阳秘,注重平衡协调,重视人体功能状态,优势在于宏观地认识疾病,强调个体差异,着眼于具体的病人和其生活环境,全面分析疾病的病邪性质和邪正盛衰状况,其不足是缺少利用科学手段对疾病内涵的病理生理分析。符中柱教授认为,中医和西医虽是两套不同的医学体系,但共同目标都是为了人类的健康,故主张临床上将中医、西医两者有机地结合起来,充分利用现代化的诊疗手段,对患者进行病因、病理、生化、免疫、影像等方面客观征象的检查分析,探讨疾病发生、发展的物质基础和提供诊断的客观量化指标,以尽早明确诊断,更好地为患者服务。

4.辨证论治与辨病选药相结合

符中柱教授认为:中医和西医是站在不同角度和层次把握人体健康的两种医学,具有等同的科学价值,有很强的互补性,临床上以两者相结合,取长补短,可达到更好的诊疗效果。符中柱教授在临床遣方用药时,除了以中医传统理论为指导,采用中医的望、闻、问、切四诊法对疾病进行辨证论治外,有些疾病,往往还结合辨病,根据疾病的基本病理和中药传统药性、现代药理学来遣方用药。如治疗慢性溃疡性结肠炎时,除了辨证施治外,还根据电子结肠镜检查是否伴肠黏膜的溃疡、出血点等,选用具有改善肠黏膜血液循环、消除炎症细胞浸润、防止组织异常增生的活血祛瘀药,如三七、元胡等。辨证论治与辨病选药相结合绝不是按照西医的诊断来选用中药治疗,而是立足于中医的理论,遵循中医整体观和辨证论治原则,吸收西医对病因、病理的认识,按中医方剂君、臣、佐、使的组方配伍原则选药组方,补充中医对疾病诊疗判断缺乏定量的不足。

(三)内治与外治相结合

符中柱教授主张治疗肛肠外科疾病要从中医整体观出发,以外治为主,内治与外治相结合。

中医治法可分为内治和外治两大类。用口服药物治疗疾病的方法称为内治法;外治法是运用药物和手术或配合一定的器械等,直接作用于患者体表某部或病变部位以达到治疗目的的一种治疗方法。外治法是指与内治法相对而言的治法,也可以将口服药物以外治疗疾病的方法统称为外治法。常用的外治法有药物疗法、手术疗法和其他疗法(引流法、垫棉法、针灸法、熏法、熨法、热烘疗法、浸渍法、冷冻疗法、激光疗法等)三大类。药物疗法,就是用药物制成不同的剂型施用于患处,使药物直达病所,从而达到治疗目的的一种治疗方法,如膏药、箍围药、掺药等。手术疗法,就是运用各种器械和手法操作进行治疗的一种治疗方法,它在外科治疗中占有十分重要的位置。常用的方法有切开法、烙法、砭镰法、挂线法等,可针对疾病的不同情况选择应用。引流法,是在脓肿切开或自行溃破后,运用药线、导管或扩大创口(以下简称扩创)等使脓液畅流,脱腐新生,防止毒邪扩散,促使溃疡早日愈合的一种治法,包括药线引流、导管引流和扩创术等。垫棉法是用棉花或纱布折叠成块以衬垫疮部的一种辅助疗法。它是借着加压的力量,使溃疡的脓液不致下袋而潴留,或使过大的溃疡空腔皮肤与新肉得以黏合而达到愈合的目的。针灸法包括针法与灸法,两者各有其适应证。在外科方面,古代多采用灸法,但近年来针法较灸法应用更广泛,很多疾病均可配合针刺治疗而提高临床疗效。灸法是用药物在患处燃烧,借着药力、火力的温暖作用,可以和阳祛寒、活血散瘀、疏通经络、拔引郁毒,可使肿疡未成者易于消散,既成者易于溃脓,既溃者易于生肌收口。熏法,是把药物燃烧后,取其烟气上熏,借着药力与热力的作用,使腠理疏通、气血流畅而达到治疗目的的一种治法,包括神灯照法、桑柴火烘法、烟熏法等。熨法,是把药物加酒、醋炒热,布包熨摩患处,使腠理疏通、气血流畅而达到治疗目的的一种治疗方法。目前常因药物的炒煮不便而较少应用,但临床上单纯热敷还在普遍使用。热烘疗法,是在病变部位涂药后,再加热烘,通过热力的作用,使局部气血流畅,腠理开疏,药物渗入,从而达到活血祛风以减轻或消除痒感、活血化瘀以消除皮肤肥厚等治疗目的的一种治疗方法。浸渍法,古称溻渍法,是把药物煎汤淋洗患部,使疮口洁净,祛除病邪,从而达到治疗目的的一种治疗方法,临床上常用的有淋洗、坐浴、浸泡等。

符老认为,肛肠外科疾病的最大特点是局部症状和体征,在治疗疾病时重视局部辨证,重视外治,这是外科独具而必不可少的重要治法。正如《医学源流论》所说:"外科之法,最重外治。"清代吴师机所著《理瀹骈文》中提出外治"能补内治之不及"。如肛瘘、陈旧性肛裂、肛周脓肿、大肠息肉等疾病,非手术治疗不能痊愈。符老临床常用外治方法,不独手术,还有中药熏洗、中药灌肠、药膏外敷等,其中部分经验方已在病房常规使用,如痔瘘术后熏洗的宁痔洗液、术后换药用的蜂珍膏、治疗肛裂的愈裂膏等。

虽然临床以手术、熏洗、膏药治疗之法众多,精彩纷呈,但符老临证又每每不忘外病内治,两者结合相得益彰。中医整体观认为:在生理上,人体五脏六腑和皮、肉、脉、筋、骨等形体组织,以及口、鼻、舌、眼、耳、二阴等官窍组织之间存在着有机的联系,形成一个整体,共同完成人体统一协调的机能活动,而脏腑组织彼此之间相互分工合作,相互制约调节,维持人体生理活动的协调平衡;在病理上,各脏腑、组织的病变相互影响和传变,产生复杂的病理反应,如脏腑功能失常可以通过经络反映于体表,而体表组织器官的病变亦可以通过经络影响脏腑。同时,脏与脏、脏与腑、腑与腑之间,也可以通过经络相互影响,发生疾病的传变。因此,符老强调在治疗肛肠外科疾病时,也应从整体出发,外治与内治相结合,注意患者整体的阴阳气血失调情况,并从协调整体阴阳气血及脏腑的平衡出发,扶正祛邪,消除病变对全身的影响,切断病变在脏腑间相互传变所造成的连锁反应,从而通过整体的治疗效应,更好更快地消除病邪、治愈疾病。

在"重视外治,内治与外治相结合"这一学术思想的指导下,符老对痔、肛瘘、肛裂等肛肠科常见外科疾病的临床治疗均已形成一系列的综合治疗方案,并已在病房施行,通过临床观察,病人的愈合时间、住院时间缩短,术后并发症减轻,为病人减轻了痛苦。如肛瘘患者,术前、术后经辨证论治给予内服汤药,外治法除手术外,还结合术后中药熏洗、针灸治疗、穴位贴敷、自制膏药敷贴、局部磁热疗法等。

(四)提出分期辨证论治

临床辨证论治不可机械,要根据疾病的变化、转归而行,因此符老提出了分期辨证论治的观点,如:①大肠癌手术前期、手术期、术后期分期辨证论治;②肛痈成脓前期、溃破期、溃后期分期辨证论治,在此基础上提出了"治痈防漏"的新思路,并开始了相应的临床研究。符老还指出了溃疡性结肠炎的急性期、缓解期的分期辨证论治等。

三、提出中医整体观指导下肛肠微创理念

1. 手术是中医外治法之一，是中医肛肠外科不可缺少的组成部分

中医外科手术疗法，历史悠久，源远流长，是中华民族长期与疾患做斗争的经验总结，是祖国传统医学的重要组成部分。《周礼》中记载："疡医，掌肿疡、溃疡、金疡、折疡之祝药刮杀之齐。"疡医，即外科医生，他们治疗的疾病范围广泛，既有痈肿、疮疡，还有跌打损伤。其中"刮"是刮去脓血之意，相当于现代的清疮术。《山海经·东山经》中记载了最早的外科手术器械——砭针。晋代郭璞注《山海经·东山经》之砭石时说："可以为砥（砭）针，治痈肿者。"《三国志·华佗传》记载："若病结积在内，针药所不能及，当须刳割者，便饮其麻沸散，须臾便如醉死无所知。因破取。"又说："病若在肠中，便断肠湔洗，缝腹膏摩。四五日差，不痛，人亦不自寤，一月之间，即平复矣。"前者是在麻醉下进行腹腔肿物摘除术，后者则是在麻醉下进行肠部分切除吻合术。《奇效良方》中记载："肚皮裂开者，用麻缕为线，或捶桑白为线，亦用花乳石散敷在线上。须用从里重缝肚皮，不可缝外重皮，留外皮开，用药渗待生肉。"从原始社会到清朝末期，有关外科手术的记载还有很多。纵观中医学的发展过程，中医外科手术曾经一度走在世界的前列，但是，随着"理学"走向主导地位，手术、解剖等中医外科技术被视为"不穷天理，不明人伦，不讲圣言，不通世故"的旁门左道，到清末，闭关锁国，加之政治腐败，科学发展举步维艰，医学趋于严重保守，更视麻醉、解剖、手术等技术为"妖术"，故而外科技术发展受到空前的制约，中医外科手术进一步走入谷底。19世纪中叶前后，现代外科在原有解剖学领先的基础上，先后解决了消毒、麻醉、止血三大难题，使外科手术技术取得了突飞猛进的发展，与中医外科手术水平形成了巨大的差距。这是导致目前世人普遍认为手术姓"西"不姓"中"的主要原因。符老认为：手术是处理局部病灶的重要手段，既不姓"中"，也不姓"西"，摒弃手术，中医外科将不完整，也是不妥当的，是不利于中医外科发展的。手术是中医外治法之一，是在中医整体观指导下的一种重要的局部治疗方法，是中医外治技术的进步，是中医扶正祛邪治法在中医外科的具体表现，祛除病灶即"祛邪"，恢复人体正常形态、恢复人体受损功能即"扶正"，强调手术应坚持"祛邪不伤正或少伤正"的原则。符老指出，我们的所有治疗都有一个宗旨："扶正是目的，祛邪是手段。"中医治疗疾病的最大特色是扶正，人体健康的基础是气顺血旺，各器官功能正常。医生不是救世主，疾病的消除，机体康复，主要

靠的是病人自身的修复能力;医生能做的、需要做的就是维护和修复病人自身的修复能力。因此,必须摆正扶正与祛邪的关系。

2.以中医整体观理论指导中医肛肠外科手术

中医整体观认为人体是一个有机的整体,构成人体的各组成部分,在物质代谢上是相互联系的,在形态结构上是不可分割的,在生理功能上是协调一致的,在病理变化上是互为影响的,牵一发而动全身。以此理论为指导,符老在长期的临床工作中,不断总结、不断改良和创新手术方法,力求微创,在治愈疾病的同时,最大限度地保护患者肛门功能、形态的完整性。例如小"V"形切口 Treitz 肌保存术、分段弧形切口治疗环状混合痔、倒"V"形皮瓣移植术治疗陈旧性肛裂等改良手术,经临床与传统手术做对比研究,不仅切口小、创伤小,而且更多地保留了患者的肛管皮肤和齿线附近的化学感受器,保护肛门外形恢复良好,从而较好地保护了患者的精细控便能力。又如经骶尾部入路分段治疗后高位肛瘘、同期挂线相继紧线配合拖线对口引流治疗高位复杂性肛瘘等,破坏正常皮肤及肌肉组织少,最大限度地保护了患者肛门括约功能、保持了肛门形态的完整性。

3.肛肠微创理念

肛门直肠是消化道的出口,司大便,是重要的控制器官,微创可以把肛门直肠及腹腔的创伤做到最小,具有全身反应轻、肛门直肠及胃肠道功能恢复快、痛苦小、并发症少的优点。微创的观点符合中医整体观"祛邪而不伤正,少伤正"的辨证思想,符合现在提倡的治疗理念和手术原则。符老认为:中医整体观念是中医微创外科的思想理论基础,因而鲜明地提出建设中医肛肠微创外科的主张,并数十年坚持不懈,改良、创新多种肛肠外科手术,这些手术无一不体现了微创的理念,这是符老深化发展整体观学术思想的重要内容之一。

微创外科,符合人体的整体观,是以病人心理与生理最大程度的康复为治疗目标,尽可能减少手术带来的肉体与精神上的痛苦。高水平的外科治疗的标准是最小的创伤、最简单的处置,解决最大的问题。例如针对痔的手术,经历了剥扎、环切、再创分段弧形伤口、吻合器痔上黏膜环切术(PPH)、开环式痔上黏膜切割钉合术(TST)等,提出了小"V"形切口肛门肌保留术,最大程度地保护肛门功能的完整性。对于肛瘘,倡导保留括约肌的手术方法,如高位肛瘘的挂线,有切开挂线、引流挂线,有浮线、中位和顶端挂线等,有远端切除、近端挂线、切开旷置等。

符老自拟肛肠微创手术的判定标准(腹腔镜及 ESD 标准另拟):肛管皮肤及直

肠黏膜损伤尽可能少,原则上损伤范围应少于肛周的1/4,不超过一个象限的范围;切口深度严格保持在痔血管丛与深层筋膜之间,避免伤及括约肌,包括内括约肌和直肠环肌,外痔窦状静脉丛可以不剥离,代以电凝灼缩(效果很好);术中出血少,不超过20 mL,术后不用止血药;术后疼痛轻,不影响正常生活与睡眠,不用或少用止痛药;术后肛门无狭窄,排便顺畅,气体及稀便均能控制;术后肛门直肠坠胀轻,恢复后无排便不尽感,不影响正常生活与活动;术后肛门形态恢复良好;伤口愈合时间在5~7天。

当前符合微创标准的几种痔手术:

注射术(四步注射法,痔上极注射法)适应证:出血型内痔、混合痔内痔出血。作用:药物注射到痔核或痔上极,利用药物的致炎作用,使注射区域产生无菌性炎症,从而使痔血管及周围组织纤维化,痔血管萎缩,支持组织粘连固定,减轻或消除痔出血及脱出。优点:操作简单、安全,几乎无创伤,组织硬化不坏死,术后肛门直肠坠胀轻或无,止血效果好,痔核部分回缩。不足:远期效果不理想,易复发。

套扎术(RPH)适应证:Ⅱ期或Ⅲ期内痔,以内痔为主体的混合痔,直肠黏膜内脱垂。作用:痔核或痔上黏膜套扎,痔核缺血坏死脱落,痔上黏膜皱缩,上提肛垫,并阻断部分血供和回流,痔核萎缩,黏膜套扎粘连固定,克服内脱。优点:操作简单,手术无切口损伤,疼痛轻,肛门形态及功能正常。不足:术后肛门坠胀重,坏死后有出血可能。

TST适应证:Ⅲ期或Ⅳ期重度痔、混合痔。作用:在PPH的基础上改进而成,把肛门镜做成单窗、双窗、三窗,手术时根据痔的分布情况选择使用,分区切除钉合痔上黏膜,上提肛垫及部分阻断入痔血供,达到治疗目的。优点:操作简单,因分区切割钉合,肛垫及直肠黏膜得以较多保留,避免了术后肛门直肠黏膜缩窄和减轻了肛门坠胀,肛垫上提明显。不足:未切除钉合区往往残留痔核,常需剥扎处理;切割端头因钉合不全易出血,术后出血仍时有发生。

小"V"形切口 Treitz 肌保存术(改良的MMH术)适应证:Ⅲ期或Ⅳ期重度内痔、混合痔。作用:这是在传统外剥内扎术基础上改良而来的一种精细手术,外痔部分做小"V"形切口或线性切口,深度只达皮下,外痔部分做浅分离,尽可能保护黏膜下肌,皮下及联合纵肌纤维膈间的窦状血管电凝处置,不用剥离,内痔仅做部分结扎,保留基底部。优点:适应证宽,不需特殊器械,费用低,术中不伤及肌层,肛管皮肤及直肠黏膜得到充分保留,伤口5~7天愈合,切口水肿、增生少,术后肛门形态恢复好。不足:耗时,术中出血较多,术后疼痛不可避免。

　　超声多普勒引导痔动脉缝扎术(DG - HAL)适应证:Ⅱ期内痔,以出血为主的混合痔。作用:DG - HAL 是集超声波检查和缝扎手术为一体治痔的新型技术,是利用超声波寻找入痔动脉并准确定位后缝扎阻断痔动脉血管,使痔核萎缩或脱落。优点:直接阻断痔的主供血管,痔核萎缩快,创伤小,术后不适感轻微,并发症少,不影响肛门功能,不破坏肛垫和肛门形态。不足:超声探头寻找判断入痔动脉和定位较难掌握,因超声探头窗口过小,使缝扎操作不便,疗效需大量样本观察。

　　陈旧性肛裂微创手术有倒"V"形皮瓣转移术 + 侧切术及硝酸甘油涂敷术(化学性切除) + 侧切术。高位复杂性肛瘘手术的微创手术有瘘管远端开窗近端挂线术。后高位肛瘘的微创手术有经骶尾部入路手术。大肠癌手术的微创手术有腹腔镜直肠癌根治术和肠镜下黏膜下结直肠肿瘤切除术(ESD)。

第二章

用药解析

中医学最本质的特点是整体观和辨证论治,而在论治中,更重要的是用药,清代医家徐大椿说"用药如用兵",用药精当则疗效佳。符中柱教授治疗肛肠疾病用药有如下特点。

一、重视顾护脾胃

脾胃为气血生化之源,后天之本。脾胃同居中焦,具有腐熟、运化水谷,化生精微,生成气血,维持人体生命活动的功能。脾主运化水谷精微,胃主受纳水谷;脾主升清,胃主降浊,二者一升一降。在生理情况下,人身自"两精相搏"而成形后,脏腑经络、四肢百骸皆赖脾胃运化传输的水谷精微化生气血津液来滋养,故说脾胃为"后天之本"。如《素问·灵兰秘典论》云:"脾胃者,仓廪之官,五味出焉","五脏者,皆禀气于胃。胃者,五脏之本也","脾为胃行其津液","脾脉者土也,孤脏以灌四旁者也","食气入胃,散精于肝,淫气于筋,食气入胃,浊气归心,淫精于脉","饮入于胃,游溢精气,上输于脾,脾气散精,上归于肺,通调水道,下输膀胱,水精四布,五经并行"。

脾胃为脏腑气机之转枢。脾胃对全身气机起着重要的调节作用。心肺居上焦胸中,其气以降为顺,肝肾居下焦腹中,其气以升为和。心火下温肾水,使肾水不寒;肾水上济心火,使心火不亢;肺气清肃下行,以制肝气升发太过;肝气疏达上散,以助肺气宣发肃降;脾胃居中州,对各脏之气机的协调运动起着重要的转枢作用。朱丹溪《格致余论》说:"脾具坤静之德,而有乾健之运,故能使心肺之阳降,肾肝之阴升,而成天地交之泰,是为无病之人"。

脾胃为脏腑之护卫。脾胃不仅具有运化水谷、营养机体、维持生命的作用,还具有保卫机体、抗邪防病的作用,从而维持机体本身及其与外界环境的相对稳定。《类经·五癃津液别》云:"五脏六腑,心为之主……脾为之卫……"《灵枢·师传》曰:"脾者主为卫,使之迎粮,视唇舌好恶,以知吉凶。"《灵枢·本藏》曰:"脾坚,则脏安难伤"。张介宾解释说"卫者,脏腑之护卫也。"脾胃健旺,五脏之气皆能充养,对外能防御邪气入侵,对内能维持自身稳定,故为脏腑之护卫。《金匮玉函要略辑义》中也提出"四季脾旺不受邪",《古今医统大全》认为"人以胃气为本","元气之充足,皆由脾胃之气无所伤,而厉能滋养元气","百病皆由脾胃衰而生也"。脾胃是元气之源,元气又是人身之本,脾胃伤则元气衰,元气衰则疾病所由生。脾胃之气的强弱不仅决定人体感邪后是否发病，而且还决定发病后的预后及转归。《临证指南医案》云："有胃气则生，无胃气则死。"张介宾也倡导"凡欲治病者，必须常顾胃气，胃气无损，诸可无虑。"

符老在临床辨证论治中谨守"人以胃气为本""百病皆由脾胃生"之旨，从理、法到方、药，处处以脾胃为本，或健脾养胃扶正以祛邪，或祛邪而不伤脾胃，诸般治法均顾及脾胃。尤其在危重症、慢性病及疑难杂症的诊治中，他非常重视顾护胃气，强调"但存一分胃气，便得一分生机"。符老认为：临床治病，药石攻伐之时，常常是正邪两伤，倘若邪衰而正虚，患者总见病程缠绵。临证用药不仅内科疾患如此，肛肠外科疾病亦不例外，不论是攻是补，顾护脾胃是第一。脾气健旺，则生化有源，气血生化有源则人体正气旺盛，抗邪有力，顽疾得除。故补益脾胃若施之得法，每奏奇功，非内科独擅之法，肛肠外科也应首重顾护脾胃。符老临证用药多以补脾护胃、调中消滞为法，多用太子参、黄精、白术、茯苓、薏苡仁等健脾益气除湿，山楂、神曲消食导滞，半夏和胃，或配大枣、炙甘草等护胃药物，以益气和中，顾护脾胃，使祛邪不伤正，又无恋邪之弊，集祛邪与扶正为一体。又如在苦寒祛邪治肠炎方中，加甘温升清之品健脾和胃，使清而不伤胃气，寒而不致留邪。

二、重视疏肝理气调情志

符老常说，随着人们生活水平的提高，生活节奏加快，工作压力加大，就诊的肠炎、便秘、腹泻、肿瘤等患者，常需考虑情志因素；对于久病、慢性病、疑难重症病人，久治不愈，疾病本身亦多使其烦恼，亦需注意调节患者情志，用药加疏肝理气之品；住院手术病人，术前因对手术或多或少存在惧怕心理，术后伤口疼痛及水肿等并发症的影响、饮食与排便习惯的改变等均会使患者情绪波动，在治疗上，除进行心理疏导外，处方用药也需考虑疏肝解郁。

情志是指人的内在精神活动。《黄帝内经》认为人有喜、怒、忧、思、悲、恐、惊7种情志，正常情况下，这7种情志对人体维持正常生理活动起着协调作用，不会致病；相反，由于长期精神刺激或突然受到剧烈的精神创伤，超过了人体生理活动所能调节的范围，可使体内的气血、经络、脏腑功能失调，而发生外科疾病。如郁怒伤肝，肝气郁结，郁久生火；肝郁伤脾，脾失健运，痰湿内生，以致气郁、火郁、痰湿阻于经络，气血凝滞，结聚成块，形成瘰病。《校注医醇賸义》说："夫喜怒忧思悲恐惊，人人共有之境。若当喜而喜，当怒而怒，当忧而忧，是即喜怒哀乐发而皆中节也。

此天下之至和,尚何伤之有? 惟未事而先意将迎,既去而尚多留恋,则无时不在喜怒忧思之境中,而此心无复有坦荡之日,虽欲不伤,庸可得乎!"说明情志活动乃人之常情,调摄适度,并不伤人。但如果长期持续的忧愁思虑或暴喜大怒,便将内伤脏腑。

肝为刚脏,主疏泄,即肝气具有疏通、畅达全身气机的作用,包括促进精血津液的运行输布、脾胃之气的升降、胆汁的分泌排泄以及情志的舒畅等功能。人的情志活动是指人的情感、情绪变化,是精神活动的一部分。情志活动分属五脏,但由心所主,肝脏有调节情志的功能。心之所以有主神志的功能,是与心主血脉密切相关的。而血的正常运行,又要依赖于气机的调畅,因肝主疏泄,调畅气机,所以肝具有调畅情志的功能,使人心情舒畅,既无亢奋,也无抑郁。肝脏促进脾胃的运化功能和胆汁分泌排泄有助于脾胃之气的升降,从而促进脾胃的运化功能。胆汁乃肝之余气所化,肝气疏泄功能正常,全身气机调畅,胆汁才得以正常地分泌与排泄。饮食物的消化吸收要借助于胆汁的分泌和排泄。若肝气不舒,疏泄功能失常,出现肝气郁结或肝气上逆,进一步可出现"肝脾不调""肝脾不和""肝气犯胃"或"肝胃不和"。

符老认为,人的精神状态受情志因素的直接影响。情志舒畅、精神愉快则气体畅通,气血调和,脏腑功能协调,正气旺盛;若情志不畅、精神抑郁则可使气机逆乱,阴阳气血失调,脏腑功能失常,正气减弱。因此,临证一方面要注意患者的精神调摄,使其保持思想上安定清静,不贪欲妄想,使真气和顺,精神内守,如《素问·上正天真论》所说"恬淡虚无,真气从之,精神内守,病安从来";另一方面遣方用药不忘疏肝。

三、重视活血化瘀

凡以通畅血行、消散瘀血、治疗瘀血证为主要作用的药物称为活血化瘀药,又称活血祛瘀药,活血力量强者称破血药。本类药主治瘀血证。活血化瘀法是祖国传统医学常用的治疗方法之一,具有疏通血脉、祛除瘀血的作用,用以治疗血瘀证。《内经知要》记载的"疏其血气,令其调达"即是后世活血化瘀治则的基础。符老在临证中,在辨证论治的基础上,又常辅以活血化瘀之药,尤其是肛肠外科疾病术后以及久病、重病和疑难杂症等,疗效更佳。

有病即有瘀。疾病的发生是在一定条件下邪正斗争的反映,正气不足是疾病发生的内在根据,邪气是发病的重要条件,正邪斗争的胜负决定发病与不发病。若正气强盛,抗邪有力,则病邪难于侵入,或侵入后即被正气及时消除,不产生病理反应,即不发病;若邪气偏胜,正气相对不足,邪胜正负,从而使脏腑阴阳、气血失调,气机逆乱,便可导致疾病的发生。正如《黄帝内经·素问》所言:"正气存内,邪不可干","邪之所凑,其气必虚"。有虚则有滞,有滞则有瘀。

怪病必有瘀。临床疑难杂症病因复杂,表现各异,可谓怪病,怪病难治,病程日久,日久人体必虚损,各脏腑正气更虚,脾胃虚久,气血生化无源,水湿津液气化失常,水湿停滞成痰,痰积脏腑经络,闭塞脉道,气血运行受阻而成瘀;疾病日久,多忧愁思虑而气郁,气郁则血停成瘀。故而怪病必有瘀。

肛肠外科疾病总的发病机理主要是气血瘀滞,营气不从,经络阻塞,脏腑功能失调。人体气血相辅而行,循环全身,周流不息,当人体感受六淫邪毒、特殊之毒、承受外来伤害,或饮食失节、情志内伤、房室损伤,破坏了气血的正常运行,局部气血凝滞,或阻于肌肤,或留于筋骨,或致脏腑失和,即可发生肛肠外科疾病。如肛肠科常见疾病痔,《素问·生气通天论》曰:"因而饱食,筋脉横解,肠澼为痔",隋《诸病源候论》:"诸痔皆由伤风,房室不慎,醉饮合阴阳,致劳忧血气,而经脉流溢,渗漏肠间,冲发下部。有一方而治之者,名为诸痔,非为诸病共成一痔",《丹溪心法》云:"痔者,皆因脏腑本虚,外伤风温,内蕴热毒,醉饱交接,多欲多戕,以致气血下坠,结聚肛门,宿滞不散而冲突为痔也",《外科正宗》:"夫痔者,乃素积湿热,过食炙爆,或因久坐而血脉不行,又因七情而过伤生冷,以及担轻负重,竭力远行,气血纵横,经络交错;又或酒色过度,肠胃受伤,以致浊气瘀血流注肛门,俱能发痔"。以上诸家论述均认为:引起痔的病因虽有外感六淫、内伤七情、酒食不节、起居不调、劳倦过度、房劳精亏等不同,但其基本病理皆为局部经脉失和,运行不畅,气血瘀阻而成。在治疗方面,窦汉卿《疮疡经验全书》明确提出本病当以"清热解毒,凉血散瘀"为法。符老在治疗痔时,无论内治或外治,在辨证施治的原则下多适当加以活血化瘀药,如当归、赤芍、丹皮、桃仁、红花、乳香、没药、蒲黄、血余炭等。

瘀,痰瘀互结而成。《内经知要》云:"寒气客于肠外,与卫气相搏,气不得荣,因有所系,癖而内着,恶气乃起,息肉乃生",提出息肉是由于寒邪入侵,与卫气相搏,凝滞气血,日久结块而成,为气滞血瘀之证,瘀血是其重要的病机。目前对息肉的中医药治疗方法没有统一的标准,基本是分为两种形式:辨证论治与自拟方。符老治疗此病,也是在辨证论治的基础上,重脾护胃气,并用活血化瘀药如三七粉,临床疗效颇佳。尤其见一例大肠多发性息肉患者,长期按时服用符老的汤药1年,复查电子结肠镜,息肉尽消。

肛肠外科疾病以局部病灶为主,多需手术治疗,而手术无异于一把双刃剑,在祛邪——祛除病灶的同时也会伤正——伤及人体正常组织,气血受损,终致气血运行失常,筋脉瘀阻。故而术后患者的治疗,无论是内服方还是外洗方,都注重选用桃仁、红花、元胡、赤芍、当归、三七、乳香、没药等活血化瘀药,以助术后气血阴阳调和,促使创面祛腐生新,加速愈合。

四、重视用药平和

综观符老临证处方用药,多选用药性平和的药物,以平补缓消为法,处方多寒热润燥相兼,治疗以平抑亢害而扶持不足。如临证多喜用性平味甘之黄精,补脾气,养胃阴,润心肺,性质平和,补而不燥。滋阴选用生地、麦冬、玄参,养血选用何首乌、当归,多佐加理气之品,以免滋腻之品阻碍脾胃腐熟水谷、运化精微。年老体虚的患者一般多酌加火麻仁、郁李仁、瓜蒌等润通之药。

《素问·经脉别论》云:“故饮食饱甚,汗出于胃;惊而夺精,汗出于心;持重远行,汗出于肾;疾走恐惧,汗出于肝;摇体劳苦,汗出于脾。故春秋冬夏,四时阴阳,生病起于过用,此为常也。”过用,即太过。这句话认为疾病的产生与四时阴阳、情志活动、饮食劳倦的太过密切相关,而过度治疗亦属于“过用”范畴。符老认为,临床遣方用药皆需合理适度,恰中病所,不偏不倚,不急不躁,以“和”为贵,不可强攻猛伐,而“过用”伤正,补偏救弊不忘顾护脏腑阴阳气血的平衡,使之恢复阴平阳秘,“以平为期,而不可过”。若用药过猛,势必伤正气,造成机体功能新的紊乱。符老临证用药虽以平和为主,但并非拘泥于此,主张“有是证用是药,药证相宜,亦无损也”,必要时取猛峻之品,速祛邪外出。

五、重视药对

药对是中药的特殊配伍形式,符老在遣方用药中注重药的配对使用,如寒热配对、辛酸配对、气血配对、升降配对、动静配对、补泻配对、引经配对、刚柔配对、润燥配对、阴阳配对等。这些药对或相辅作用,或兼治作用,或相制作用,或调节作用,或引经作用。如当归与秦艽,秦艽味辛能散,祛风舒经络止痛,味苦能泄可清热,性平质润不易伤阴;当归甘补辛散,苦泄温通,为血中气药,既能补血,又能活血,且兼行气止痛,可治一切血证。符老常将两者配对相须使用,共奏补血活血、通络止痛之功。常用于大肠癌术后及化学药物治疗(以下简称化疗)后、血栓外痔和肛肠疾病术后等。又如桃仁与红花,两药均为活血祛瘀药,桃仁苦能泄能降,甘平质润,入心、肝经,善泄血分之瘀滞,和畅气血而新生,但祛瘀善于生新,且偏散局部有形之瘀痛;红花味辛性温,入心、肝经,少用活血通经,多用散瘀止痛,随配伍不同,功用也异。符老常将两者相须配伍用于血栓外痔、肛肠疾病术后用药等。还有乳香与没药,乳香味辛、苦,性温,气味芳香,辛散苦泄,芳香走窜,入肝经走血分,能于血中行气;没药色红棕,香气浓,以活血散瘀为要,破瘀之力稍强。二药合参,兼走气血,取效快捷,共奏疏通经络、活血破瘀之功。符老将两药配对相须为用,协同增效,力胜一筹,常用于痔、肛瘘、肛裂等肛肠常见疾病外洗方中。

第三章

常用经验方

1. 大肠癌 1 号方（湿热蕴毒型）

茯 苓 20 g	白 术 10 g	薏苡仁 30 g	山 楂 20 g
神 曲 10 g	五味子 15 g	太子参 10 g	黄 芪 6 g
白花蛇舌草 20 g	败酱草 15 g	半枝莲 15 g	猫爪草 10 g

方解：太子参、黄芪补气健脾，共为君药。茯苓、白术、薏苡仁助君药补气健脾，又可利水渗湿，共为臣药。白花蛇舌草、败酱草、半枝莲清热解毒消痈，共为佐药。山楂、神曲消食化积，五味子收敛固涩、益气生津，共为使药。诸药合用共奏清热燥湿、解毒消痈之功。

现代药理学研究表明黄芪注射液能抑制人结肠癌 SW480 细胞生长，促进结肠癌细胞凋亡。太子参对人结肠癌 RKO 细胞具有抑制作用。白花蛇舌草提取物能够通过线粒体依赖通路的活化诱导人结肠癌细胞的凋亡。半枝莲、败酱草提取物也能通过线粒体依赖通路诱导人结肠癌 HT29 细胞凋亡而发挥其抗肿瘤作用。穿心莲内酯可以抑制大肠癌细胞增殖，并可以抑制大肠癌细胞移动及侵袭。三七可降低 5 - 氟尿嘧啶（5 - FU）治疗结直肠癌需要的剂量。川芎可以抑制大肠癌 SW620 细胞的生长，其作用机制可能与改善肿瘤组织的乏氧状况、抑制肿瘤血管生成有关。薏苡仁是常用的健脾渗湿化浊之品，其主要活性成分包括酯类、不饱和脂肪酸类、糖类及内酰胺类等；其中酯类具有抗肿瘤活性的成分，临床上已得到普遍应用的康莱特注射液的有效成分便是提取自薏苡仁中的酯类。康莱特注射液可以抑制大肠癌细胞增殖及大肠癌肝转移。另有研究表明，薏苡仁皮和乙醇提取物有抑制早期结肠癌癌前病变的作用。猫爪草皂苷具有明显抑制人结肠癌细胞增殖和诱导凋亡作用。

2. 大肠癌 2 号方 （气阴两虚型）

太子参 15 g	黄 芪 6 g	山 楂 20 g	薏苡仁 30 g
火麻仁 10 g	三七粉 6 g	仙灵脾 15 g	五味子 10 g
皂角刺 20 g	炒鳖甲 10 g	白花蛇舌草 20 g	败酱草 15 g

方解：太子参、黄芪补气健脾，共为君药。仙灵脾、鳖甲滋阴清热养血，五味子收敛固涩，共为臣药。白花蛇舌草、败酱草解毒消痈，共为佐药。山楂消食化积，火麻仁润肠通便，三七活血润肠，共为使药。诸药合用共奏益气扶正、解毒敛阴之功。

3. 大肠癌3号方（瘀毒内阻型）

苦　参20 g	野菊花10 g	茯　神10 g	皂角刺20 g
仙灵脾15 g	菟丝子10 g	当　归15 g	桃　仁6 g
元　胡10 g	白　芷10 g	仙鹤草15 g	白花蛇舌草15 g
败酱草15 g	半枝莲10 g	冬凌草10 g	金银花10 g

方解： 野菊花、金银花清热解毒，共为君药。仙灵脾、菟丝子、当归、桃仁、元胡、仙鹤草滋阴补血、活血化瘀，共为臣药。茯苓利水渗湿、健脾宁心，可扶助正气故为使药。白花蛇舌草、半枝莲解毒消痈，共为使药。诸药合用共奏清热解毒、滋阴活血、行气化瘀之功。

4. 湿疹（湿热下注型）

苦　参20 g	蛇床子20 g	地肤子20 g	黄　柏15 g
五倍子15 g	陈　皮10 g	草　薢15 g	白鲜皮15 g
防　风15 g	苍　术10 g	石榴皮10 g	炒花椒6 g
龙胆草15 g	枳　壳15 g	楝　皮10 g	百　部10 g

方解： 苦参、蛇床子清热燥湿祛风、健脾杀虫止痒，二者合用共为君药。地肤子、黄柏、五味子、龙胆，可助君药清热燥湿，合用共为臣药。白鲜皮、防风清热燥湿、祛风止痒，合用共为佐药。石榴皮、花椒杀虫止痒，二者合用共为使药。诸药合用共奏清热燥湿祛风、健脾杀虫止痒之功。

现代药理学研究表明，湿疹方中苦参具有抑制变态反应的作用及较好的抗炎作用，主要成分苦参碱对急性炎症性毛细血管通透性增高导致的炎性渗出、组织水肿以及炎症晚期的肉芽组织增生有抑制作用。方中中药混合成分具有抗炎、解热、抗变态反应、免疫调节、降低毛细血管通透性、促组织细胞恢复、止血、镇痛、抗菌、改善局部血液循环及促进创口愈合等作用，共奏清热解毒、祛风除湿、收敛生肌、杀虫止痒、凉血止痛、活血化瘀之功。熏洗坐浴法借助升腾之药气熏灼患处，热力作用直接刺激肛门局部的皮肤；同时改善其局部血液循环和淋巴回流，调和气血，疏通腠理，促进皮下血管扩张，增强毛细血管通透性，进而改善新陈代谢及营养，促进炎症吸收，清洁分泌物，促进肛周皮肤细胞修复；也可使中药有效成分长时间直接作用于病灶部位，通过肌肤、孔窍、经穴渗透、吸收、扩散进入腠理、脏腑，直达全身，发挥消炎止血、清热解毒、活血凉血、消肿止痛、除湿祛风、杀虫止痒等作用以及增强局部组织的抗病能力，使局部功能改善和恢复，同时具有水疗、药疗的双重作用，提高了药物利用度,最终达到"以外调内"的作用。

5. 溃结 1 号方(湿热下注型)

苦　参 20 g	黄　柏 10 g	紫花地丁 10 g	虎　杖 10 g
茯　苓 20 g	白　术 10 g	薏苡仁 30 g	山　楂 30 g
神　曲 10 g	五味子 15 g	陈　皮 10 g	藿　香 6 g

方解:茯苓健脾利水渗湿,白术益气健脾,薏苡仁利水渗湿、健脾除痹,陈皮理气健脾、燥湿化痰,诸药合用,益气健脾、利水渗湿,共为君药。苦参、黄柏、紫花地丁、虎杖、藿香诸药合用共奏清热燥湿之功,调畅因湿性重浊所阻滞的气机,故合用共为臣药。山楂消食化积、行气散瘀,神曲消食和胃,辅助脾胃受纳腐熟水谷,二药合用共为佐药。五味子收敛固涩、益气生津,防止泻下太过,为使药。诸药合用共奏清热利湿、健脾止泻之功。

6. 溃结 2 号方(脾虚肝旺型)

马齿苋 30 g	龙胆草 10 g	太子参 15 g	黄　芪 6 g
焦山楂 20 g	乌　梅 10 g	陈　皮 10 g	干　姜 6 g
茯　神 6 g	郁　金 6 g	元　胡 10 g	白　芷 6 g

方解:土虚木乘,脾受肝制,运化失常,故必腹泻,每因情志不舒而发作。太子参、黄芪补气健脾,茯苓健脾利水渗湿,三药合用益气健脾、利水渗湿、扶助土虚,共为君药。马齿苋、龙胆草入肝经,舒郁调肝,兼清肝经湿热,共为臣药。陈皮、郁金、元胡、白芷理气行气,合用为佐药,可调畅气机,体现"调气则后重自除"。山楂、乌梅消食导滞,"通因通用",杀虫止痒。干姜温中散寒,防止清热之力太过,用为使药。诸药合用共奏柔肝健脾、渗湿止泻之功。

7. 溃结 3 号方(气血两虚型)

| 银柴胡 10 g | 白　芍 6 g | 苦　参 10 g | 黄　芩 6 g |
| 陈　皮 10 g | 白　及 10 g | 太子参 10 g | 黄　芪 6 g |

方解:黄芪、太子参补气健脾,共为君药。银柴胡、白芍、白及养血敛阴退虚热,合君药共补气血,为臣药。苦参、黄芩清热利湿,擅祛阻滞气机之湿邪,共为佐药。陈皮长于理气,调畅气机,故为使药。诸药合用取意"调气则后重自除,行血则便脓自愈",共奏益气健脾、滋阴清热、渗湿止泻之功。

8. 便秘 1 号方（实热型）

金银花 15 g　　炒鳖甲 10 g　　黄　连 6 g　　枳　实 10 g

厚　朴 15 g　　火麻仁 10 g　　大　黄 6 g　　郁李仁 6 g

方解：大黄苦寒，泻热通便，荡涤肠胃为君药。但大黄仅善泻热推荡，软坚之力不强，故臣以咸寒的鳖甲，既助大黄泻热，又能滋阴软坚。二药相须为用，增强峻下之力。积滞内阻，腑气不通而气机不畅，实热积滞更难下泻，故以厚朴行气散满。枳实消痞破结，既助大黄、鳖甲加速积滞的排泻，又可消除腹部胀满的症状。银花甘寒，芳香疏散，善散肺经热邪，透热达表。黄连苦寒，归脾、胃、大肠经，尤善消中焦脾胃之热，此 4 味共为佐药。火麻仁、郁李仁质润多脂，既可润燥开结降气，"专治大肠气滞，燥湿，不通"，又兼补虚作用，防止大黄诸药峻下之力太过。诸药合用共奏泻热导滞之功。

9. 便秘 2 号方（气虚型）

太子参 10 g　　黄　芪 6 g　　银杏仁 20 g　　芦　荟 10 g

枳　实 10 g　　厚　朴 15 g　　柏子仁 6 g　　桃　仁 6 g

金银花 10 g

方解：太子参、黄芪补气健脾，共为君药。积滞内阻、腑气不通而气机不畅，故以厚朴行气散满，枳实消痞破结，加速积滞的排泻兼消腹部胀满的症状，共为臣药。杏仁、桃仁、柏子仁、芦荟质润多脂，既可燥湿、开结、降气，又可润肠、通便，共为佐使。诸药合用共奏补气健脾、润肠通便之功。

10. 便秘 3 号方（老年性便秘）

黄　芪 6 g　　太子参 10 g　　玄　参 6 g　　麦　冬 6 g

生　地 6 g　　枸　杞 20 g　　大　枣 10 g　　何首乌 15 g

菟丝子 10 g　　肉苁蓉 6 g　　枳　实 10 g　　厚　朴 15 g

火麻仁 10 g　　大　黄 6 g

方解：黄芪、太子参、大枣补气健脾，合用共为君药，专治脾肺气虚、运化失职、大肠传导无力所致便秘。玄参咸寒，滋阴清热，麦冬、生地甘寒养阴生津，三药合用为增液汤，取"增水行舟"之意，有滋阴润燥通便之功，合用共为佐药。大黄泻热，枳实破结，厚朴除满，此 3 味药共奏清下热结、除胃肠燥热、行气导滞之功，共为臣药，寓意"调气则后重自除"。肉苁蓉、菟丝子、火麻仁、枸杞既可润肠通便，又可滋阴补虚。诸药合用，可达标本兼治之效，具有"寓通于补，寄降于升之内"的配伍特点，共奏益气健脾、平补肾阴肾阳、润肠通便之功。

11. 宁痔洗液

苦　参 15 g	黄　柏 15 g	五倍子 15 g	蒲公英 15 g
车前草 10 g	秦　艽 6 g	虎　杖 15 g	猪　苓 15 g
赤　芍 10 g	川　芎 15 g	乳　香 15 g	没　药 15 g
桃　仁 15 g	红　花 15 g	冰　片 3 g	

方解："宁痔洗液"是由贵阳中医学院第一附属医院名老中医符中柱教授经40多年临床经验挖掘整理的中医药经验方，具有长期临床验证和显著的疗效。主治肛肠常见疾病，包括痔、肛裂、肛瘘等术后创面愈合。遵循中医辨证论治的特点，该方主要由苦参、黄柏、五倍子、蒲公英、车前草、秦艽、虎杖、猪苓、赤芍、川芎、乳香、没药、桃仁、红花、冰片组成，诸药合用共奏清热燥湿、活血化瘀、行气通络、消肿止痛之功。

从中医病因、病机分析可见，湿热湿毒、气滞血瘀均可能造成肛肠疾病术后出现肛门疼痛、水肿、出血、坠胀等并发症。按中医辨证论治，当以清热解毒、消肿止痛、燥湿生肌、活血祛瘀为主法。本方主治功能的核心是清热燥湿、活血化瘀、行气通络、消肿止痛，组方论治合理，与中医辨证论治原则相一致。符中柱教授据自己多年的临床经验结合中医理论，挖掘整理的中医药经验方宁痔洗液，方中以苦参、黄柏，清热燥湿为主；辅以五倍子、蒲公英、车前草，清热解毒、消肿敛湿；秦艽、虎杖、猪苓，清利湿热、活血祛瘀；佐以赤芍、川芎、乳香、没药、桃仁、红花，活血行气、消肿止痛；冰片清热止痛。本方中寒热并用，于寒凉药物中佐以少量辛温之品，清热而不阻络，温通又促消肿止痛，诸药合用共奏清热燥湿、活血化瘀、行气通络、消肿止痛之功。现代药理学研究认为，芍药苷具有较好的解痉作用及镇痛、镇静、抗惊厥、抗菌、解热作用，芍药煎剂在试管内对志贺氏痢疾杆菌有较强的抑制作用，此外还能抑制葡萄球菌和铜绿假单胞菌；川芎活血通络、行气止痛，能"上行头目""旁通络脉""下调经水，中开郁结"，为"血中气药"，在此应用同样可以促血行、消瘀肿、止痛；乳香活血行气止痛，消肿消痈，祛腐生肌；没药活血止痛，消肿生肌。没药偏于散血化瘀，治疮疡溃后久不收口以及一切瘀滞诸证，常与乳香相须为用，效果甚佳。当归尾、桃仁、红花活血通经、祛瘀活血止痛，药理学研究认为它们有抑制血小板聚集和抗血栓、增加纤维蛋白溶解（以下简称纤溶）的作用。当归尾能改善外周循环,秦艽、虎杖清热通经止痹痛,药理学研究认为秦艽通过神经体液系统间接影响脑垂体,使皮质激素分泌增加,可加快消肿,并有镇静、镇痛作用;黄柏清热燥湿,主下焦湿热诸证;蒲公英、车前草清热解毒,尤善清火毒聚集的外毒;苦参清热解毒、凉血泻火。据现代药理研究,苦参、蒲公英、黄柏等药有良好的消炎、抗菌作用,对急性渗出性炎症作用显著,对多种病原微生物有抑制作用;五倍子能促使皮肤和黏膜伤口的组织蛋白凝固,起到明显的收敛效果。冰片具有清热止痛作用。本方中寒热并用,于寒凉药物中佐以少量辛温之品,清热而不阻络,温通又促消肿止痛。诸药合用共奏清热燥湿、活血化瘀、行气通络、消肿止痛之功,可改善肛门微循环,以达到消肿、止痛的作用。

第四章

临证经验及体会

第一节　痔的治疗经验

痔是一种常见病、多发病,中国自古就有"十人九痔"之说。有关研究表明:1997 年普查全国 155 个单位 57 927 人,患肛肠疾病的共有 33 837 人,其中痔的发病率占 87.25%,以内痔最多占 59.86%,混合痔占 24.13%,外痔占 16.01%。美国的痔发病率(1990 年)为 4.4%,英国的(1960 年)为 13.3%。Tiret(1988 年)统计法国每 10 万人口中痔的发病率为 46 例。这些数据都充分说明了痔发病的普遍性。许多患者因痔产生的便血、脱出、疼痛等症状严重影响了人们的生活和工作。因此对痔的研究和治疗一直是国内外肛肠专业的重要研究课题。

"痔"字,早在夏商时期甲骨文中已有记载。在《山海经》中最早提出:"牛首之山,劳水出焉。是多飞鱼,其状如鲋。食之可以已痔。"从此以后,一直沿用到现在。中医"痔"与"峙"同义,即高起突出之意。《外科大成》中"凡大泽之中有小山突起皆曰痔"可证之,这里的"痔"指的是病。《说文解字》说:"痔,鲋后病也。"《素问·生气通天论》又说:"因而饱食,筋脉横解,肠澼为痔。"《金匮要略》认为:"有热者,必痔"。《外台秘要》还说:"此病有内痔,有外痔;内但便即有血,外有异。"可见,我国自古以来一直认为痔是一种病。但在西方国家长期以来,有关痔的"学说"层出不穷,众说不一,但都未能全面地合理地反映痔的本质,以致这一术语的概念曾一度模糊不清。出现认识混乱的根源是来自西方的"痔非病论",西方历史上受 Hippocrates、Galen 及 Stahl 等人的影响,认为:"痔是由体内产生的一些废物积聚而成,是废物的排泄途径或是门脉系统调节血液的活瓣,痔出血是人体'自身净化'的一种生命现象而不是病"。这种看法虽然不可能为现代科学观点所接受,但在西方的影响是深远的。自 20 世纪 70 年代以来,随着科学技术的进步,人们对痔的研究获得了突破性的进展,解剖学、组织学和生理学的发展给痔赋予了现代概念。为讨论痔的本质,首先应该了解"肛垫"和Treitz肌(黏膜下肌)。肛垫是一个解剖学概念,最早见于1975年Thomson发表的论文《The nature of hemorrhoids》,也称肛门海绵体,是指齿状线上方宽约1.5 cm呈环状增厚的直肠柱区,借"Y"形沟分割成右前、右后和左中3块,由血管、平滑肌(Treitz肌)、弹力纤维和结缔组织构成,属于人体正常结构的一部分。其主要表现为肛管内局部增厚的黏膜下组织,由12~14个直肠柱相对集中而成,既往称为痔区。肛垫(图4-1)是一高度特化的血管性衬垫,其移行上皮(ATZ上皮),含有极其丰富的神经末梢,因此,该区构成了排便反射极为重要的感觉中心,也是精细控便能力的结构基础。如果肛垫的黏膜下支持组织(Treitz肌)变性或排便用力过度,则可引起肛垫的部分或全部下移而成痔。原发性内痔的好发部位多呈右前、右后和左侧位,与三分叶状肛垫的位置是一致的。肛垫的肌性纤维组织有两种,即支持性结缔组织与稳定性结缔组织。前者指黏膜下的固有成分,后者指联合纵肌穿过内括约肌进入肛垫的纤维,在内括约肌的内侧面,形成一层胶原纤维、弹性纤维与平滑肌纤维混合的纤维肌性组织。1853年Treitz对此种纤维首先描述,故称Treitz肌。Treitz肌形成网络状结构缠绕痔静脉丛,构成一个支持性框架,将肛垫固定于内括约肌之上,其主要功能是防止肛垫滑脱。另外,这些纤维与内括约肌纤维、外括约肌纤维、直肠纵肌纤维、黏膜肌纤维以及弹性纤维等共同组成纤维复合体起到悬吊肛管黏膜的作用。年轻人的Treitz肌纤维排列细密,相互平行,结构精细,弹性纤维较多。至30岁左右,Treitz肌纤维开始退化,出现断裂、扭曲和疏松,弹性纤维减少。至老年则发生退行性变,肛垫有突出肛管腔的趋势,易于发为痔。

一、痔的病因病理

(一)中医病因病机

中医学认为,痔的发生不仅是由于局部原因,还与全身脏腑经络的病理变化有着密切的关系。本病虽发生于肛门局部,但与七情六淫是分不开的,如饮食不节、过食辛辣、酒色过度均可导致湿热内生,下注大肠而生痔;或因久泻久痢、久忍大便、久坐久站、负重远行、妇女妊娠而引起阴阳不和,关格壅塞经脉流注,渗漏肠间,以致冲突为痔;或因外感风、湿、燥、热诸邪,乘虚从皮毛或口鼻侵入机体,沿经络与宿邪相搏,窜注肛门所致;或因内伤七情,热毒瘀积,气血壅滞下坠,经络不通而瘀滞凝聚于肛门,以致冲突为痔。这些都说明痔的发生与便秘、腹泻、妊娠、饮食及饮酒、情志等因素有关。

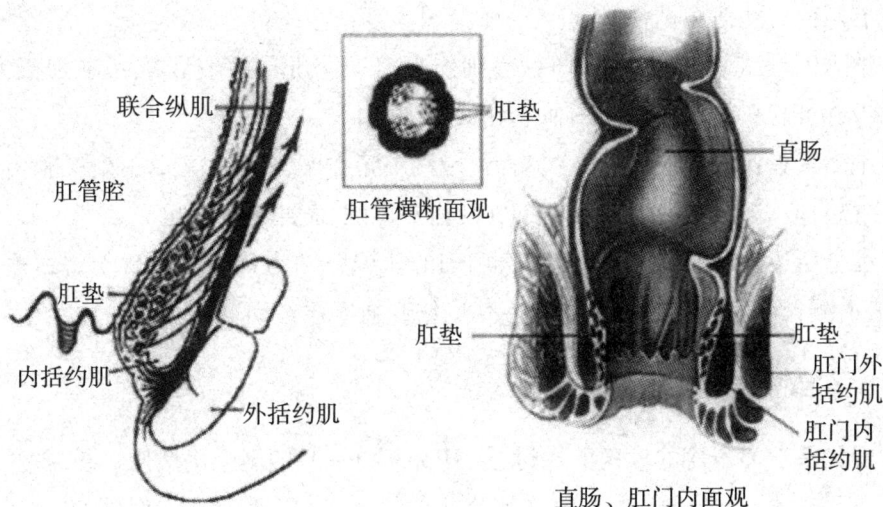

图4-1　肛　垫

历代医家对痔的病理机制论述众多,主要有以下几点。

遗传因素:《保婴撮要》认为:"痔疮之症,或因禀受胎毒,或膏粱食积,或毋食炙浓味所致。"

大便习惯不良:《诸病源候论》说:"忍大便不出。久作气痔。"《严氏济生方》亦指出:"久忍大便,逐使阴阳不合,关格壅塞,风热下冲,乃成五痔。"

久坐久站及负重远行:《外科正宗》说:"夫痔者,乃素积湿热,过食炙爆。或因久坐而血脉不行。……以及担轻负重,竭力远行,气血纵横,经络交错。……以致浊气瘀血流注肛门,俱能发痔。"

饮食不节:《素问·生气通天论》记载:"因而饱食,筋脉横解,肠澼为痔。"以后历代医家也根据这个理论提出了相似的看法,如"过量饮酒,饥饿不均,过食辛辣,久泻久痢,致脾胃失调,湿热下注","又或酒色过度,肠胃受伤,以致浊气瘀血流注肛门,俱能生痔"。

久痢久泻:《备急千金要方》说:"久下不止……多生此病。"《医宗金鉴》亦说:"又有久泻、久痢而生痔者。"

房事过度:房事过度则伤筋肠。《医学入门》曾曰:"或醉饱入房,精气脱泄,热毒乘虚下注……致伤膀胱与肾肝筋脉。盖膀胱筋脉抵腰络肾,贯臀走肝,环前后二阴,故痔乃筋脉病。"

妇人怀孕、分娩:《外科大成》说:"妇人或产难……致使气血纵横,经络交错,流注肛门而成此痔矣。"

情志内伤:《续名医类案》曰:"喜则伤心,怒则伤肝,喜怒无常,风血浸于大肠,到谷道,无出路,结积成块。出血生乳,各有形相。"

脏腑素虚:《丹溪心法》曰:"痔者,皆因脏腑本虚,外伤风湿,内蕴热毒,醉饱交接,多欲自戕,以故气血下坠,结聚肛门,宿滞不散,而冲突为痔也。"

综上所述,我们可将中医学对痔病理的认识归纳为:湿热蕴聚,气迫血瘀则肿痛;瘀血凝聚,经脉横结则生赘物;热伤肠络则血不循经而便血。

(二)现代医学对痔本质的认识

现代医学关于痔的病理的探讨,从 Hippocrates 时期至今仍然众说纷纭,莫衷一是。但明显的是,传统的观点很难解释痔的本质,因而逐渐被人们淡忘。20 世纪特别是 70 年代以后,随着基础实验研究的深入发展,人们对痔的本质有了新的认识,形成了新的概念。现将痔发病机理主要学说列举如下。

1. 静脉曲张学说

19 世纪以来,Hippocrates 提出的静脉曲张学说曾经在痔发病学上占有主导地位,该学说认为:痔是直肠黏膜下和肛管皮肤下痔静脉丛瘀血、扩张和屈曲形成的柔软静脉团。当时的解剖学研究支持静脉曲张学说。解剖发现痔内、痔外静脉丛的静脉壁本身的抗力较弱,容易瘀血、曲张,是形成痔的主要原因。这种学说在切除痔组织的病理切片中也可得到部分支持。显微镜下可以清楚地观察到静脉扩张、管壁萎缩,管壁的中层和外层弹性组织被纤维组织代替,管壁中有时有炎症细胞,管壁内外有血栓形成。同时,在电子显微镜(以下简称电镜)下也能观察到痔静脉丛确实发生曲张,有瘀血存在,并且由于血管壁的通透性增大,组织间质水肿,静脉回流变差,导致静脉扩张。故痔是曲张的静脉团的观点容易被临床工作者接受。另一原因是医生在对痔患者的询问中,发现以便血症状为多。有时在痔切除的标本中肉眼也能够清楚地看到曲张的血管及其内含的血栓,所以他们相信静脉曲张学说的正确性。

2.血管增生学说

该学说认为痔的本质是血管瘤。痔的组织实际上是一种勃起组织,与海绵体组织有相似之处,称为直肠海绵体。直肠海绵体是由大量的血管及平滑肌、弹力纤维和结缔组织构成,其增生和肥大可形成痔。这种直肠海绵体在肛管直肠的右前、右后、左中3个部位比较发达,故痔好发于右前、右后、左中3个部位,一般认为与直肠上动脉分支有关,即直肠上动脉分为左右2支,右支又分为右前和右后2支。一种否定的意见认为肛管黏膜下的终末分支和直肠上动脉的分支无关。在直肠海绵体中有丰富的动、静脉吻合,这种血管称为窦状静脉。窦状静脉的发育特点是管壁胶质纤维多,肌性发育差,在其他因素如便秘、站立等作用下容易瘀血,形成血管瘤样肿大,从而产生痔。但人们又发现按照该理论治疗痔,无法解决术后复发率高的问题,并且手术后存在感觉性大便失禁、肛门渗液等现象。同时,根据痔是血管瘤这一学说推断,痔应该是先肿大,随后才出血,这显然与临床不符。所以这种说法不是痔发生的本质。

3.细菌感染学说

在静脉曲张学说的基础上,有人提出静脉扩张是由于静脉壁被破坏,这种破坏是因为排便时肛管壁受到微小创伤,引起静脉炎,炎症反复发作使静脉管壁失去弹性而扩张,据此提出感染学说,但未引起广泛承认。主要原因在于虽然临床上确实有部分痔切除的标本中可以看到炎症的现象,但通过抗生素治疗痔多徒劳无功。因此,这种说法显然也不是痔发生的本质。

4.肛垫学说

1975年Thomson首次提出了对痔发生的本质的新认识,即有名的肛垫学说。该学说认为:肛垫实际上是肛管正常的解剖结构。在齿线上方有宽1.5~2.0 cm的环状组织带,即原来称为痔区的部分,在右前、右后和左侧形成厚而柔软且高度特化的血管性衬垫,简称肛垫。肛垫内含血管、平滑肌和弹力结缔组织,在协助括约肌维持肛管的正常闭合以及精细控便等方面起着重要的作用,这也说明了痔切除术后相当一部分患者肛门自制功能受损的原因。

二、痔的临床表现及诊断标准

许多内痔和外痔在早期无明显症状,仅有轻度肛门部不适或偶有便血。出现以下明显症状时,通常已达Ⅱ期、Ⅲ期。①便血:痔出血的特点是出血发生在排便时,排后即不出血,常为间歇性便血,血色鲜红,量不多。②脱出:是内痔发展到Ⅱ期、Ⅲ期的主要症状,系肛垫失去支持固定而形成的。Ⅱ期痔块随排便脱出,便后可自行还纳,Ⅲ期痔块脱出后需用手还纳,严重时内痔在活动、劳累、咳嗽后也会脱出,需卧床休息后方可还纳。③瘙痒、流黏液:Ⅲ期内痔的反复脱出,可引起肛门括约肌松弛和分泌物增多,致使肛缘常潮湿不洁,出现瘙痒和湿疹。严重时还会引起感染以致痒痛。④肿痛:内痔一般情况下不痛,肿痛常发生于内痔出现嵌顿、感染、血栓形成等并发症。⑤贫血:头昏、倦怠乏力、精力不佳、食欲差、大便干燥等是贫血的常见症状。另外,辅助检查通过肛门指诊,较大内痔可在齿线上方摸到纵形皱折和隆起的痔结节。血栓外痔在痔体中心可触及卵圆形的血栓,质硬,可活动,有压痛;通过肛门镜检查可进一步明确内痔的部位、大小和形态。内痔好发于右前、右后和左中,与直肠上动脉主要分支在直肠右前、右后和左中部有关或和肛垫的"三分叶"分布有关。

临床上为了指导治疗,中华医学会外科学分会肛肠外科学组2004年发布了《痔临床诊治指南(草案)》,提出了痔的诊断标准,具体内容如下。

痔主要分为内痔、外痔和混合痔。

内痔:内痔是肛垫(肛管血管垫)的支持结构、血管丛及动静脉吻合发生的病理改变和移位。内痔的主要临床表现是出血和脱出,可伴发排便困难以及血栓嵌顿和绞窄。

内痔根据其症状的严重程度分为4度。Ⅰ度:便时带血、滴血或喷射状出血,便后出血可自行停止,无痔脱出。Ⅱ度:常有便血;排便时有痔脱出,便后可自行还纳。Ⅲ度:偶有便血;排便或久站及咳嗽、劳累或负重时有痔脱出,需用手还纳。Ⅳ度:偶有便血;痔脱出不能还纳。

外痔:外痔是直肠下静脉属支在齿状线远侧表皮下静脉丛病理性扩张、形成血栓或纤维化,如发生血栓形成及皮下血肿时有剧痛。

混合痔:混合痔是内痔通过静脉丛和相应部位的外痔静脉丛相互融合,严重时表现为环状痔脱出。

三、痔的辨证分型及施治

《中医病证诊断疗效标准》(ZY/T001.7-94)将内痔分为风伤肠络、湿热下注、气滞血瘀和脾虚气陷4种证候,符老根据数十年临床经验,补充了大肠实热和阴虚肠燥两型,并对各型分别论治如下。

大肠实热型:口渴喜饮,唇燥咽干,大便燥结,小便短赤,便时出血较多,滴血或射血,血色鲜红,痔核脱出,甚至糜烂不能回缩,灼热疼痛,舌质红,苔黄,脉洪数。治宜清热泻火,凉血止血。方用凉血地黄汤合槐角丸加减或服符老自创的双花饮加减。腹胀明显,大便秘结,可用小承气汤加槐角、生地、石斛、火麻仁。

阴虚肠燥型:头昏咽干,五心烦热,盗汗,形体消瘦,大便秘结,便时肛门疼痛,痔核下脱,滴血,舌红,少苔或苔薄黄,脉细数无力等。治宜养阴润燥。方用六味地黄丸加炒鳖甲、女贞子、生地、槐角、夜交藤。

气滞血瘀型:肛内有物脱出,甚或嵌顿,肛管紧缩,坠胀疼痛,甚则肛缘有血栓,水肿,触痛明显。舌质暗红,苔白或黄,脉弦细涩。治宜活血化瘀,消痔散结。方用桃红四物汤加炒鳖甲、白芷、火麻仁等凉血润肠止痛之品。

风伤肠络型:大便带血,滴血或喷射状出血,血色鲜红或有肛门瘙痒。舌红,苔薄白或薄黄,脉数。治宜疏风清热,凉血止血,消痔固脱。方用槐角丸减当归加银花、秦艽、橘络等。

脾虚气陷型:肛门坠胀,肛内肿物外脱,需手法复位。便血色鲜或淡,可出现贫血,面色少华,头昏神疲,少气懒言,纳少便溏,舌淡胖,边有齿痕,舌苔薄白,脉弱。治宜健脾益气,升阳举陷,消痔固脱。方用补中益气汤加减,配用茯苓、薏苡仁、山楂、神曲,年老体虚伴气虚便秘者可用补中益气汤合扶正润肠丸。脾胃虚寒,先便后血者,可用四君子汤合理中丸加减。气血两虚可用八珍汤加地榆、白及。心脾两虚,心悸气短便血,用归脾汤加夜交藤。

湿热下注型:便血色鲜,量较多,肛内肿物外脱,可自行回缩,肛门灼热。舌红、苔黄腻,脉滑数。治宜清热利湿、凉血止血。方用槐角丸或止痛如神汤合三仁汤加减。痔核下脱明显可加太子参、升麻、柴胡。肿痛明显可加香附、白芷。

四、中医药治疗痔的临床经验及体会

符中柱教授自拟双花饮治疗混合痔术后便秘的临床分析如下。

混合痔术后便秘是肛肠科常见并发症之一,据统计有30%左右的混合痔术后患者并发便秘,其带来的不良后果是常引起伤口继发性出血,创面经久不愈,给患者带来极大的痛苦,并影响手术治疗效果,故而寻找一种安全、可靠、有效的治疗方法是每一个肛肠科医师所需探索的目标。符老根据多年临床经验自拟双花饮治疗混合痔术后便秘取得了良好的治疗效果。

中医认为，大肠为传导之官，变化出焉，与肺相表里，肺气肃降则大肠腑气通畅；脾胃健运，水谷运化，气机调畅则贯通上下；肾主水、主纳气，与肺主气共同协调气机，通利脏腑。肛肠病术中失血及术后限制饮食、排便时间，致阴血耗伤，津亏液少，加之术后气机阻滞致脉络瘀阻，气滞血瘀，清气不升，浊气不降；外感风热燥火之邪或食辛辣厚味之品，致燥热内结胃肠，热邪灼津耗液。三者均可影响大肠气机，使其传化功能失调，而致大便秘结。混合痔术后患者常因手术刺激、惧怕排便、控制饮食、精神紧张及卧床等因素致排便时间延长，大便干结难解，而粪块的干结难解常易损伤创面及肛管直肠黏膜，引起术后出血及便时疼痛，疼痛刺激又引起肛门括约肌痉挛，一方面使便秘进入恶性循环，另一方面使肛周局部血运受阻致创面愈合时间延长，增加感染机会，导致严重的并发症。

针对以上情况，符老根据多年临床经验自拟双花饮治疗，取得了较好的临床疗效。方中银花、葛根、芦根清热生津、疏风解表，辅以槐花、白茅根凉血止血，佐以郁李仁润肠通便、利水消肿。以上诸药合用，共奏清热生津、凉血止血、润肠通便之功。方中金银花归肺、胃经，功效清热解毒、疏散风热，可达清火以助通便之功，现代药理学研究证实其有明显的抗炎、抑菌作用；葛根归脾、胃经，功效解肌退热、生津止渴，现代药理学研究证实其有扩张冠状动脉，改善心肌代谢，改善微循环的作用；芦根归肺、胃经，功效清热生津、利尿除烦，现代药理学研究证实其有解热镇静，抑制平滑肌的作用。葛根、芦根均有清热生津之功，二药合用取"增液行舟"之意。槐花归肝、大肠经，功效凉血止血、清肝泻火，现代药理学研究证实槐花有止血抗炎的作用，其中所含的红细胞凝集素对红细胞有凝集作用，能增加毛细血管的稳定性，从而预防出血。白茅根归肺、胃、膀胱经，功效凉血止血、清热利尿，尤擅清肺胃热。槐花、白茅根凉血止血，二药合用能减少大便刺激引起的伤口出血。郁李仁味甘性平，归肺、大肠、小肠经，有润肠通便、利水消肿之功，现代药理学研究证实其有明显的促进肠蠕动的作用。方中所用泻下药较少，目的在于考虑患者术中出血、术后控制饮食及排便后，津液亏虚，津少肠燥而发便秘，以"增液行舟"为法，辅以性味缓和的郁李仁润肠通便而达"祛邪不伤正""引邪下行"之功。同时配以槐花、白茅根可有效地预防和减少便时出血情况。

临床观察结果表明自拟双花饮既能有效的治疗混合痔术后便秘，又能明显控制和缓解便时出血,是一种安全可靠的治疗方法,且双花饮药汁甘甜,可作茶饮,易于推广,具有良好的应用前景。

五、手术治疗痔的临床经验及体会

传统治痔观念的错误,其根源是对痔本质的认识模糊或根本不认识,夸大了痔的病理特征,以改变痔体大小或消除痔体为主要的治疗标准。肛垫学说对痔本质的新认识,使人们逐渐摒弃了原来的错误的观点,同时产生了新的治疗理念,即"肛垫组织发生病理性改变并合并症状时才能称为痔,才需要治疗。一切治疗的目的不是消除痔体,而是消除症状,解除痔的症状要比改变痔体大小更有意义,应被视作治疗效果的标准"。这个新的理念使痔的治疗原则清晰起来,非手术治疗尤其是基础治疗(调整饮食习惯和大便习惯)和中药治疗的重要性也得以显现。大多数学者的意见是90%以上的痔患者可以非手术治疗,只有不到10%的痔患者需要外科手术治疗。因此,符老认为痔的治疗总原则是:①不治疗没有症状的痔;②治疗的目的是减轻或消除其主要症状,而非根治术;③以保守疗法为主,只有保守治疗失败后,才考虑手术;④根据痔的不同情况,选择不同的治疗方法。而且手术治疗要求尽可能少地破坏正常的肛垫组织,尽可能多地保留肛管黏膜和皮肤(特别是ATZ上皮区)。所谓根治性手术应废弃,由此而来的微创性手术方式应广泛运用。

(一)符中柱教授运用选择式微创痔吻合器(TST)治疗混合痔的临床运用体会

TST又称选择式微创痔吻合器,是继longo等在1998年报道使用PPH对直肠下端黏膜及黏膜下层组织环行切除治疗Ⅲ期、Ⅳ期环形脱垂性内痔后,近年来肛肠疾病手术治疗上开始使用的一种新术式。它是通过特制的吻合器在齿状线上方选择性切除直肠黏膜脱垂带及黏膜下组织,对远、近端黏膜进行吻合,使脱垂的肛垫向上悬吊和牵拉,不再脱垂,同时切断直肠下动脉部分分支,减少了痔核的血液供应,从而达到减少出血的目的。TST手术在继承PPH手术"悬吊""断流""固定"的理论依据的基础上,采用选择性切除痔病变部位组织的方式,更多地保留了正常的黏膜组织,保留了正常的黏膜桥,从而减少了术后并发症的发生,能有效预防狭窄。同时减少了植入钛钉的数量,可降低肛门的不适感,维系了肛门的精细功能,符合当代痔手术微创化的理念。

手术原理:TST手术应用吻合器选择性切除齿状线上的黏膜及黏膜下组织,使脱垂的肛垫上移,从而消除痔核脱垂症状。同时,切断直肠下动脉的部分分支,以减少痔核的血液供应,使痔核缩小,减少痔块脱出、出血等。其手术器械有单开式、双开式和三开式肛门镜 3 种,可根据情况选择性切除痔上黏膜,减少其对直肠肛管移行上皮域的损伤及刺激。

手术方式:蛛网膜下腔麻醉和脊柱麻醉(以下简称腰麻)成功后,患者取膀胱截石位,用碘伏常规消毒肛周皮肤,铺无菌洞巾,然后用碘伏棉球清洁肛管及直肠下段。准备 TST 器械,包括一次性使用开环式微创肛肠吻合器,扩肛器内导管,钩线针,单开式、双开式和三开式环形扩肛器各 1 个。先用手指扩肛,再用肛管扩张器扩肛。观察痔核的分布、数目和大小,选择合适的肛门镜,将表面涂有石蜡油的肛门镜整体置入肛门,固定肛门镜后拔除内导管。可左右适当旋转肛门镜以调整其位置,充分显露脱垂直肠黏膜部位,于 3、9 点位各缝合 1 针以固定肛门镜。用强生 2 -0 带针线,于齿线上 2.5 ~ 3.5 cm 范围内进行分段缝合,作牵引线。对于脱垂较严重的痔核,可选择上述范围内的偏低位置进针,提升效果较好。若痔核在 3 个或以上时则选择在三开式肛门镜视窗内黏膜下层行分段荷包缝合,一般先选择双开式即可,分别于左、右开孔处作两个半荷包缝合。注意缝合的深度尤为重要,仅缝合黏膜层及黏膜下层,以免损伤括约肌。女性患者最好配合检查阴道壁,已婚妇女可用食指探入阴道做标志,避免将阴道后壁嵌入其中。仔细检查 TST 后,旋转TST 的尾部,取走塑料隔板,顺着肛门镜的轴线将吻合器头部纳入直肠内,头部伸入缝合线的上端,打结固定后再旋紧吻合器。收紧缝合荷包线应注意力度,应适当牵拉收紧缝线,使尽可能多的脱垂黏膜进入吻合器切割槽内。用钩线针通过吻合器侧孔道勾住线的末端,将缝线的末端引出后用血管钳夹住。助手辅助固定肛门镜,术者将 TST 与肛门镜维持在同一轴线上,持续牵拉缝合线并同时旋紧 TST 的尾部,顺着收紧的力慢慢将吻合器送入肛门镜内。使吻合器头端刻度数字 4 与肛门镜边缘保持在同一平面。助手固定肛门镜,术者用力均匀地合拢把手切下痔核。收紧时注意观察吻合器的刻度,旋紧到达保险刻度绿色区后方为止。击发时要用力干脆,确保切除吻合口完全,力度不够或者不干脆时容易出现切除吻合口不完全而手术失败,引发大出血。听到清脆的"咔嚓"声后,固定吻合器关闭状态 30 ~ 60 s,以压迫止血。同时,注意观察患者反应,内脏神经牵拉反射较明显者应进行处理。然后将 TST 尾部反向旋转半圈后,退出吻合器,检查切除的黏膜组织的数目和大小。以双开式肛门镜为例,应首先剪断上、下黏膜桥,然后适当旋转肛门镜以充分暴露

4 个耳朵型黏膜突起吻合口,依次结扎或者"8"字缝扎止血,反复仔细检查,查无活动性出血后取出套筒。外痔部分在 TST 切除直肠黏膜后会消失或缩小,较大者可切除,或以外剥内扎处理。

手术体会:①符老认为术中应根据痔核的数目及分布位置,选择好一次性肛门镜。并将肛门镜开口固定于痔核较明显的部位,保证切除的准确性。②半荷包缝合:合理设计半荷包的位置及缝合的范围和深度,其直接影响手术切除黏膜的宽度及厚度、是否切除完整、吻合是否可靠、有无过度损伤等,半荷包缝合的高度应在齿状线上 2.5 ~ 4 cm,缝合仅在黏膜下层或仅带少许肌层。符老认为荷包线缝合的位置不应过高或过低,过高将影响痔核切除的部位及升提的效果,过低患者术后因钛钉及手术创伤刺激将出现明显的肛门坠痛。③缝合线打结:符老认为传统的单边打结法不能很好地将痔核组织嵌入吻合器开口槽中,减少了痔核切除的范围,建议行 2 次交叉打结法,将左、右缝合线交叉至对侧打结,这样能更好地运用向心牵引原理将组织更完全地嵌入槽中,达到良好的切割效果。④术中"猫耳朵",可以从黏膜桥中间直接剪断,用止血钳钳夹"猫耳朵",钳下 4 号线结扎止血,钳夹时最好与周围黏膜保持平整,切勿钳夹过多黏膜及肌层组织。⑤术中同时将不能有效回缩的静脉曲张性外痔、皮赘、血栓等肛门合并疾病一并处理,这样能使术后肛门外形接近正常形态,肛门容易清洁,提高患者术后生活质量。⑥术中若吻合口有少许渗血可用电凝刀止血或"8"字缝扎止血。

术后并发症的处理:①疼痛。单纯内痔的 TST 术,手术创面在距齿线上 2.5 ~ 4 cm,此处感觉神经稀少,故术后一般很少见到疼痛。然而,对于含有外痔且手术中进行过切剥处理的病例,疼痛即为较常见的并发症之一。究其原因,单纯内痔者多为操作时,暴力或过度扩肛、缝合时位置过低或过深伤及肌层所致,此外吻合口肿胀压迫或损伤到齿线以下组织,或者术后吻合口的感染及水肿等均可造成牵张直肠壁而引起疼痛。术中应尽量动作轻柔,吻合位置不宜太低,对外痔的处理应按微创原则,配合术后中药熏洗治疗及抗炎止痛治疗,可充分缓解疼痛。②肛门坠胀。行TST 术发生肛门坠胀的原因可能为缝线位置偏低;或者缝半荷包时,在多处进针,吻合口边缘有血肿形成,吻合后吻合钉对痔核表面黏膜刺激;或在吻合过程中牵扯肠壁,悬吊过紧致吻合口水肿;或术后吻合口感染,刺激内脏神经有关;或结扎的"耳朵"过紧,牵拉都可产生坠胀不适。处理上常选用中药熏洗治疗或复方黄柏液保留灌肠,以控制局部炎症,减少肛门坠胀反应。③尿潴留。这是 TST 术后甚至肛肠病术后常见并发症,多与麻醉药物对膀胱逼尿肌功能的影响存在一定关系,特别是术前就存在排尿功能障碍的前列腺增生或者肥大的老年患者。其次,肛门内填塞止血纱布、塔纱压迫过紧、肛门疼痛等也可能影响膀胱功能。此外,不排除部分患者会因为惧怕疼痛,在心理作用下不敢解小便而产生尿潴留。处理上可予艾灸中极、关元,热敷小腹,或针刺足三里、三阴交、阴陵泉等治疗。④吻合口出血,是TST术后最为常见及最严重的并发症。可能是由于术中止血不彻底或吻合后动脉血管被压闭而未被发现;或吻合位置过低而内痔痔核过大被切断,吻合时TST旋钮旋得过紧,致使直肠黏膜坏死出血;或者因为吻合口邻近的搭桥未结扎或结扎不牢固所致。处理上要充分止血。此外,还有少数患者TST术后有便次增多的表现,这可能跟吻合处钛钉或者吻合处炎症反应刺激肠道所产生的便意感有关,可予控制局部炎症处理。

TST术作为一项新型手术技术,其操作简单安全,易于掌握,便于推广,已逐步成为中、重度痔的主要治疗手段,有比PPH更好的效果。但其并发症发生率的文献报道也逐步出现。故我们要重视术中的各个操作细节以及术后治疗,加强正规操作规范的培训,从而减少术后并发症的出现,使这一新技术得到更好地推广。

通过广泛的临床运用,符老认为PPH应尽可能不用,TST术后反应轻,其最大优点是不会出现肛门狭窄。TST术切除肠壁的深度,经切下的标本观察,基本上只切到黏膜下层,最深也只达到内环肌层,这种损伤是可以接受的。

可见,TST术不是环状切除黏膜,是分区域切除,充分保留了手术区域间的黏膜桥,同时切除深度明显浅于PPH,故术后有以下优点:①不会出现直肠肛管狭窄;②吻合口出血明显下降;③肛门坠胀发生率明显低于PPH;④术后疼痛明显低于PPH。故符老主张对PPH的手术选择应有严格的适应范围。

(二)符中柱教授运用小"V"形切口Treitz肌保存术治疗混合痔的临床经验及运用体会

近年来,随着人们对痔的本质及痔发生机制认识的不断深入,痔的治疗理念发生了很大的变化,痔的手术方式也随之不断改进。传统的观念认为"逢痔必治""痔可根治",力求在结构上将"痔"彻底切除。旧观念的错误,其根源是对痔本质的认识模糊或根本不认识,以改变痔核大小或消除痔核为主要治疗目的,治疗原则主次颠倒,以致过度治疗泛滥。痔环切除术,过分使用"电切术"是其典型,这些方法破坏了肛门的正常解剖,破坏了肛门的正常生理功能,给病人造成了极大的痛苦,生活质量严重下降。临床医生费尽心血,却达不到预期的治疗目的,经常面对术后大出血、肛门狭窄、肛门失禁等并发症的发生,感到迷惑和苦恼。1975年Thomson首次提出了对痔本质的新认识,即肛垫学说。肛垫中起主要支撑和固定作用的Treitz肌更引起了广大学者的重视。Morgan、Thompson、Gabriel等曾注意到肛门内括约肌表面的"纵形纤维";Parks曾提到在行黏膜下痔切除时见到一个由纤维肌肉组织形成的"鞘",但在任何有关内括约肌暴露和痔切除的介绍和图谱中均未提及Treitz肌,以致在做痔手术时,痔下的Treitz肌多被切除。直到1982年Gemsenjager首次提出:在行痔的切除和结扎术中,要分清层次,注意细心保留与内括约肌相连的Treitz肌。喻德洪认为应尽量减少对Treitz肌的损伤,痔切除时保留Treitz肌,可减少手术创伤,使创口容易愈合,术后疼痛减轻。符老在"肛垫学说"的基础下,根据多年临床经验,结合"痔治疗的新理念"的要求而创新、改良混合痔的手术方式中小"V"形切口Treitz肌保存术"最为典型,临床运用最为广泛。该术式采用小"V"形切口保留Treitz肌,既尽可能多地保留了肛管皮肤(特别是ATZ上皮),又尽可能小地破坏肛垫的完整性和肛门的正常解剖结构,从而最大限度地保护了肛门精细排便能力。同时,有效地预防了术后出血、疼痛、肛缘水肿及肛门狭窄的发生。

外剥内扎术最早由Miles在1919年提出,1937年英国圣·马克医院的Milligan和Morgan对该手术方式进行了改良,称为Milligan – Morgan手术或外剥内扎术,到目前为止仍被认为是治疗痔最经典的术式之一,但该手术未对肛垫(特别是Treitz肌)进行保护,手术要求剥离痔核时要深达内括约肌,使得术后患者创面愈合慢,疼痛持续时间长,并可产生肛管狭窄、肛门失禁、术后出血及肛缘水肿等严重的并发症,给患者带来很大的痛苦。同时,该手术一次最多只能切除3个痔块,在切除的3个母痔创面之间需要保留一定的黏膜桥,否则手术后容易引起肛门狭窄。这就局限了该手术的临床运用及推广。

符老创新的手术方式小"V"形切口Treitz肌保存术手术步骤如下:①局部麻醉(以下简称局麻)或骶管麻醉(以下简称骶麻)成功后,取膀胱截石位,常规消毒、铺巾,以碘伏棉球反复消毒肛管和直肠腔。②沿外痔皮肤隆起处与最高处之间(即外痔底部与顶部之间)做小"V"形切口,上达齿线上3 mm。原则上"V"形切口两切缘过痔核皮肤突起处与最高处中点,充分保留痔核两侧的肛管皮肤。③小血管钳钳夹提起"V"形切口尖端皮肤,剪开皮下,在外括约肌浅层肌筋膜与外痔窦状血管团之间钝性分离外痔底部及皮下潜行分离外痔两侧,其中常有肌纤维隔穿插,可剪断。④游离时在近齿线处清楚可见环状的内括约肌及之上的较致密的纤维组织(Treitz肌),在其浅面继续向上分离直至内痔基底部,此时外痔静脉团的分离已经全部完成。⑤嗣后向前、向上牵起游离的外痔充分暴露内痔,在内痔蒂部上钳夹。要求钳夹后钳下黏膜无明显张力,钳中只含黏膜及黏膜下痔血管团(残存部分内痔血管是需要的,以保证尽可能少地损伤其深面的Treitz肌和两侧黏膜)。⑥钳下4号丝线双线单扎2次。⑦提起结扎痔核远端,显露"V"形切口齿线处两底端,并将其与内痔蒂部及Treitz肌一并细线缝扎1针,但"V"形切口两底端的进针位置应低于内痔蒂部下缘3 mm以上。剪除结扎远端痔核,术后"V"形切口皮肤能自然对合,不必缝合。余下痔核依次同法处理。⑧查无明显活动性出血后,凡士林纱布填塞肛内,伤口加压包扎。

与传统外剥内扎术相比,本术式有明显优势:①采用小"V"形切口保留Treitz肌,既尽可能多地保留了肛管皮肤,特别是ATZ上皮,又尽可能小地破坏肛垫的完整性和肛门的正常解剖结构,从而最大限度地保护了肛门精细排便能力。②小"V"形切口两底端即齿线部两切口缘与内痔基底下缘缝合1针。当结扎痔蒂因各种原因脱掉后,此处血管仍受约束,故可有效预防术后出血,同时,提升了切缘两边的肛管皮肤。③本术式内痔部分结扎组织仅为病变的痔组织,完全保留Treitz肌,更未伤及内括约肌,从而保证了肛门的正常功能。④小"V"形切口两上部及剥离静脉丛直达齿线,切口两侧皮下亦作充分潜行游离,因而可有效预防术后肛缘水肿。⑤采用小"V"形切口使肛管皮肤缺损少,而且保证了足够的皮桥宽度,从而避免术后出现肛门狭窄。⑥手术创口小,只剥离结扎病变痔组织,故术后疼痛较轻。⑦本术式疗程短,并发症少。

该术式的技术关键:①根据外痔形状及相邻痔核间保留足够肛管皮肤黏膜的需要进行切口设计,邻近两痔核间务必保留0.3~0.5 cm的皮桥,结扎线之间也要保留0.2 cm以上黏膜桥,以免术后肛门狭窄。应将相邻痔核上下错开分离结扎,其连线呈齿形曲线,从而使创面疤痕不在一个平面上,可有效避免肛门狭窄。②用小"V"形切口保存Treitz肌时要尽可能少地损伤肛管皮肤(特别是ATZ上皮),并要尽量保证肛垫的完整性和肛门的正常解剖结构,从而最大限度地保护肛门的精细排便功能。③结扎内痔时,要在齿线两切缘与内痔基底下缘缝合1针,以免结扎痔蒂因各种原因脱掉后,引起术后出血。④在结扎病变痔组织时,要完全保留Treitz 肌。避免伤及内括约肌,且在小"V"形切口两上部及剥离静脉丛直达齿线时,切口两侧皮下要作充分游离,以预防术后肛门水肿。⑤采用小"V"形切口时,要注意保留足够的皮桥宽度,从而避免术后肛门狭窄。⑥采用小创口,只剥除、结扎病变痔组织,可使术后愈合快,疼痛轻,疗程明显缩短。

通过广泛的临床观察,我们发现,本术式既尽可能多地保留了肛管皮肤(特别是 ATZ 上皮),又尽可能小地破坏肛垫的完整性和肛门的正常解剖结构,从而最大限度地保护了肛门精细排便能力,是符老微创理念在临床上的突出贡献。

符老提倡建设微创肛肠外科,而且早在 20 世纪 90 年代就已经开始努力。当时正值痔手术处于混乱期,各种痔手术在"根治"错误观念的影响下,滥用手术、过度治疗的现象十分普遍,术后严重并发症,如大出血、肛门狭窄、部分失禁、剧痛等十分常见,医生们彷徨了。目睹此景,符老决定着手解决这些问题,首先是痔手术,小"V"形切口 Treitz 肌保存术就是他的成功之作。

(三)符中柱教授运用 PPH 治疗混合痔的临床体会

PPH 原意是指 Longo 对其采用特制吻合器治疗脱垂性痔手术方法的命名。PPH 国内外的称法繁多,比较常用的还有吻合器痔上黏膜环形切除术、吻合器痔上黏膜钉合术等;国外文献中比较常用的有吻合器痔切除术、吻合器痔固定术、吻合器肛管固定术等。符老认为,称其为痔上黏膜环形切除钉合术更能准确地反映出其手术的方式及原理。PPH 由于具有疗效确切、术后疼痛轻、恢复快等优点,在国际上被迅速采用。

手术方法:自 Longo 介绍 PPH 方法以后,许多医生结合自己的经验和体会进行了许多改良,使其更加完善。

麻醉的选择:良好的麻醉应当使肛管充分松弛,这样不仅可以使痔核和松弛的直肠黏膜得到完全脱出和显示,使荷包缝合容易进行,而且易于术中对吻合口的观察和止血。我们常采用腰麻或骶麻等松弛效果好的麻醉方式。

体位的选择:手术部位的充分显露是手术成功,尤其是术中遇到吻合口出血、吻合不全等情况时,能够很好处理的关键。比较常用的体位为折刀位和膀胱截石位,我们根据多年的手术习惯,常采用膀胱截石位。

荷包缝合的位置和数量的选择:荷包缝合距离齿状线的高低与对肛垫的悬吊作用有直接的关系,位置愈高悬吊的作用愈弱,但吻合口出血、术后肛门部疼痛不适等并发症的发生率也愈低。反之，荷包缝合愈靠近齿状线，悬吊的作用愈强，切除的痔核组织也愈多，术后并发症发生率也愈高。因此，距离的高低主要应当根据痔脱垂程度而定，脱垂愈重，相对的缝合部位愈低，甚至同时切除部分痔核；如果脱垂程度较轻，缝合部位在齿状线上 3 cm 左右即可。根据多年的临床观察，符老发现，荷包线的缝合位置在距齿线 2～3 cm 最为合适，它既能达到"断流""悬吊""固定"的作用，又不易引起肛门狭窄，手术中更应该结合患者混合痔及直肠黏膜的脱垂情况而定。

手术适应证：PPH 的适应证为Ⅲ度以上内痔为主的环形混合痔，此类痔往往是手术治疗的难点。传统痔环切术较为复杂，术中出血多，术后肛门狭窄、黏膜外翻等发生率高；外剥内扎术则需要分次手术，而且术后疼痛、出血、肛门狭窄等并发症多；PPH 则正好解决了上述问题，提供了一个简单、有效的方法，使原本复杂的手术简单化，手术时间明显缩短，疼痛减轻，伤口愈合快。

符老在多年的临床运用中认为 PPH 更适用于直肠黏膜内脱垂、直肠前突等，但 PPH 并不能完全替代常规手术，它只是常规手术的补充，如Ⅰ期、Ⅱ期度内痔及单纯性混合痔等，行内痔注射、套扎及常规混合痔外剥内扎术即可以解决问题，如用 PPH 存在过度治疗之嫌，增加了病人的费用及术后并发症出现的风险，故不主张。

痔的治疗发展很快，利用先进的器械治疗痔，因操作简单、有一定疗效、术后疼痛轻等优点现在成风了，但此时我们反而更要冷静，这种现象不一定是好事。如 PPH 出现全国使用的热潮，值得大家反思。

经过长时间大量 PPH 及其术后观察，我们发现 PPH 不是微创，切下的组织深达直肠外纵肌，这意味着患者付出的几乎是肠切除、肠吻合的代价，这是不能接受的。PPH 术后的两大并发症，直肠狭窄和肛门坠胀，因器械设计缺陷又很难避免，故符老后期不主张用 PPH 治痔，要求严格掌握适应证，仅用于重度环状痔、直肠黏膜内脱垂、直肠前突等。

但 PPH 也不是一无是处，我们可以在它的基础上进行改良，如 TST 手术在肛门镜上做了简单的改良，收效很好。但符老并不满足，还想进一步改良，设计了分段弧形切割钉合器。

并发症的预防和处理：虽然 PPH 简单且疗效较好，但其并发症也是非常严重的。①术后出血：通常情况下术中吻合后，约 1/3 的病人吻合口部位会有一定的出血。对于轻度的渗血可采用局部压迫或电凝止血,但对活动性出血,必须进行局部缝合,不能有侥幸心理。术后一旦出现较大量的出血应及时进行肛门镜或结肠镜检查,并进行处理,必要时在麻醉下手术止血。对于术后较少的大便带血,一般通过口服止血药或局部用药止血,不需特殊处理。②吻合口狭窄:有两种情况,一种是瘢痕性狭窄,主要由吻合口撕裂或局部感染后形成瘢痕引起,需要再次手术;另一种是术后吻合口膜性狭窄,一般不需手术,用手指扩肛或可解决。③术后肛门疼痛:其原因主要是吻合口位置过低,部分齿线组织一并切除,刺激了神经,引起疼痛;在扩肛的同时一部分患者出现肛门撕裂,引起疼痛。所以,在术中应控制好吻合口位置,保护好肛门皮肤,减少不必要的创伤。④术后肛门坠胀:其原因主要是吻合口钛钉刺激及吻合口炎症反应或疤痕压迫所致。所以,术后应积极控制局部炎症反应和软化疤痕,可配合消炎药或清热解毒、软坚散结的中药局部灌肠缓解症状。

总之,尽管 PPH 为重度环形脱垂性痔的治疗提供了一种简单、有效、痛苦小的手术方法,但由于其本身的缺陷,应当加强手术适应证的合理选择和并发症的预防。

六、相关实验及研究数据

(一)符中柱教授自拟双花饮治疗混合痔术后便秘的临床研究

1.临床资料

本组资料全部病例 100 例均为 2012—2014 年于贵阳中医学院第一附属医院肛肠科住院的混合痔患者,随机分为治疗组和对照组各 50 例,两组患者均采用混合痔外剥内扎术治疗。治疗组术后予自拟双花饮口服治疗,其中男性 23 例,女性 27 例,年龄 18 ~ 65 岁;对照组术后予麻仁丸口服治疗,其中男性 26 例,女性 24 例,年龄 18 ~ 65 岁。两组患者性别、年龄方面经统计学分析差异无统计学意义($P > 0.05$),具有可比性(表 4 – 1)。

表 4 – 1 两组患者一般情况比较

组　别	病例数(例)	年龄(岁)	男性(人)	女性(人)
治疗组	50	37.92 ± 14.61	23	27
对照组	50	39.90 ± 15.28	26	24

经 t 检验和 χ^2 检验 $P > 0.05$ 两组患者在年龄、性别方面没有显著差异,具有可比性。

2. 诊断标准

混合痔诊断参照《痔临床诊治指南》(2006 版),便秘诊断参照《中医诊疗常规》。混合痔术后便秘主症:术后 4 日及以上方排便 1 次,或虽大便间歇时间如常,但排便艰涩,粪质坚硬如羊粪状,亦有少数患者屡有便意,大便亦不干燥,但排出不尽,伴神疲乏力、胃纳减退等。排除肠道器质性病变。

3. 治疗方法

治疗组予自拟双花饮,银花 20 g、槐花 20 g、葛根 20 g、白茅根 15 g、芦根 15 g、郁李仁 20 g,水煎服,每日 1 剂,水煎 3 次的汤药混合后分成 3 份,早、中、晚各服 1 份,每份 100 mL,6 日为 1 个疗程,明确诊断后当天开始服用。对照组口服麻仁丸,主要成分:火麻仁、苦杏仁、大黄、枳实、厚朴,每次 1.8 g,口服,每日 2 次。

4. 疗效标准

参照国家中医药管理局制定的《中医病症诊断和疗效标准》中关于便秘的疗效标准。治愈:2 日内排便 1 次,便质转润,解时通畅,短期无复发。好转:3 日内排便,便质转润,排便欠畅。未愈:症状无改善。

5. 伴随症状评分标准

选定混合痔术后与排便相关的便时出血情况作为观察指标。为更准确判定临床疗效,将症状根据轻重进行量化,以评定分值,然后根据前后分值进行统计,判断疗效。具体便时出血量化如下:0 分,无出血;1 分,便纸染血;2 分,便时滴血量 < 10 滴;3 分,便时滴血量 > 10 滴。

6. 治疗结果

两组病例治疗后疗效比较见表 4－2。

表 4－2　两组治疗后疗效比较

组　别	病例数(例)	治愈(例)	好转(例)	未愈(例)	总有效率
治疗组	50	28	20	2	96%
对照组	50	15	29	6	88%

由表 4-2 可见治疗组总有效率 96%，对照组 88%，两组总有效率比较，经秩和检验($P < 0.05$)，差异有非常显著性意义，治疗组疗效明显优于对照组。

两组病例用药后第 3 天、第 6 天便时出血积分比较见表 4-3。

表 4-3 两组病例用药后第 3 天、第 6 天便时出血积分比较

| 组别 | 病例数(例) | 用药第 3 天 | | | | 用药第六天 | | | |
		0 分	1 分	2 分	3 分	0 分	1 分	2 分	3 分
治疗组	50	6	26	18	0	14	31	5	0
对照组	50	2	20	28	0	6	28	16	0

由表 4-3 可见用药后第 3 天、第 6 天患者在出血积分比较上有显著性差异($P < 0.05$)，治疗组在治疗便秘时减少出血方面明显优于对照组。

（二）符中柱教授运用小"V"形切口 Treitz 肌保存术治疗混合痔的临床经验

1.研究对象

选用 2001 年及 2007 年在贵州省肛肠病医院符合临床混合痔诊断标准及研究相关的纳入标准、排除标准的住院病人各 100 例。通过筛选随机分为对照组和治疗组各 100 例，对照组采用传统的外剥内扎法治疗，治疗组采用小"V"形切口 Treitz 肌保存术治疗。

2.一般资料

年龄：本资料中患者年龄最小的 25 岁，最大的 65 岁，治疗组平均年龄 42.11 ± 10.29 岁，对照组平均年龄 44.89 ± 10.01 岁，两组间进行两样本均数比较的 t 检验及年龄分布 χ^2 检验，均无明显差异($P > 0.05$)。年龄分布比较见表 4-4。

表 4-4 年龄分布比较

组 别	病例数(例)	25~40 岁	40~55 岁	55~65 岁	最小年龄(岁)	最大年龄(岁)	平均年龄(岁)	P
治疗组	100	47	42	11	25	65	42.11 ± 10.29	0.54
对照组	100	35	47	18	25	65	44.89 ± 10.01	0.54

两组年龄比较，经统计学分析，无显著性差异($P > 0.05$)，具有可比性。

性别:本资料中治疗组男性47例,女性53例;对照组男性50例,女性50例。两组间男女性别比较,无明显差异($P > 0.05$)。性别分布比较见表4-5。

表4-5　性别分布比较

组　别	病例数(例)	男性(人)	女性(人)	P
治疗组	100	47	53	0.777
对照组	100	50	50	

疗程:本资料中患者疗程最短者7日,最长者42日。治疗组平均疗程17.54 ± 5.40日,对照组平均疗程19.27 ± 6.77日。两组平均疗程比较t检验有显著性差异($P < 0.05$)。疗程分布比较见表4-6。

表4-6　疗程分布比较

组　别	病例数(例)	最短疗程(天)	最长疗程(天)	平均疗程(天)	P
治疗组	100	7	35	17.54 ± 5.40	0.047
对照组	100	7	42	19.27 ± 6.77	

3. 两组术后并发症的比较

术后疼痛情况,参照WTO疼痛分级标准,见表4-7。

表4-7　WTO疼痛分级标准

得　分	分　级	相关情况
0　分	0　级	无疼痛感
1　分	Ⅰ　级	有轻度疼痛或烧灼感,可忍受,不影响睡眠
2　分	Ⅱ　级	疼痛较重,轻度影响睡眠,用镇静药可入睡
3　分	Ⅲ　级	疼痛重,严重影响睡眠,需用镇痛药治疗

术后出血情况,参照1978年第一次全国肛肠学术经验交流会意见,见表4-8。

表4-8　术后出血记分标准(交流意见拟定)

得　分	分　度	相关情况
0　分		未见术后出血
1　分	Ⅰ度出血	主要表现为便后手纸带血或粪便表面渗血

续表

| 2 分 | Ⅱ度出血 | 主要表现为排便时滴血或排出较多血液和血块 |
| 3 分 | Ⅲ度出血 | 主要表现为除有明显的大出血外,而且出现休克需特别处理 |

术后肛缘创面水肿情况,为自拟标准,见表4-9。

表4-9 术后肛缘创面水肿记分标准(自拟)

得 分	相关情况
0 分	创面边缘皮肤柔软,无异常凸起
1 分	创面边缘稍突起但柔软,皮肤光亮
2 分	创面局部呈肿块状凸起,红肿变硬伴皮肤透亮或局部皮肤糜烂坏死

术后肛管狭窄程度,为自拟标准,见表4-10。

表4-10 术后肛管狭窄记分标准(自拟)

得 分	相关情况
0 分	肛管未见明显紧张,食指插入无阻力
1 分	肛管紧张明显,食指尚可插入或用力才能插入
2 分	肛管紧张明显,小指用力能插入或不能插入

术后创面修复生长情况,为自拟标准,见表4-11。

得 分	术后肉芽生长情况	水肿情况	渗液情况	愈合瘢痕情况
1 分	肉芽红润,生长活跃,创面凸起	创面肉芽无明显水肿	创面干燥,渗液正常	外观瘢痕不明显,局部功能(感觉、弹性)良好
2 分	肉芽生长尚可,创面平坦	创面肉芽轻度水肿	创面较湿润,渗液量中等	外观见浅表性瘢痕,局部功能(感觉、弹性)正常
3 分	肉芽生长缓慢,创面凹陷,色泽晦暗	创面肉芽重度水肿	创面渗液明显,分泌物多	外观瘢痕较多,高出皮肤3~5 mm,局部功能欠佳

4. 治疗结果

两组术后并发肛门疼痛比较:治疗组术后肛门疼痛0分者13人,1分者70人,2分者15人,3分者2人;对照组术后肛门疼痛0分者3人,1分者53人,2分者4

人,3分者40人。两组术后肛门疼痛人数比较 t 检验有显著性差异($P<0.05$),见表 4 - 12。

表 4 - 12　两组术后疼痛比较

组　别	病例数	术后肛门疼痛				($\bar{x} \pm s$)	P
	(例)	0 分	1 分	2 分	3 分		
治疗组	100	13	70	15	2	1.06 ± 0.60	<0.01
对照组	100	3	53	4	40	1.84 ± 0.97	

两组术后出血比较:治疗组术后出血 0 分者 80 人,1 分者 18 人,2 分者 2 人,3 分者 0 人;对照组术后出血 0 分者 45 人,1 分者 35 人,2 分者 1 人,3 分者 1 人。两组术后出血人数比较 t 检验有显著性差异($P<0.05$),见表 4 - 13。

表 4 - 13　两组术后出血比较

组　别	病例数	术后出血				($\bar{x} \pm s$)	P
	(例)	0 分	1 分	2 分	3 分		
治疗组	100	80	18	2	0	0.22 ± 0.46	<0.01
对照组	100	45	35	1	1	0.58 ± 0.55	

两组术后肛缘创面水肿比较:治疗组术后肛缘创面水肿 0 分者 27 人,1 分者 54 人,2 分者 19 人;对照组术后肛缘创面水肿 0 分者 16 人,1 分者 54 人,2 分者 30 人。两组术后肛缘创面水肿人数比较 t 检验有显著性差异($P<0.05$)。

表 4 - 14　两组术后肛缘创面水肿比较

组　别	病例数	术后出血			($\bar{x} \pm s$)	P
		0 分	1 分	2 分		
治疗组	100	27	54	19	0.94 ± 0.68	$P \approx 0.021$
对照组	100	16	54	30	1.16 ± 0.66	

两组术后肛管狭窄比较:治疗组术后肛管狭窄者 0 人。对照组术后肛管狭窄 0 分者 81 人,1 分者 19 人,2 分者 0 人。两组术后肛管狭窄人数比较 t 检验有显著性差异($P<0.05$),见表 4 - 15。

表 4 - 15 两组术后肛管狭窄比较

组 别	病例数 (例)	术后肛管狭窄			$(\bar{x} \pm s)$	P
		0 分	1 分	2 分		
治疗组	100	0	0	0	0.00 ± 0.00	<0. 01
对照组	100	81	19	0	0.19 ± 0.39	

两组术后创面愈合比较:治疗组术后创面愈合 1 分者 93 人,2 分者 7 人,3 分者 0 人;对照组术后创面愈合 1 分者 82 人,2 分者 18 人,3 分者 0 人。两组术后创面愈合比较 t 检验有显著性差异($P < 0.05$),见表 4 - 16。

表 4 - 16 两组术后创面愈合比较

组 别	病例数 (例)	术后创面愈合			$(\bar{x} \pm s)$	P
		1 分	2 分	3 分		
治疗组	100	93	7	0	1.07 ± 0.56	0.019
对照组	100	82	18	0	1.18 ± 0.39	

治疗组肛管直肠测压结果比较:本研究还对 10 名采用小"V"形切口 Treitz 肌保存术治疗混合痔的住院患者进行了术前、术后的肛门直肠内压测定,分别检测肛管舒张压、肛管最大收缩压、肛管最大收缩时间、直肠静息压及肛管静息压。结果术前、术后的肛门直肠内压测定比较 t 检验无显著性差异($P > 0.05$),见表 4 - 17。

表 4 - 17 治疗组术前、术后肛管直肠测压结果比较

组别	病例数(例)		肛管舒张压 (kPa)	肛管最大收缩压(kPa)	肛管最大收缩时间(s)	直肠静息压 (kPa)	肛管静息压 (kPa)
治疗组	10	术前	7.195 ± 2.47	17.53 ± 4.94	26.17 ± 14.23	2.195 ± 1.37	14.01 ± 5.77
		术后	8.05 ± 2.18	19.79 ± 3.78	28.6 ± 9.87	2.82 ± 0.75	15.78 ± 3.84
		P	0.422	0.265	0.663	0.220	0.429

两组术后疗效比较:两组患者均临床痊愈出院,根据术后并发症判定评分标准,治疗组术后得分最少 1 分,最多 7 分;对照组术后得分最少 2 分,最多 9 分。治疗组术后疼痛得分总计 106 分,术后出血得分总计 22 分,术后肛缘创面水肿得分总计 94 分,术后肛门狭窄得分总计 0 分,术后创面愈合得分总计 107 分;对照组术

后疼痛得分总计184分,术后出血得分总计59分,术后肛缘创面水肿得分总计116分,术后肛门狭窄得分总计19分,术后创面愈合得分总计118分。两组数据比较 t 检验有显著差异($P<0.05$),见表4-18。

表4-18 两组术后疗效比较

组　别	病例数（例）	术后疼痛总分	术后出血总分	术后肛缘创面水肿总分	术后肛门狭窄总分	术后创面愈合总分	P
治疗组	100	106	22	94	0	107	<0.01
对照组	100	184	59	116	19	118	

第二节　肛瘘的治疗经验

肛瘘中医称为"漏疮",是肛管或直肠下段与会阴部皮肤相通的肉芽肿性管道,是肛管直肠疾病中的常见病,发病率仅次于痔。发病高峰年龄在20～40岁,男性多于女性,可能与男性性激素靶器官之一的皮脂腺分泌旺盛有关。

肛瘘多为化脓性感染所致,少数为特异性感染,如结核和局限性肠炎。直肠肛管外伤继发感染也可形成肛瘘,直肠肛管恶性肿瘤破溃也可成瘘管,但较少见,并与化脓性感染肛瘘有明显区别。肛管直肠周围化脓性感染的来源有两种学说:即肛隐窝腺体感染学说和中央间隙感染学说。肛隐窝腺体感染学说认为感染由肛腺管进入肛腺,并通过腺体的管状分支,或联合纵肌纤维向上、下、外三处扩散到肛管直肠周围间隙,形成各种不同部位的脓肿。中央间隙感染学说认为炎症开始是在中央间隙内形成中央脓肿,随后脓液沿中央腱的纤维隔向肛管直肠周围间隙扩散,脓肿自行破溃或手术切开引流后形成肛瘘。

肛瘘不能自愈,必须手术治疗。手术治疗的原则是将瘘管全部切开,必要时将瘘管周围瘢痕组织同时切除,使伤口自基底向上逐渐愈合。影响肛瘘疗效最为重要的是内口和瘘管的处理,准确的内口和瘘管定位是肛瘘手术治疗的基础。经典的手术方法包括肛瘘切开术、肛瘘切除术和肛瘘挂线术,近年来直肠"U"形黏膜瓣修补术和纤维蛋白胶注射也用于肛瘘的治疗。肛瘘治疗中的难点在于对高位复杂性肛瘘的处理上。

高位复杂性肛瘘是指瘘管有 2 个或 2 个以上外口及瘘管分支,有 1 个或 1 个以上内口,且主管在外括约肌深部以上。治疗上主要存在治疗时间长、复发率高、肛门括约功能受损、肛门畸形等一系列问题。符中柱教授是第四批国家级名老中医,是中、西医肛肠病名家,在长期的临床实践中逐步形成了一整套具有中医特色的肛肠病治疗体系。针对高位复杂性肛瘘治疗存在的一系列难点,符老经过长期临床实践、不断探索、总结、改良和创新,以中医整体观为本,逐渐形成了较全面的治疗高位复杂性肛瘘的独到方法及经验。

一、治疗原则以手术治疗为主

手术是中医外治法之一,既不姓"中",也不姓"西"。中医外科手术疗法具有悠久的历史,是祖国传统医学的重要组成部分。《山海经·东山经》中记载了最早的外科手术器械——砭针。晋代郭璞注《山海经·东山经》之砭石时说:"可以为砥(砭)针,治痈肿者。"《三国志·华佗传》记载:"若病结积在内,针药所不能及,当须刳割者,便饮其麻沸散,须臾便如醉死无所知,因破取。"又说:"病若在肠中,便断肠湔洗,缝腹膏摩。四五日差,不痛,人亦不自寤,一月之间,即平复矣。"从原始社会到清朝末期,有关外科手术的记载还有很多,纵观中医学的发展过程,中医外科手术曾经一度走在世界的前列。但是,随着"理学"走向主导地位,手术、解剖等中医外科技术被视为"不穷天理,不明人伦,不讲圣言,不通世故"的旁门左道,到清朝末期,加之政治腐败、闭关锁国,医学趋于严重保守,更视麻醉、解剖、手术等技术为"妖术",故而外科技术发展受到空前的制约。19 世纪中叶前后,现代外科在原有解剖学领先的基础上,先后解决了消毒、麻醉、止血三大难题,使外科手术取得了突飞猛进的发展,与中医外科手术水平形成了巨大的差距。这是导致目前世人普遍认为手术姓"西"不姓"中"的主要原因。符老认为:手术是处理局部病灶的重要手段,既不姓"中",也不姓"西"。手术是中医外治法之一,是中医扶正祛邪治法在中医外科的具体表现。祛除病灶即"祛邪",恢复人体正常形态、恢复人体受损功能即"扶正"。中医整体观认为人体是一个有机的整体,构成人体的各组成部分,在物质代谢上是相互联系的,在形态结构上是不可分割的,在生理功能上是协调一致的,故而强调手术要坚持"祛邪不伤正或少伤正"的原则。

目前,治疗高位复杂性肛瘘的术式有瘘管摘除二次切开术、切开配合挂线法、切开挂线对口引流术、同期多侧挂线术等,究其实质,不外乎是挂线疗法加"开窗"引流。因高位复杂性肛瘘瘘管穿越肛管直肠环,手术对患者肛门括约肌的影响很大,治疗时间长、复发率高,手术后最严重的后遗症是肛门失禁,其次是肛门畸形。符老对治疗肛瘘的手术要求是想方设法治疗肛瘘,同时想方设法保护肛门括约肌,并因此提出了多种微创手术方式。

符老在临床操作和术后发现,两处以上的挂线同时进行,或多处"开窗"引流,仍会不同程度地影响患者的肛门括约肌的功能,术后疤痕偏大;若分期手术,病程较长,同时病人痛苦时间也延长。为尽可能解决这个问题,符老以中医整体观为指导,在临床上对手术方式做了改良。采用同期挂线,相继紧线,改"开窗"扩创引流为拖线对口引流。此法在保证疗效、保护肛门功能的基础上,简化了治疗步骤,缩短了患者的治疗时间,肛门部手术疤痕较小。

对于高位复杂性肛瘘中的后高位肛瘘的治疗,目前的手术入路都是经肛门进行,对环绕肛门的括约肌来说,不管是挂线还是不挂线,都要被纵行断开,只是缓慢割断与快速切断的区别,愈合后形成较多疤痕组织,仍会破坏正常的肛管、肛门形态,损害肛门功能。对此,符老提出了经骶尾部入路治疗的新的手术路径。沿肛门尾骨沟做一纵形切口,逐层切开皮肤、皮下、浅筋膜,暴露肛管直肠环,以银质探针从外口探入,探寻内口,确认瘘管走行与肛管直肠环的关系。肛管直肠环下缘以上瘘管(高位段)在直视下完全由直肠环部剔除,内口处清除内口周围炎性坏死组织后,做菱形切除,横行缝合,修补肛管直肠后壁创口,彻底清洗创腔,逐层缝合伤口。直肠深筋膜外置橡皮引流条。肛管直肠环下缘以下远端瘘管(低位段)则切开引流,若有支管,采用"开窗"对口引流。此法具有显露内口直接,利于内口的修补,手术途径短,可在直视下处理括约肌间病灶,不直接损伤括约肌等优点。

二、术后中药内外并治

符老强调高位复杂性肛瘘治愈的关键除了手术彻底根除病灶、术后换药保持创面清洁、引流通畅外,还应重视中药内外并治,辨证施治,充分体现中医药的特色和优势。

1. 中药熏洗直达病所,促进创面愈合、减轻疼痛、缩短疗程

符老依据《理瀹骈文》"内外治殊途同归之旨,乃道之大原也"的外治机理,运用中医辨证施治理论,认为肛肠病术后多与湿热下注、气血瘀滞有关,故治疗应以清热利湿、行气活血散瘀为主,选用黄柏、虎杖、地肤子、蒲公英、白芷、元胡、川芎等中药,清解与苦降并举,理湿与行血皆施,可使湿热去瘀、瘢血行。如年老体弱或糖尿病患者肛瘘术后,出现创面肉芽灰白不鲜、凹陷、脓腐多、疼痛、迁延不愈,加用黄芪、当归等以益气滋阴、生肌敛创,从而攻补兼施,使正气来复,湿热邪去,气血通畅,创面愈合加速。

2. 中药口服扶正祛腐生新,调节人体阴阳平衡,加速术后恢复

中医整体观认为人体是一个有机的整体,构成人体的各组成部分,在病理变化上是互为影响的,牵一发而动全身。"外科必本于内,知乎内以求乎外,……治外遗内,所谓不揣其本而齐其末。"符老认为:高位复杂性肛瘘大多病程较长,长期溃破流脓或脓血,脓、血均为气血化生,日久必耗伤气血阴液,且加之手术,致术后正气不足、气阴两虚,局部创面红肿疼痛,腐肉未清,渗出较多,愈合缓慢。符老针对手术后出现的这些情况,选用炙黄芪、太子参、白术、山药等以益气健脾,玄参、生地等养阴清热,黄柏、虎杖、蒲公英、紫花地丁等清热解毒,桃仁、元胡、白芷等行气散瘀止痛,诸药配合,以助术后正气恢复,气血、阴阳调和,促使创面腐祛新生,加速愈合。

总之,符老治疗高位复杂性肛瘘,在中医整体观指导下,以手术为主,强调微创,重视正常形体及功能的完整性、延续性,内治与外治并举,在临床上取得满意疗效。高位复杂性肛瘘的治疗,当前手术治疗是唯一的方法,不论哪一种术式,都会不同程度地损伤肛门括约肌,造成肛门控便功能损害,能不能寻找出不用手术的新方法呢? 在师承的学习过程中,受符老分期辨证论治的启发,我们提出了"分期辨证论治,治痈防漏"的新思路,充分发扬中医内外兼治的优势,把肛痈的病势控制在成脓前期(蜂窝织炎期)或成脓期,阻断肛痈溃后向成瘘期发展,使肛痈不再形成肛瘘,这个课题让我们对治疗肛痈、肛漏的进步充满了希望。

第三节 肛裂的治疗经验

肛裂中医称"钩肠痔""裂口痔",是肛管皮肤裂伤后形成的小溃疡,其方向与肛管纵轴平行。肛裂绝大多数位于肛管的后正中线,也可位于前正中线。肛前裂多见于女性,但不超过10%,而男性仅占1%。肛裂主要临床表现是排便疼痛,有典型周期性疼痛并伴少量肛门出血。肛裂常见于肛管后正中线,与外括约肌结构及该部位的血液供应相关,肛管后方联合处的血液灌注较其他区域差,俗称"乏血管区"。肛裂分为急性肛裂和慢性肛裂,急性肛裂的主要症状是疼痛、出血。疼痛在便时、便后出现,可持续几分钟到数小时不等,导致患者恐惧排便,大便越积越干硬难解,疼痛更剧烈,形成恶性循环,一般可通过保守治疗治愈。慢性肛裂又叫陈旧性肛裂,有较典型体征:裂口肛缘外的哨兵痔,为炎性刺激,结缔组织增生形成,质地较硬。肛裂齿线部位肛乳头肥大增生明显,肛裂部位内括约肌纤维化形成栉膜带,所以一般出血较少或不出血。有些患者因局部感染而形成通向齿线肛窦部的瘘管,即隐瘘,多需通过手术治疗才能治愈。

一、病因病理

肛裂的病因和发病机制尚未完全明确。一般认为大便时肛管损伤是一个重要起因,可由便秘或腹泻引起。传统观点认为便秘时粪便反复损伤肛管是引起肛裂的原因。与这个观点相反,只有约20%的病例在发生肛裂前有便秘病史。实际上,在4%~7%的肛裂病例中腹泻是诱因。在女性患者中,3%~11%的肛裂是由生产时肛管损伤引起,通常位于肛管前正中线。

近来,肛裂发病机理的进展是认识到肛裂是由内括约肌张力升高导致的。大量证据表明、内括约肌功能异常与肛裂有关。许多学者证实了肛裂患者肛管静息压升高,且最大肛管静息压通常高于 90 mmHg(1 mmHg = 0.133 kPa)。研究证据支持:肛裂是由内括约肌高张力诱发肛后创面缺血导致,肛裂的本质是缺血性溃疡,这个理论已得到公认。实际上在很久以前,人们就假设肛管压力升高,先于肛裂发病。有证据表明,精神紧张可使肛管压力升高,亦即内括约肌张力升高,故精神因素也可能是肛裂发病机理中的因素之一。但是,应该注意,并非所有肛裂都与内括约肌高张力有关。内括约肌低张力的肛裂病例只占少数,常常继发于艾滋病、局限性肠炎、肛周结核、产伤、肛门直肠手术,也可以出现于年老患者及糖尿病、慢性腹泻患者。

二、中医辨证分型及施治

1. 内治法

符老认为治疗上应遵循"通则不痛"的原则,应采用润肠通便为主的药物,而对年老、产后或失血等引起本病者在治疗上则当治实不忘补虚,应以养血益阴为主,佐以润肠通便。临床上符老根据其病因将肛裂分为以下证型治疗。

(1)风热肠燥型。

治法:凉血润燥,止血止痛。

方药:凉血地黄汤加减。细生地 20 g,归尾 10 g,地榆 15 g,槐角 10 g,黄连 6 g,天花粉 15 g,生甘草 10 g,赤芍 10 g,枳壳 6 g,黄芩 10 g,荆芥 6 g。便结甚者加大黄以软坚散结。

(2)湿热蕴结型。

治法:清热化湿通便。

方药:黄连汤加减。黄连 6 g,栀子 9 g,黄芩 9 g,桔梗 6 g,木香 9 g,槟榔 12 g,连翘 12 g,乌药 15 g,薄荷 6 g,当归 12 g,大黄 6 g,首草 6 g。湿重者加茯苓以健脾燥湿;大便出血者加地榆以清热利湿、凉血止血。

(3)血虚肠燥型。

治法:养血生津,润肠通便。

方药:润肠丸。全当归 15 g,细生地 12 g,火麻仁 20 g,桃仁 9 g,枳壳 12 g。津亏者加玄参、麦冬以养阴生津润肠;血虚甚者加何首乌、炒鳖甲以养血补血;气血两亏者,配八珍汤以气血双补;便后出血、色清淡者加黄芪、槐角、当归以益气养血止血。

(4)气血瘀滞型。

治法:活血行气。

方药:桃红四物汤加减。桃仁、红花、当归、熟地、川芎、白芍。

2.外治法

符老认为肛裂裂口疼痛,多因气滞血瘀、创面经久不愈而成,因此符老根据"血荣则不痛"的原理,研制出愈裂膏外敷,广泛用于临床,疗效确切。

愈裂膏组方:乳香、没药、鸡血藤、川芎、白芍、五倍子等。

功效:活血化瘀、通络解痉、止痛敛疮。

制作方法:用高速粉碎机研成细末,用80目筛子筛选,将药物用纸包好,放在热风循环烘箱烘48 h。将凡士林油500 g熬沸,将上药加入,搅拌均匀,冷却至50℃左右,分装每盒30 g,凝固备用。针对裂口经久不愈的患者加入硝酸甘油片少许研磨搅匀外用。

主治:肛裂、血栓性外痔及肛门疾病术后开放性伤口、术后疼痛。

创新及疗效:优点是术后镇痛效果较好,药物通过肛门皮肤直接吸收,不需手术,没有破坏肛门结构,保护了肛门的生理功能,临床使用疗效较好,使用后多数患者不用口服止痛药,有效率为86.7%。

三、手术治疗肛裂的临床经验

手术治疗的方式主要有括约肌扩张术、内括约肌部分切开术、肛裂切除术、纵切横缝术、皮瓣成形术等。

符老结合自己多年的临床经验,结合微创理念,充分保留肛管皮肤,保护肛门功能,独创了陈旧性肛裂倒"V"形皮瓣移植术。此术式克服了常规手术出现的病灶切除部位对缝的伤口因张力过大而愈合不良、愈合期排便时肛管扩张使伤口崩裂或纵切横缝致直肠黏膜下移脱出的情况。

1.设计原理

陈旧性肛裂在梭形溃疡的远端因慢性炎症的刺激多有一被有肛缘皮肤纤维化增生的赘物,也就是俗称的哨兵痔。肛管为一肌性管道,皮肤亦有限,将被有肛缘皮肤的哨兵痔全部切除实属可惜,应该加以利用,也可以利用。

肛裂病灶切除后其创面宽度有0.8~1 cm术后疤痕愈合对肛管有一定的缩窄,当然也一定程度上影响了肛管的扩张,这也是肛裂术后复发的原因之一。最为理想的解决办法是植皮。取用肛缘皮肤是常识,若取离体皮肤,形态大小可做得较好,但在肛管部不易植活,带蒂皮肤因要向中线移位或转位而易扭曲,蒂部血运受影响,成功率亦会降低,如国外常用的 Ruiz - Moren 法、Sam 法等。而利用哨兵痔上的皮肤做成一倒"V"形带蒂皮瓣只需向齿线部牵拉即可完成植皮,从生理形态上和解剖位置上来说都较为合理。

2.手术方法

碘伏棉球清洗肛道后稍扩张肛门显露肛管后(或前)的浅表溃疡,由溃疡顶端肛窦部向下、向外沿溃疡边缘皮肤做一倒"V"形切口直达哨兵痔基底最外缘,尔后由上向外在溃疡深面(但不可深达正常组织)将病灶整块切除。包括哨兵痔的结缔组织,保留其表面所被的全层皮肤,并由顶端向基底部将保留的皮肤剪成与倒"V"形切面相似的皮瓣,基底部远端皮下可适当潜行游离以缩小上移皮瓣的张力。局部盐水冲洗,认真止血后,把倒"V"形皮瓣向内、向上翻盖在切除的创面上,对合好无张力后以小圆针线顶端缝合 1 针,两边缘各缝合 1 针。嗣后加做双侧内括约肌切断,碘伏棉球加压,无菌纱布敷贴,术毕。

经临床观察,此术的皮瓣移植成活率高,伤口愈合时间短,瘢痕小,成活皮瓣有一定弹性;肛门痉挛状态明显改善,疼痛消失,大便正常。在本术式中符老充分利用旧术式切除废弃的哨兵痔皮肤,病灶切面及皮瓣均做成倒"V"形,皮瓣蒂部宽大,无扭曲,血运充足流畅,设计符合解剖生理要求,因而克服了仅做病灶切除创面不易愈合或愈合瘢痕大易复发的弊病。同时,弥补了肛缘皮瓣转移术生理形态、解剖位置不够理想,取皮部有新的创面等不足;具操作简便,术后痛苦小,成功率高,疗效满意的优点。因伤口有皮肤覆盖,属肤愈合,克服了常规手术瘢痕愈合弹性差、容易再次复发的弊病,值得推广。

符老认为肛裂分为两类(病理),一类是新鲜肛裂,即肛裂早期,仅仅是肛管因某种原因(便秘或干结、暴力排便等)导致肛管裂伤,仅有出血和疼痛,没有出现感染性溃疡及相应的多种病理改变。另一类是肛裂早期若不能及时有效治疗,裂口不愈并生感染,病程迁延,以致裂口呈慢性溃疡,疼痛加重,肛门痉挛,则不可自愈,成为典型的肛裂。

肛裂基本的病因病机是"高肛压,低血流",降低或解除肛门括约肌痉挛和改善局部血循环是治疗肛裂的治则。因此,治疗的要点是解除肛门括约肌痉挛,最符合微创理念的方法有 3 个:内括约肌部分切断术(侧切术),倒"V"形皮瓣移植术,化学性括约肌部分切断(硝酸甘油外敷)。中医治则为行气活血通络和生肌敛口通便。

四、独创蜂珍膏治疗肛裂的临床经验及体会

1.病例选择

纳入标准:依据国家中医药管理局1994年发布的《中医肛肠科病症诊断疗效标准》,参照《中华肛肠病学》及2002年在厦门市经肛肠专业委员会常务理事会讨论通过的肛裂诊断标准。Ⅰ期肛裂:肛管皮肤浅表纵裂溃疡,创缘整齐,基底新鲜,色红,触痛明显,创面富有弹性。Ⅱ期肛裂:有肛裂反复发作史,创缘不规则,增厚,弹性差,溃疡基底部紫红色或有脓性分泌物。Ⅲ期肛裂:溃疡边缘发硬,基底色紫红,有脓性分泌物,上端邻近肛窦处肛乳头肥大,创缘下端有哨兵痔,或有皮下瘘管形成。符合Ⅱ期肛裂诊断标准的患者即可入组。

排除标准:①不符合上述诊断标准及纳入标准者。②由溃疡性肠炎、局限性肠炎、梅毒等引起的肛裂。③伴有精神障碍或精神分裂者。④哺乳期、妊娠期或准备妊娠的妇女。⑤有严重心、肝、肾功能障碍及内分泌系统疾病、代谢性疾病、癫痫、血液病及恶性肿瘤者。

剔除标准:①局部皮肤外用药严重过敏,影响疗效判断者。②患者不能配合本试验,中途主动退出者。

一般资料:选择2008—2014年于贵阳中医学院第一附属医院肛肠科门诊就诊的Ⅱ期肛裂患者80例,将其随机分为治疗组及对照组。其中治疗组40例,男性12例,女性28例,年龄18~65岁;对照组40例,男性14例,女性26例,年龄18~65岁。两组患者性别、年龄、用药前疼痛及便血程度等一般资料比较,差异无统计学意义($P > 0.05$),具有可比性,详见表4-19。

表4-19　两组患者一般资料比较

组　别	病例数(例)	男(人)	女(人)	年龄(岁)	肛门疼痛(例)			便时出血(例)		
					轻度	中度	重度	轻度	中度	重度
治疗组	40	12	28	37.90 ± 14.48	5	12	23	8	19	13
对照组	40	14	26	39.00 ± 15.64	4	14	22	9	21	10

2. 治疗方法

治疗组:应用蜂珍膏外敷治疗,该药膏组成有蜂胶、灵芝、珍珠粉、三七粉、黄柏、芒硝、香附、冰片。方法:患者早、晚用温盐水坐浴 20 min,取少量蜂珍膏涂于肛裂溃疡面,7 天为 1 个疗程,共治疗及观察 2 个疗程。

对照组:予龙珠软膏外敷,换药方法及疗程同治疗组。

疗效标准:参考 2008 年制定的《中医肛肠科病证诊断疗效标准》。治愈:症状消失,裂口愈合;好转:症状改善,裂口或创面缩小;未愈:症状无改善,裂口无变化。

肛门疼痛及便血程度评分:参照《中药新药临床研究指导原则》中的分级标准,观察用药后第 7 天、第 14 天肛门疼痛及便血程度的改善情况。便血症状评分:0分,无便血;1 分,轻度便血,排便时偶有手纸染血;2 分,中度便血,排便时经常手纸染血;3 分,重度便血,排便时滴血。肛门疼痛症状评分:0 分,无疼痛;1 分,轻度疼痛,排便时感隐痛,便后 1 h 内缓解;2 分,中度疼痛,便时及便后疼痛较剧,便后疼痛超过 1 h,但还可以耐受;3 分,重度疼痛,持续性疼痛不能缓解,难以耐受,需口服镇痛药。

统计学方法:研究数据采用 SPSS 16.0 软件进行统计分析。计量资料比较用 t 检验,计数资料的比较用 χ^2 检验,等级资料用 Ridit 分析。

3. 结果

治疗组与对照组疗效比较,见表 4 – 20。

表 4 – 20　两组疗效比较

组　别	病例数(例)	治　愈	好　转	未　愈	总有效率
治疗组	40	28	11	1	97.5%
对照组	40	20	15	5	87.5%

由表 4 –20 可见治疗组总有效率为 97.5%,对照组为 87.5%。两组总有效率比较,经秩和检验($P<0.05$)有显著性差异,治疗组明显优于对照组。

治疗组与对照组治疗后第 7 天、第 14 天肛门疼痛评分比较,见表 4 –21。

表4-21　两组治疗后第7天、第14天肛门疼痛评分比较

组　别	病例数（例）	治疗后第7天肛门疼痛情况（例）				治疗后第14天肛门疼痛情况（例）			
		无	轻度	中度	重度	无	轻度	中度	重度
治疗组	40	13	15	6	6	28	10	2	40
对照组	0	7	9	12	12	20	9	6	5

由表4-21可见，治疗后第7天、第14天两组肛门疼痛评分比较，有统计学意义，差异极显著（$P<0.01$），治疗组明显优于对照组。

治疗组与对照组治疗后第7天、第14天便血情况评分比较，见表4-22。

表4-22　两组治疗后第7天、第14天便血情况评分比较

组　别	病例数（例）	治疗后第7天便血情况（例）				治疗后第14天便血情况（例）			
		无	轻度	中度	重度	无	轻度	中度	重度
治疗组	40	9	17	10	4	28	8	3	1
对照组	40	4	11	19	6	20	10	7	3

由表4-22可见，治疗后第7天、第14天两组便血评分比较，有统计学意义，差异有显著性（$P<0.05$），治疗组明显优于对照组。

4. 讨　论

肛裂，祖国医学称为"钩肠痔"。《外科大成》谓："钩肠痔，肛门内外有痔，折缝破烂，便如羊粪，粪后出血，秽臭大痛……"中医认为，肛裂多由血热肠燥或阴虚津亏致大便秘结，排便努责，引起肛门皮肤裂伤，湿毒侵袭肛管局部所致。现代医学认为肛裂的本质是缺血性溃疡，是内括约肌痉挛，肛管静息压增高影响肛管末端血供而致发病。符老认为肛裂的发生除阴虚肠燥外，气滞血瘀也是其主要病因，大肠燥热，蕴结肛肠，阻滞气机，气血纵横，经络交错流注肛门而致病。结合张东铭教授提出的肛裂"高肛压，低血流"的病理改变，治疗的关键应以解除内括约肌痉挛、切除溃疡面和改善肛管血供为主，治法上以活血化瘀、行气止痛、祛腐生肌、清热解毒为主。符老独创的蜂珍膏，方中蜂胶、灵芝为君，补中润燥、止痛解毒；臣以三七粉化瘀止血、活血定痛，黄柏清热燥湿、泻火解毒，加上珍珠粉清肝镇惊、生肌敛口；佐以芒硝清热泻火、软坚散结，香附理气止痛，辅以冰片清热解毒、止痛生肌。全方共奏清热活血、行气止痛、祛腐生肌的功效。

蜂胶温中补虚、止痛解毒,现代药理学研究认为其主要成分为黄酮类化合物,主要有镇痛、促进细胞再生、抗病毒、抗菌、抗炎、增强免疫力等作用。灵芝养心益肺、理气化瘀、滋肝健脾,现代药理学研究认为灵芝中含有有机锗,具有止痛的作用,能刺激人体内啡肽产生止痛效果,同时灵芝还有抗血小板聚集、抗血栓、抗炎和免疫调节作用,能营养肛裂溃疡面、改善微循环。三七粉化瘀止血、活血定痛,药理研究认为其具有止血和活血化瘀双向调节功能,具有镇静、镇痛及抗炎的作用。现代药理学研究认为黄柏有解热抗炎及抗溃疡的作用。芒硝泻热通便、润燥软坚、清火消肿,现代药理学研究认为其中所含的硫酸钠外敷可加快淋巴生成,有消肿和止痛的作用。香附疏肝理气、调经止痛,药理作用能提高机体疼痛的耐受性,具有抗炎消肿的作用。三七粉、香附相互为用,活血化瘀、行气止痛,以达"通则不痛"之用。现代药理学研究认为冰片有抗炎、抗菌、止痛之用,同时可促进药物的透皮吸收。诸药合用既改善了肛裂溃疡面的微循环、缓解了肛门内括约肌的痉挛,又达到了抗炎、止痛的效果,从而使肛裂的疼痛及便血得到明显的缓解。

综上所述,结合临床观察结果,蜂珍膏治疗Ⅱ期肛裂,在疗效及缓解肛门疼痛及便血情况上明显优于对照组($P < 0.05$),是一种疗效确切、安全可靠、值得临床推广的治疗方法,但治疗过程中我们也不可忽视对饮食及排便习惯的调节,多方面同时控制才能达到治疗的最佳效果。

第四节　便秘的治疗经验

便秘是指排便频率减少,1周内大便次数少于2次,或者2~3天才大便1次,粪便量少且干结。但有少数人平素一贯是2~3天才大便1次,且大便性状正常,此种情况不应认为是便秘;对同一人而言,如大便由每天1次或每2天1次变为2天以上或更长时间大便1次且排出困难,应视为便秘。

随着饮食结构改变、生活节奏加快和社会心理因素影响,慢性便秘的患病率呈上升趋势。不同研究之间患病率存在差异,除与地域有关外,抽样方法和所应用诊断标准的不统一亦有影响。对社区人群进行的流行病学研究显示,我国成人慢性便秘的患病率为4%~6%,并随年龄增长而升高,60岁以上人群慢性便秘患病率高达22%。女性患病率高于男性,男女患病率之比为1:1.22~1:4.56。目前国内有关慢性便秘发病率的报道尚少见。

一、便秘的病因及病理

慢性便秘可由多种疾病引起,包括功能性疾病和器质性疾病,不少药物亦可引起便秘。在慢性便秘的病因中,大部分为功能性疾病,包括功能性便秘、功能性排便障碍和便秘型肠易激综合征。

功能性疾病致便秘的病理生理学机制尚未完全阐明,可能与结肠传输和排便功能紊乱有关。按照目前的病理生理学机制,可将功能性疾病所致的便秘分为慢传输型便秘、排便障碍型便秘、混合型便秘、正常传输型便秘。慢传输型便秘的特点为结肠传输时间延长,进食后结肠高振幅推进性收缩活动减少,这可能与慢传输型便秘患者肠神经元和神经递质异常、Cajal间质细胞和肠神经胶质细胞减少有关,亦与结肠黏膜氯离子通道功能障碍有关,而氯离子通道与跨上皮细胞膜的氯离子和液体转运有关。排便障碍型便秘患者在排便过程中腹肌、直肠、肛门括约肌和盆底肌肉不能有效地协调运动,直肠推进力不足,感觉功能下降,从而导致直肠排空障碍。正常传输型便秘多见于便秘型肠易激综合征,发病与精神心理异常等有关。

二、中医辨证分型及施治

符老通过多年的临床经验,认为中医治疗便秘绝非单纯攻下,而是强调整体辨证。便秘辨证无非为实秘、虚秘两大类。实秘多为肠腑实热,燥热内结,拥塞不通所致;虚秘则为气阴两虚,推动无力(慢传输)所致。故治便秘需审证度治,特别是虚实夹杂都应兼而治之。结合中医便秘辨证施治的特点,将便秘分为以下6型。

1. 热 秘

热秘即古之阳秘也。患者素喜辛辣厚味、煎炒、酒食致胃肠积热,积热上蒸,浊阴不降,热盛伤阴,肠道干涩而成热秘也。临床上最为常见。临床多伴见小便短赤,面红心烦,或身热,口干口臭,腹胀拒按,舌红苔黄燥,脉滑数。治当清热润肠,以通其秘,选方常用麻子仁丸治疗。方中以大黄、麻仁泄热润肠通便为主,辅以杏仁降气润肠,芍药养阴,枳实、厚朴下气破气,以行气除满。大便坚硬者加芒硝以软坚散结、泻热通便;口干舌燥、津亏甚者加生地、石斛、玄参以养阴生津;如兼痔疮便血者加槐花、芦根;痰热壅肺者加黄芩、瓜蒌仁清肺泄热。诸药配伍使用共奏清热泻火、润肠通便之功,每于热秘,多有奇效。同时,符老也重视脾胃功能的调整,在选方用药上均辅以茯苓、白术、薏苡仁以健脾利湿。

2. 气　秘

气秘型便秘,乃肺气不降,气机郁滞,而肺与大肠相表里,致大肠传导失职,糟粕内停而为秘。多见于情志抑郁,或久坐少动,气结于内,无以推动而致腑气不通,发为便秘。临床多伴见嗳气频作,胁腹痞闷胀痛诸症。治当肃降肺气,顺气导滞,秘乃去也。方多以健脾益气、行气导滞为主。药用茯苓、白术、薏苡仁、太子参、黄芪健脾益气,陈皮、木香行气;枳实、厚朴通畅气机;槟榔破气下气,且槟榔能攻下,合大黄共奏通下导滞之功。气郁化火者加栀子、虎杖清热泻火;郁而寡言者加郁金、白芍、柴胡以疏肝解郁;跌仆损伤者加桃红。

3. 冷　秘

冷秘者,乃常食寒凉生冷,或过用苦寒药物,伐伤阳气,或年老体弱,真阳不足,脾肾阳气虚弱,温煦无权,不能蒸化津液,温润肠道,于是阴寒内结,糟粕内停而成。临床多见大便干或不干排出困难,小便清长,面色青白,手足不温,喜热怕冷,腹中冷痛,或腰脊冷重,舌淡苔白,脉沉迟。治当温润通便,汤药多从济川煎化裁。主用肉苁蓉、肉桂温补肾阳;当归养血和血,且能润肠通便;鳖甲滋养肝肾,善下行;泽泻引药下行;枳壳、厚朴宽肠下气;茯苓、白术、太子参健脾益胃,与肉苁蓉、鳖甲合用,共同补益先天及后天之本,辅以润肠导滞之品,能达到健脾益气、温阳补肾、通条脏腑之功。

4. 气虚便秘

气虚型便秘,临床较少见,治疗亦较难。其证见大便困难,隔3~5日或更长时间方能大便1次,但不干燥,小腹肛门坠胀不舒,努挣排便时全身汗出,面色晄白,气急喘促,语声低弱,饮食少味,肢倦乏力,舌质淡红苔薄白等脾肺气虚症状。此型便秘多见于年老体弱及重病之后,且多曾服用过润肠泻下剂,初服有效,再服则无效,多依靠开塞露及灌肠协助排便。治当求其本,宜补气健脾为主,润肠通便为辅,方能取效。方多以补中益气汤加味,药用人参、炙黄芪、炙甘草为君药,大补脾肺以扶衰微之气,山药、茯苓健脾醒胃;川厚朴、枳壳行气导滞;升麻升清降浊以利枢转。诸药合用,补而不滞,温而不燥,通而不泄,故每获奇效。

5. 血虚便秘

血虚便秘,多见于痔疮出血日久、产后、术后或从事脑力活动而极少体力活动引起的气血亏虚,血行不畅,肠络瘀阻,肠失濡润,肠道干涩而成秘者。临床多伴见面色淡白无华,心悸,健忘,头晕目眩,唇舌淡白,脉细等血虚证候。治当养血活血,润燥通便。方用桃红四物汤加减,方中当归、熟地补血养阴为主;桃仁活血润下为辅;红花祛瘀生新;川芎行气活血,白芍养血柔肝;枳壳引气下行;鳖甲引血下行;麻仁、杏仁润肠通便。诸药配伍使用共奏通络祛瘀、活血养血、润肠通便之功,以治本证,药证相符,故能取得良效。

6. 阴虚便秘

阴虚便秘,多见于久病虚损伤阴,劳役过度,房室劳倦,损伤阴精,肠失濡润而成秘。临床多伴见形体消瘦,或见颧红,眩晕耳鸣,心悸怔忡,腰膝酸软,便如羊屎状,舌红少苔。治当滋补肾阴为主,佐以润肠通便。方以六味地黄汤加减,药用熟地滋补肾阴并能通便;山茱萸填补肾精;丹皮清虚热;山药、茯苓健脾醒胃;鳖甲滋阴养液、润肠通便,善下行;泽泻引药下行。诸药相佐,以达滋阴养液、润肠通便之功,故每多获效。

三、符中柱教授治疗老年习惯性便秘临床经验及运用体会

习惯性便秘是老年人中较为常见的一种病症。它不仅给老年人生活上带来痛苦,而且还可以成为急性心力衰竭、心肌梗死、脑出血等急性心脑血管疾病的诱发因素,引起致残、致死事件的发生。符老在治疗老年习惯性便秘方面积累了丰富的经验,现将其主要经验总结如下。

1. 病机多以虚为主,虚实夹杂

《素问·灵兰秘典论》曰:"大肠者,传导之官,变化出焉。"即大肠具有吸收精微、排出糟粕的功能。便秘主要是由于大肠的传导功能失司所致。大肠传导功能的正常发挥有赖于肺、脾、胃、肝和肾等多个脏腑功能的协调与气血阴阳的平衡。

肺和大肠互为表里,肺气的肃降有助于大肠腑气的通降;胃腑主受纳水谷,脾主运化,使津液下行以濡润肠道;肝主疏泄,调畅气机,使大肠气机通利传导正常。肾者水脏,主津液,开窍于前后二阴而主司二便,肾阴充沛,则精血充足,津液不竭,大肠自能得其濡养;肾阳振奋,则阳气运行,大肠腑气通利。嗜食辛辣、情志失调、劳倦内伤、年老体弱均可导致肠胃燥热、津液耗伤、气机郁滞、气血不足、阴寒凝滞,使肺、脾和胃、肝和肾的功能失调,气血阴阳失于平衡,进而使肠道失于濡润,腑气不通畅,最终导致大肠传导功能失常。肠道失于濡润和腑气不通是导致便秘的两个最基本的病机。

老年人随着年龄的增长,容易罹患多种疾病,而且随着肾中精气的亏虚,各个脏腑的机能都出现衰退,在多个病因的共同作用下引起便秘。老年便秘患者病程较长,以虚为本,兼夹有实证,而中青年便秘患者病程相对较短,多以实证为主。女子七七、男子八八天癸竭,肾中精气不充,无以濡养和温煦其他脏腑器官,导致气虚、阴血津液不足和阳气虚衰。气虚则大肠传导无力;阴血津液不足,则大肠失于润养;阳气虚衰,则阴寒内盛,气机凝滞,腑气不通;气郁日久,则可壅而化热,热邪一方面可以壅塞气机,另一方面又可耗伤津液,导致恶性循环,形成虚实夹杂之证。因此,老年便秘的病机特点是以肾虚为本,进而引发气血津液的不足,并在此基础上形成气滞、寒凝、燥热等实证,从而导致虚实并存。

2.治疗当虚实兼顾,标本同治

针对上述老年人便秘的病因病机的特点,在治疗上也应当虚实兼顾,标本同治。一方面培元固本,另一方面应根据患者的具体症状和舌脉,判断气血、阴阳、津液的盛衰,辨别气滞、寒凝、燥热的有无进行治疗。动则气短,便时努责乏力,舌淡脉弱者为气虚,选用黄芪、党参、太子参、白术等益气之品;大便干结,状如羊屎,头晕乏力,舌红少津或有裂纹者阴血津液不足,选用生地黄、麦冬、玄参、何首乌、当归、火麻仁、柏子仁、桃仁、杏仁、瓜蒌仁、草决明等滋养阴血和润肠之品;大便困难,伴有形寒肢冷,少腹阴冷作痛者为阳虚阴寒内盛,选用肉苁蓉等温润之品和附子、干姜等温中散寒之品;大便不畅,伴有脘腹胀满者为气机郁滞,选用枳实、厚朴、槟榔、木香等理气之品;大便干结,伴有口苦或口气秽浊,口舌生疮,舌苔黄燥者,为肠道燥热,选用银花、虎杖、鱼腥草等清热通肠之品。

符老治疗老年便秘时,多以健脾为主,佐以少量攻下之品,增加通腑之功。考虑到患者体弱多病,多见正气亏虚,如大剂量投用大黄、芒硝、番泻叶、芦荟等峻猛攻下之品,日久会使正气更虚,加重排便困难的症状。当便秘症状加重后,又只得加大攻下之品的剂量,使正气更虚,形成恶性循环。

综上所述,符老在治疗老年习惯性便秘时,以培元固本为主,平衡气血阴阳,辅以行气、清热、散寒之法,灵活运用,紧守攻邪不伤正的原则。

同时符老认为老年性便秘根据"天癸竭"的生理疾病特点,温阳养阴应是治本的法则,同时调护脾胃兼以润燥通下之品,往往可以取得较好的疗效。符老要求我们详细收集整理相关资料,确定一个课题,中心是针对"天癸竭"这个病因特点,制定一个温补肾阳、滋养肾阴的方药和临床试验方案,以形成一套成熟的治疗老年性便秘的中医方法,争取在慢传输型便秘的治疗上有所突破。

老年性便秘门诊所见颇多,我们发现不少老年人肛门括约肌处于痉挛状态,肛门常处于紧闭状态。这个现象提示,老年人便秘不是单纯的慢传输,还有出口梗阻。对于并发耻骨直肠肌痉挛者,符老加用简单的松解术往往有较为满意的疗效。

第五节　慢性非特异性结肠炎的治疗经验

慢性非特异性结肠炎是一种结肠的慢性炎症,其主要临床表现为腹泻、黏液脓血便、腹痛及里急后重,或大便秘结,排便不爽,病情轻重不一,易反复发作。其发病原因目前尚未明确,临床证明与免疫因素、遗传因素、精神因素有关。本病可发生在任何年龄,男女发病率无明显差异。近年,该病的发病率呈逐年上升趋势,国内报道发病率在3%左右,其中有1%～3%的患者可发生癌变。贵州省气候潮湿,加之以辛辣食物为主,故慢性结肠炎的发病率高。符老认为此病多与个人免疫机制障碍有关,因此在临床治疗中多宜补益气血,以提高机体免疫力和修复能力。除健脾养胃补益后天之本、生化气血之源外,还重视疏肝理气以条畅情志。符老在治疗肛肠疾病时强调治疗肛肠疾病需顾护脾胃、通调五脏。五脏之气相通相济,相互影响,一脏气乱,诸脏难和,故需兼顾之,不可偏废。

1.慢性结肠炎的病因病机

该病病因复杂,病程缓慢,但病位总以大肠为主,基本病机为大肠湿热,气血瘀滞。

2.辨证分型

湿热内生:各种致病因素,影响脾胃功能,可引起水谷运化、传导失常,水湿内停,致脾虚湿滞。湿邪内蕴日久,损伤脾胃,日久脾肾两虚,正虚邪实。脾胃虚弱是产生湿热的前提、内因;外感湿邪是大肠湿热的诱因。《素问·太阴阳明论》曰:食饮不节,起居不时者,阴受之。……阴受之则入五脏。……入五脏则腹满闭塞,下为飧泄,久为肠澼。故本病的发生多为感受湿邪或饮食所伤,或情志不畅,致脏腑功能失调,脾胃受损,湿亦内生,湿滞日久,郁而化热,湿热壅滞肠道而起。

气滞血瘀:大肠以降为顺,以通为用,脾胃运化失常,湿邪内生,大肠阻滞日久,必然影响大肠血脉流通。大肠气滞血瘀,功能失调,邪气蕴结又进一步加重;大肠气滞血瘀,气血阻滞,与湿热相持,血肉腐败则成疡,气血瘀滞在结肠黏膜,致黏膜充血、水肿、糜烂、溃疡等。

3.治则、治法

健脾除湿是基本法则:外邪致泄,尤以湿邪最为多见,脾恶湿而喜燥,脾失健运清浊不分,以致泄泻。符老认为:本病多虚实夹杂,但总以健脾除湿为本。

活血化瘀导滞是关键:本病以脾胃虚弱为本,气滞、血瘀为标。《素问病机气宜保命集》:行血则腹胀自愈,调气则后重自除。只有活血、行气之品,使大肠气机通畅,瘀滞化解,血脉通利,瘀阻自复。

4.组方依据及方解

符老治疗慢性非特异性结肠炎常用方剂由茯苓、白术、薏苡仁、山楂、神曲、苦参、银花、马齿苋、五味子、三七粉、香附、元胡、白芍、甘草等组成。功效:健脾除湿、清热解毒、涩肠止泻。主治:各种慢性非特异性结肠炎性疾病。症见:腹泻或腹泻与便秘交替、腹痛、腹胀、黏液血便、里急后重等。

符老总结多年的临床经验,在常用治疗慢性非特异性结肠炎的方药中寒热并用,寒热平调,健脾清热而达通调气血、涩肠止泻之功。方中茯苓味甘、淡,性平,入心、肺、脾经,具有渗湿止泻、健脾和胃、宁心安神的功效。白术具有健脾益气、燥湿利水、止汗、安胎的功效。《医学启源》记载白术功效：除湿益燥，和中益气，温中，去脾胃中湿，除胃热，强脾胃，进饮食，止渴，安胎。薏苡仁具有健脾、补肺、清热、利湿的功效。《本草纲目》中提到薏苡仁具有"健脾益胃，补肺清热，祛风胜湿"的奇功。组方中白术、茯苓、薏苡仁合用益气健脾渗湿为君。山楂具有开胃消食、化滞消积、活血散瘀、化痰行气之功，神曲具有健脾消食、理气化湿、解表之功。二药并用健胃消食，助白术、茯苓以健脾和胃、淡渗利湿，为臣药。佐以苦参、银花、马齿苋清热解毒、凉血利湿，引湿从下窍而行，但其性苦寒宜伤肠胃，故方中白术、茯苓、薏苡仁、山楂、神曲健脾和胃为先，清热利湿在后，达到祛邪不伤正，治病求本的原则。同时，方中五味子味酸涩、性收敛，能涩肠止泻。三七粉性温，味甘、微苦，入肝、胃、大肠经，具有止血、活血化瘀、提高机体免疫功能等作用。香附味辛、苦，性温，归脾、胃、大肠、胆经，气芳香而辛散温通，擅长调中宣滞、行气止痛，主治泄泻、腹胀、里急后重，为常用之品。延胡索味辛、苦，性温，归肝、脾经，长于理气止痛。胡黄连味苦，性寒，入肝、胃、大肠经，乃清热燥湿之佳品。甘草味甘，性平，归脾、胃经，能缓急和中，与苦酸微寒的白芍合用，即芍药甘草汤，是酸甘相伍，缓急止痛的最佳组合；甘草又能调和诸药。

五、经验方的特色运用

对于慢性非特异性结肠炎性疾病，符老的治疗方法为急性发作期清热燥湿，缓解期补脾益气，急则治标，缓则扶正。配合活血化瘀法以提高临床疗效或控制其发作。符老用"脾胃论"的经典学说，治疗胃肠道疾病，认为任何疾病，最佳的治疗无疑是针对病因的治疗；根据发病机制的重要环节予以阻断，步步为治，以抢先机，亦属较为理想的疗法。符老认为无论外感邪毒，内伤饮食，抑或情志不遂等，最终都将导致脾胃虚弱，肠中气机不畅，大肠传导失职，出现腹痛、泄泻、腹胀或便秘等症状，不利于浊邪从肠道排出，亦影响肠道血络的气血运行，肠中糟粕与浊邪蕴结，壅阻肠络，气血留聚，郁而化热，湿热互结壅滞肠道，发为黏液便，伤及血络则便血更甚。肠道气机不畅，腑气紊乱，下注大肠则里急后重。所谓"夹虚""夹热""夹寒"者，乃是因为湿热瘀滞于肠络，导致肠络下部循行线上经气减退或衰竭，故下部循行线上所属器官功能减退、衰竭或紊乱；经络气血运行失常，导致肠络防御外邪的功能失常，而使寒热疫毒之邪乘虚侵入。符老治疗慢性非特异性结肠炎性疾病，采用健脾利湿、通调气机、平调寒热、涩肠止泻之法，其依据是"腑病以通为用,以通为补"。同时,符老将宏观辨证与微观辨证相结合,将气血、脏腑、经络在该病发病中的作用融为一体,尤其重视肠络气血运行的变化来阐述其病理机制,确属独特见解。

慢性非特异性结肠炎有反复、急性发作的特点,正是湿热为患的典型表现。因此,治疗慢性非特异性结肠炎切忌妄投温补之剂,以免酿成恋邪、助邪之误。故而符老重用健脾利湿之品的同时,亦应用清热行气之品,意在祛邪,力求尽除。本病便血虽为热伤肠络,迫血外溢所致,但治疗上却不可纯用寒凉,因寒性凝滞,可使气血凝闭不通,须寒热并用,寒热平调,使血行而不越,血止而不凝,祛瘀生新,安腑止泻而清痢。"六腑以通为用",故而宣通气血,祛瘀生新,气血通畅后则肠络无阻,邪毒驱散,方能止泻痢,清腑气,疏营血而清利六腑。

第六节 结、直肠癌的治疗经验

结、直肠癌是指发生在结肠、直肠的恶性肿瘤。结、直肠癌是在世界范围内发病率居于第 3 位的恶性肿瘤,近年来我国结、直肠癌的发生率呈上升趋势。在我国,中医治疗已成为结直肠癌综合治疗中的组成部分。大量的临床经验表明,中医治疗能提高患者对手术的耐受性,减轻放射疗法(以下简称放疗)、化学药物治疗(以下简称化疗)的不良反应,增加放疗、化疗的完成率,在结、直肠癌根治术后预防复发和转移以及在提高晚期患者生存质量、延长生存期的治疗中发挥着积极的作用。符老潜心研究恶性肿瘤的中医药治疗 20 余年,积累了丰富的经验。现将其临床经验总结如下。

一、病因病机

在中医古籍文献中并无大肠癌的病名,类似大肠癌的临床表现见于"癥瘕"

"肠积""肠风""脏毒""肠覃""下痢""锁肛痔"等病证。符老认为,大肠癌的发病原因不外乎内因和外因,外因与寒邪客于肠外、饮食不节有关,内因与情志失畅、肠胃损伤有关。机体阴阳失调,正气不足,脾胃虚弱,复因感受外邪、忧思抑郁、饮食不节,导致脾胃失和,湿浊内生,郁而化热,湿热下注浸淫肠道,气机阻滞,血运不畅,瘀毒内停,气血痰搏结,日久形成积块而发病。所以本病是因虚致积、因积而致虚的病证。湿热、火毒、瘀滞是标,脾虚、肾亏、正气不足是本。其病位在肠,与脾、胃、肝、肾、肺五脏关系密切。

二、辨证论治

符老认为,大肠癌属本虚标实之证,患者既有脏腑气血亏虚,又有气滞、血瘀、痰凝、湿毒等标实的情况,临床常将本病辨证分为湿热蕴结、瘀毒内阻、脾虚气滞、脾肾阳虚、肝肾阴虚等类型。发病多因恣食肥腻膏粱、醇酒厚味,或误食不洁、霉变食物,或忧思劳累损伤脾胃,致运化失司,湿热内生,流注大肠而致病。

临床上常见为湿毒蕴结型。主症:食欲不振,腹胀腹痛,大便溏薄或里急后重,黏液血便,舌苔黄腻,脉滑数。治法:清热解毒,健脾化湿。方药:参苓白术散加猫爪草、白花蛇舌草、半枝莲、败酱草。若腹痛较甚,加延胡索、枳壳;里急后重,加白芍、木香、甘草、升麻;伴有瘀血停滞,加三七粉、皂角刺;如便血不止,加白及、茜草根;食欲不振,加生山楂、神曲;血虚,加当归、枣仁;如见大便溏薄、次数频,加五味子;肝肾阴虚,加女贞子、枸杞、熟地等;大便秘结,加麻仁、郁李仁。同时,因灵芝具有独特的抗肿瘤及提高免疫力的作用,故在配方中是必不可少之品。

三、治疗特色

1. 防治并举

古来就有"上工不治已病治未病"之说,可以看出中医非常强调预防疾病的重要性。治未病包括未病先防、已病防变和病后防复3个方面。符老认为,对于大肠癌更应从这3个方面入手,防治并举。本病的发生与一些大肠疾病和癌前病变有关,如大肠腺瘤、家族性腺瘤性息肉病、大肠息肉、溃疡性结肠炎、局限性肠炎、血吸虫病等,均与大肠癌的发病密切相关。因此,符老认为,及时正确地治疗大肠疾病及癌前病变,对于预防大肠癌的发病亦非常重要。

2. 正确配合放疗、化疗

外科手术为大肠癌的主要根治性治疗方法,根据病情,部分病例术前、术后需进行放疗、化疗。而中医药对于促进患者肠道功能的恢复,减少手术并发症,恢复元气,促进康复,降低肠癌的术后复发和转移具有不可替代的作用。符老认为,化疗期间辅助使用健脾和胃、疏肝补肾的中药,如炙半夏、姜竹茹、菟丝子等,可明显减轻患者化疗的消化道反应及骨髓抑制等毒副作用;放疗时辅用养阴解毒的中药,可改善放疗热毒伤阴之象,减轻放疗局部疼痛等,达到延长患者生命、提高生存质量的目的。

3. 治疗首重益气健脾

符老认为,恶性肿瘤的发病是一个复杂的过程,尽管有各种各样的外界致病因素,但归根到底,发病的关键还是人体内环境的失衡,脏腑、经络等的功能失调,即内虚。脾虚贯穿疾病的始终。

现代药理研究证实,健脾药物对癌细胞具有一定的细胞毒作用,同时还有抗癌增效和保护正常细胞的作用、反突变作用以及抑制肿瘤转移的作用等。张景岳曰:"脾肾不足及虚弱失调之人,多有积聚之病。"而脾虚、湿毒瘀阻是大肠癌最主要的发病机理,脾虚在大肠癌的发病中尤显重要。符老临床常用的健脾益气药物有太子参、黄芪、白术、薏苡仁、茯苓等。

4. 辨证与辨病结合

符老从中医整体观出发,结合对大肠癌本虚标实病机特点的认识,强调在治疗中必须坚持辨证与辨病相结合的原则,遣方用药时尽可能地选用既符合辨证分型的治则,又经现代药理研究证实具有抗癌或抑癌活性的清热、解毒、利湿、理气、化瘀、软坚散结作用的中药组成方剂。如在扶正培本的同时,酌情选用猫爪草、白花蛇舌草、半枝莲、败酱草、皂角刺等清热解毒之品,以使扶正和祛邪相结合,增强疗效。符老还强调,对于性味峻烈或大苦大寒之品应慎用,以免戕伤真元。

5. 中药内服加化疗药保留灌肠双管齐下

保留灌肠的方法比较适合于直肠癌、乙状结肠癌。方法是将肛管插入至肿瘤部位,滴入 5 - 氟尿嘧啶,每日 1 次,保留时间越长越好。中药内服加化疗药保留灌肠既可以调整患者全身气血阴阳失衡状态、抑制肿瘤的生长,又可以使抗癌药物与癌灶直接接触,有减瘤作用,可谓一举两得。

6. 以通为要，合理应用攻下法与收敛法

大肠为六腑之一，司传导之职，六腑"以通为用，以降为顺"，通降是六腑的共同特性。肠道恶性肿瘤会滞碍腑道的通畅，阻滞气血、水湿的运行。因此，治疗大肠癌的目的就是解决"通"与"不通"的矛盾，关键是根据"六腑以通为用""泻而不藏"的生理特点，消除肠道肿块，通下腑中浊毒、瘀血等病理产物。

便秘与泄泻是两个相互对立的症状，在大肠癌中十分常见。对此符老根据病机分别采取"攻下"或"收敛"的方法治疗。如湿毒蕴结大肠导致的便秘，常伴有里急后重、腹胀腹痛，根据"六腑以通为用"的原则，采用"下"法治疗，常选用清热泻下、攻积导滞的大黄、枳实、瓜蒌仁、郁李仁等，以达到荡涤湿热毒邪、清除宿滞瘀血、减轻局部炎症水肿的目的。泄泻同样也可以由湿热下注、传化失常引起，症见泄泻频作，泻而不爽，伴有里急后重、腹胀腹痛、肛门灼热、便脓血及恶臭。此时应该采用"通因通用"的原则，同样采用"下"法，以清除肠中蕴结的湿毒，达到不止泻而泻止的目的。"敛"法是指选用具有收涩敛肠功能的药物，如乌梅、五味子等，以涩肠敛泻、防止通下太过损伤津液。

7. 通下升提结合

肠道恶性肿瘤属于祖国医学的"脏毒""肠覃""锁肛痔""肠风""下痢""肠积"等范围，多由于忧思郁怒，饮食不节，久痢久泻，脾失健运，气机不畅，毒邪侵入，湿热蕴结，下注大肠，滞留积聚凝结成积。如《灵枢·刺节真邪》："有所结，气归之，卫气留之，不得反，津液久留，合而为肠瘤，久者数岁乃成……"，又如《灵枢·水胀》："肠覃者，寒气客于肠外，与卫气相搏，气不得荣，因有所系、癖而内着，恶气乃起，息肉乃生……"指出此病与机体气机失调、外邪入侵营卫有关。肠癌的病因病机不外乎内外两方面因素。忧思抑郁，脾胃失和而致湿热邪毒蕴结，乘虚下注，浸淫肠道，气滞血瘀，湿毒瘀滞凝结而成肿瘤是其内因；寒气客于肠外或久坐湿地，或寒温失节，饮食不节，恣食肥腻，醇酒厚味，或误食不洁之品，损伤脾胃，致运化失司、湿热内生、热毒蕴结，流注大肠蕴毒结于脏腑，火热注于肛门结而为积是其外因。如窦汉卿《疮疡经验全书》中提到："多由饮食不节。醉饱无时，恣食肥腻……任情醉饱，耽色，不避严寒酷暑，或久坐湿地，久不大便，遂致阴阳不和，关格壅塞，风热下冲乃生五痔。"符老宗古意，将肠癌临床辨证为热毒壅滞、脾虚湿聚两型。前者见大便次数增多，便时常带有脓血和黏液，腹部胀痛，胃纳不佳，苔黄腻，脉细弱或细数。治以清热解毒、活血消肿，方用黄连解毒汤、四妙丸、当归龙荟丸、槐花散、

少腹逐瘀汤等加减。后者见胸闷不舒,胃纳不佳,腹部胀满作痛,大便黏液时伴脓血,臭秽异常,苔黄腻或白腻,脉细涩或细濡。治以健运化湿,消肿解毒。用胃苓汤、藿朴夏苓汤、桂枝桃仁汤、木香通气散、消痈汤等。

大肠为六腑之一,司传导之职,肠道恶性肿瘤生于腑中,有碍腑道的通畅,阻滞气血水湿的运行,而出现腹泻便下脓血或便秘、腹痛等症状。根据"六腑以通为用""泻而不藏"之意,符老指出消除肠道肿块,通下腑中污浊、脏毒、瘀血等病理产物较为重要。用各种通下法,以达到通腑祛邪的目的。邪去腑通,肠道的功能才能有恢复的可能。符老常用清下、润下、温下、下瘀4种通下法。清下即清热攻下,用于热毒结聚于肠中之证,常用大黄、芒硝;润下,即润燥通下,用于肠中津少,或血亏,或气阴两亏而便秘者,常用生地、当归、火麻仁;温下,即温脾攻下,用于寒湿结于腑中,便下脓冻之证,常用炮姜、木香;下瘀,即攻逐下瘀,用于腹中疼痛固定不移,大便变细,常用乳香、没药、当归、赤芍、莪术。符老指出肠道除属于中医的腑——肠外,还有部分功能属中医的脏——脾。脾主升清气,主运化。恶性肠道肿瘤患者,都有不同程度的正气虚弱表现,主要是脾虚,脾虚中又以脾虚清气不升为多见,因此,在健脾益气中符老注重升提清气,常使用黄芪、升麻、柴胡等药物配伍应用。

腑气宜通、宜降,泻而不藏;脾气宜守、宜升,藏而不泻。因此,符老在治疗时尤为强调把升提法与通下法有机结合起来,注意调整阴阳,升降适宜。处理二者关系时做到:"升"时不妨碍"通","通"时不妨碍"升";邪盛、毒壅时以通下为主,而正气虚弱、脾虚气陷时以升提为主。"通""升"并用各取所用,如黄芪汤加柴胡、升麻治气虚下陷、肛门坠胀便秘者屡获良效。

8. 培元气,祛积邪

对晚期恶性肿瘤患者来说,要想方设法减轻患者的痛苦,尽可能延长其生命;对已切除病灶的患者,主要防止其复发或扩散;对经化疗、放疗的患者,旨在减轻其毒副作用。

符老认为,肿瘤虽然生于某局部组织器官,但由"瘤"导致的反应却是全身性的,表现为脏腑气血的损耗、组织的破坏、功能的失调。按照中医学的整体观念,局部的病变是由于全身脏腑气血功能失调的结果,人之所虚之处,即是留邪之地。因此,不能只着眼于局部肿瘤,忙于寻觅消瘤的"特效"方药。数十年来的实践经验证明,某些清热解毒药物对消除肿瘤虽有一定疗效,但采用通过调整人体脏腑气血阴阳的扶正法,对改善机体情况,缓解病情,消除化疗、放疗后的毒副反应等,其疗效不可低估,这也是中医学与西医学对治疗肿瘤的不同之处。某些抗肿瘤西药固然可以制约或杀灭肿瘤细胞,但"药毒"对人体正常细胞的严重破坏也难以避免。符老认为,中医药应该发挥自己的特色和优势,主张在扶助正气的基础上,佐以清热解毒、活血软坚、化痰散结等祛邪方法治疗肿瘤。

在扶正法中,符老重点调整气血阴阳及培补脾肾。健脾补气药用人参、党参、黄芪、白术、茯苓、山药、甘草等;补血药用当归、枸杞、熟地、首乌、大枣、桑葚子等;滋阴药用西洋参、沙参、天冬、麦冬、生地、石斛等;益肾药用龟板、女贞子、黄柏、山茱萸、巴戟天、菟丝子、仙茅、仙灵脾、补骨脂、附子、肉桂等。在立方遣药时,符老常兼顾脾肾、气血、阴阳,注重阴阳互根、精气互生的道理。另外,在扶正法中同时又须注意调整脏腑之间的关系,如肝胃不和者,拟疏肝和胃以相佐;脾胃升降失常者,投协调枢机之升降方药;脾肾转输失职者,调脾肾以利气化等。清热解毒常用黄芩、黄连、败酱草、猫爪草、半边莲、半枝莲、白花蛇舌草等;活血化瘀常用桃仁、红花、赤芍、三棱等;化痰软坚常用半夏、陈皮、鳖甲、牡蛎等。在具体应用时,对以下几种情况尚需区别对待。

晚期肿瘤患者,扶助胃气,挽留一线生机:晚期肿瘤,瘤毒弥漫,邪气盛而正气衰,脏腑戕害,全身情况很差。此时治疗最为棘手,如果贸然攻邪,必致偾事。符老的经验是诸气皆虚,先扶胃气。脾胃为生化之源,化源乏竭,病必不治;若胃气尚存,还可挽留一线生机。药用人参粉冲服,配以黄芪、党参、太子参、白术、茯苓、黄精、甘草、大枣、干姜,佐以枳壳、陈皮等流动之品,冀以苏胃。

对放疗、化疗毒副反应的处理:肿瘤患者经放疗、化疗后的反应,病机是"药毒"损伤人体脏腑气血所致。其中放疗反应一般可以分为局部反应和全身反应。局部反应中,头颈部反应有口干、咽部充血、咽喉痛等,治宜补气养阴、清热解毒,药用黄芪、党参、天冬、麦冬、玄参、知母、黄柏、黄芩、银花、连翘、蒲公英等;下腹反应有腹痛、腹泻、尿频等,治宜辛甘苦泄、调肝和脾,药用半夏、黄芩、黄连、干姜、甘草、党参、白术、枳壳;全身反应则有头昏、乏力、食欲不振、精神疲乏、白细胞减少等,治宜健脾补肾,药用党参、黄芪、白术、当归、女贞子、枸杞、仙灵脾、丹参、熟地、龟板等。化疗后的毒副反应主要为气血两虚、脾肾亏损的证候,治宜补气养血、培肾益脾,药用人参、白术、黄精、茯苓、鸡血藤、鹿角、黄芪、当归、丹参、炙甘草、补骨脂、山茱萸、仙灵脾等。

对癌症疼痛的治疗:癌症疼痛的原因主要有气滞、血瘀、寒凝、痰积、毒盛等,故欲止痛可用理气、行瘀、散寒、消痰、解毒等方法,药用川楝子、延胡索、赤芍、白芍、制香附、郁金、乳香、没药、附子、白花蛇舌草等。

四、符中柱教授对结、直肠癌根治术前后配合应用中药的临床运用体会及经验

1. 术前中药干预

直肠癌属于中医之"症积",乃内伤七情,脏腑正气亏耗,以致气血痰浊积聚而成。症积既成又进一步耗伤正气,如此恶性循环。直肠癌脏腑正虚为本,气血痰浊聚积为标,此为本虚标实之证,必须标本同治。符老在病人入院后,即给予中药内服,方中一面应用大剂量的黄芪、当归、太子参、女贞子补血益气滋肾以扶正固本,一面应用白花蛇舌草、薏苡仁、瓜蒌、桃仁、半枝莲解毒化瘀以祛邪。本方应能使患者气血转旺,抗病力增强,有利于进行手术治疗。手术前的肠道准备,符老根据中药的特点,给予患者中药内服,于术前3日每日口服1剂代替硫酸镁。方中番泻叶,味甘苦,性寒,有泻热、消积、通便的功能,现代药理研究证实其可刺激肠壁引起肠管反射收缩、肠液分泌增加,故能通便;大黄味苦,性寒,有泻下、解毒、散瘀消肿的功能,现代药理研究证实其对葡萄球菌、痢疾杆菌、铜绿假单胞菌、肺炎双球菌等均有较强的抑制作用,亦能刺激肠壁而致肠管收缩、肠液分泌增加,达到通便的目的;木香味辛,性温,有行气、止痛、导滞的功能,可佐助前二味药通便,对痢疾杆菌、伤寒杆菌均有抗菌作用。以上诸药为伍,不仅能使大便畅通,且能抑制肠道某些细菌的繁殖,可以达到清洁肠道的目的。

2. 术后中药的运用

为了防止术后肠麻痹,符老根据中医治疗腹胀的经验,于术后1天给予中药内服。方中均应用辛温之品,香附温中降气;砂仁行气暖胃,下滞气,宽胀满;莱菔子、山楂、神曲消滞除满;大腹皮下气行水,宽肠理气;皂角刺破血化痰,润肠通便;延胡索活血利气止痛;厚朴化湿导滞行气。诸药为伍,共奏温中散寒、活血化瘀止痛、行气降逆、化湿导滞之效。临床应用,确有促进肠蠕动,使肠中胀气下行,恢复正常排气功能的作用。

直肠癌根治术破坏性大,必然耗损气血,影响身体的抗病能力,甚至可能引起残留体内的癌细胞发生扩散,影响疗效。因此,符老对术后病人都用中药内服,继

续扶正祛邪,增强体力,促进恢复,抑制可能残留的癌细胞的生长,对伤口的愈合及饮食的改善等也有明显的效果。

符老认为,大肠癌是现今威胁人们健康和生命的重症,治疗的主要目的是最大限度地减轻病人的痛苦和尽可能延长病人的生命。这里有两个内容,一是尽可能早的诊断,早期诊断几乎可以使治疗简单有效,如良性肿瘤的治疗;二是正确的治疗,正确的治疗尤为重要,包括合理及时的手术治疗,放疗,化疗,生物治疗,术前、术后的中药治疗。这两点都是不容易做到的,但又必须做到的。

其中中药的干预是有意义的,不可轻视,符老的经验是中医中药的参与一定能够提高病人的生存时间,特别是晚期不能承受手术和标准放疗和化疗的病人(带瘤生存),更应该始终考虑中医的治疗。治则根据病因病机而定,针对性组方且应以"本虚标实"的病因特点为主要治则,根据正邪力量对比在病程中的改变来分期辨证施治,而不能一概而论,死板机械地用药。

可以手术治疗的患者和带瘤生存的患者,他们的治疗是不同的。可以手术者,中医中药在术前、术后均参与;带瘤生存者,是全程介入;可手术者按术前、术后分期辨证施治;带瘤者则按病情变化和转归适时辨证施治,扶正祛邪是总则。

第七节 肛门坠胀的治疗经验

肛门坠胀是肛肠科的常见病、多发病。它不是一种单独的疾病,而是因为某些因素或疾病引起的一种症状。主要表现:患者自觉肛门部下坠不适或有胀满感,时伴有排便习惯的改变,因肛门下坠容易引起便意,故排便次数可增多,排便不尽感强,有时欲便不解,有时里急后重,时有大便稀溏,重者便后坠胀不减,给患者带来很大的痛苦。肛门坠胀在中医学中没有明确的病名,与"后重"类同。在治疗中存在疗效欠佳的问题,且没有形成一个治疗方案。正因为如此,寻求一种行之有效的治疗方法,以尽快缓解坠胀症状,为患者减轻痛苦成为亟待解决的问题。

一、病因病机

1. 中医学的病因病机

古医籍中对其认识的文献较少。《河间六书》曾认为:风热之邪聚集不散,水湿之邪壅胜,下至肛肠,蕴结肠道,阻滞气机,使肛门坠胀。唐容川《血证论》中认为:肛门之病其病因复杂,有中气下陷,湿热下注所致的;有肺热下传于大肠的;有阴虚内热,肠燥津亏,不能润肠的;有肝经血热,迫血妄行,下行肛肠的。可见肛肠病的发生与脏腑经络的病变密切相关。通过对古代文献医籍的整理,可以看出,中医认为肛门直肠疾病的发生多是因为湿热风燥诸邪入侵人体,或湿热内蕴、肠燥热结、饮食不节等因素,临床上以湿热邪气发病多见。《外科正宗》中说:痔病患者素体湿热内胜,下注肛肠,致肛门局部经络受阻,气滞血瘀,发为痔病。张从正在《儒门事亲》中说:小肠有积热,则可见机体有痔病的表现。这都说明了肛门直肠疾病发生的主要病因病机多为湿热蕴结,下注大肠肛门,致大肠肛门气机不利,或气滞血瘀,则出现肛门坠胀不适等症状。手术作为治疗肛周常见疾病的重要方法之一,其操作过程直接损伤肛周经络,以致局部经络之气被隔绝、阻断,经络阻滞则气不行,气滞则血不行,气血俱滞则瘀阻。而肛门的位置气血难至,这也决定了术后肛门局部气血更加不足,推动乏力,气机不畅,造成局部气血阻滞,从而可引发肛门坠胀症状。

2. 西医学的病因、病理研究

现代医学认为肛门坠胀是一个由多种疾病引起的以肛门局部下坠胀满为表现的临床症状,其具体原因如下。

脱垂性肛门疾病:如内痔脱垂、直肠黏膜内脱垂、直肠前突等因其黏膜陷入肛管,可刺激齿线区(高度特化的感觉神经终末组织带,是排便运动的诱发区)产生肛门坠胀感进而引起排便不尽感。

炎性疾病:炎症是引起肛门坠胀的主要原因之一。如直肠炎、肛窦炎、直肠黏膜下脓肿、肛管直肠异物引起的炎症反应等,因其炎症刺激了盆底神经或齿线区的感觉神经区域,而引起肛门坠胀。其病程长短不一,主要表现为便意频繁,排便时坠胀加重,或放射至骶尾部导致酸痛坠胀,或粪便稀薄,或带有少量黏液及血丝。专科检查可见直肠黏膜充血水肿,或有溃疡、出血,或肛隐窝充血凹陷,有少量脓性分泌物溢出,或局部直肠黏膜隆起压痛且皮温高,或直肠直接扪及异物和手术创面等。

压迫性疾病:盆底疝内容物压迫直肠肛管,腰椎或骶前神经受压迫,子宫后位后倒,若盆腔积液积聚于直肠子宫陷凹处,宫颈癌晚期压迫直肠,肛管直肠恶性肿瘤,均可出现肛门坠胀。

手术刺激:肛肠病术后出现的肛门坠胀,其原因可能与手术、炎症刺激排便感受器有关。如内痔注射术后由于药液的致炎作用和痔体的肿大可引起肛门坠胀;混合痔外剥内扎术,在内痔结扎线尚未脱落时,可刺激肛管产生便意,出现肛管坠胀;高位肛瘘切开挂线术,在橡皮筋脱落初期,由于勒断部分肛门的括约肌,损伤了肛垫的感觉器官,常常出现肛门下坠。行痔疮负压吸引套扎治疗后由于胶圈套扎后刺激直肠周围感觉神经而出现严重的肛门坠胀不适。复杂性肛瘘术后,瘢痕较大,感觉神经修复过程中常伴纤维化表现,可引起肛门坠胀不适。PPH后出现肛门坠胀感,其主要原因是操作平面过低,也可能与吻合口炎症、直肠牵拉反射等有关。

自主神经功能紊乱:自主神经功能紊乱引起的肛门坠胀亦称为肛门坠胀症,属肛门神经官能症。本病患者常自诉肛门直肠坠胀。但兼杂其他症状较多,病人频繁就诊,主诉不一致或感坠胀,或感麻木,或觉灼烧,或有异物感,或剧痛难忍,每次叙述病情主次难分,前后矛盾。但无阳性体征,且多与情志变化有关。在排除器质性病变后,可初步诊断为本病。

二、肛门坠胀与相关症状、体征关系的判定

西医诊断标准:本标准参照《中国肛肠病学》有关论述,结合临床症状及专科检查所见自拟,具体如下。①临床表现:患者自觉肛门直肠局部胀满,下坠,或坠痛;可伴有大便不成形,便意频数,便后仍有坠胀不适,时伴黏液血便及排便费力,大便干结,坐卧不能等。②专科检查:肛周皮肤可泛红、潮湿,或可见肛周手术瘢痕;肛内指诊可触及肛隐窝处有压痛,或可感肛门括约肌痉挛,或感直肠黏膜柔软光滑,松弛下移有明显堆积感;肛镜检查或见直肠黏膜充血水肿,血管纹理模糊,或有散在糜烂渗血点、肛隐窝红肿凹陷充血明显、肛乳头可见明显肥大及增生,或见PPH、TST后直肠黏膜吻合口处红肿有钛钉反应,或见直肠黏膜松弛堆积前壁尤甚;或局部检查均未见明显异常。

在排除细菌性痢疾(以下简称菌痢)、肠结核、慢性血吸虫病、阿米巴痢疾等特

异性感染性结肠炎及局限性肠炎、结肠及直肠肿瘤等基础上,根据临床表现及专科检查可以判定。

中医诊断:肛门坠胀,或伴有灼热感,或面赤身热,小便短赤,腹胀便结,或大便表面附有脓性黏液,大便排出不畅;或伴有肛门部隐痛或刺痛、烦躁易怒;或伴有少气懒言,神疲乏力,便溏溲清,可见舌质紫,苔薄,脉涩,或舌淡苔薄白,脉细弱;舌红苔黄,脉弦数。具上可判定。

三、中医辨证分型及治疗

符中柱教授通过多年的临床研究,认为肛门坠胀不是一个病,而是多种疾病均可出现的一个临床症状,故而在诊治上应病症结合,主治原发病,运用内治与外治相结合的办法进行治疗,才能奏效。符老认为肛门坠胀的病因病机虽然较为复杂,但总结下来,不外乎情志受损致脾虚湿胜,日久化热,下注肛肠,蕴结肠道,阻滞气机,从而使气滞血瘀,经络不畅发为本病。故而辨证上符老将其主要分为3型进行治疗:气滞血瘀型、脾虚气陷型、湿热下注型。无论哪一种证型,主要治法都是内外兼治。

1. 气滞血瘀型

主症:肛门坠痛,反复发作,可伴有针刺感,休息后缓解,伴有易怒烦躁,胸胁胀满,排便不畅费力,大便多见秘结,指检直肠感肛门括约肌痉挛,或肛门直肠见手术疤痕,时有触痛,舌质紫,苔薄,脉涩。

治则:活血化瘀、行气止痛。

内服方药:茯苓、白术、薏苡仁、枳实、厚朴、元胡、柴胡、郁金、炒鳖甲、皂角刺、三七粉、夜交藤等。每日1剂,每日3次。

外用熏洗方药:苦参、蛇床子、地肤子、黄柏、五倍子、枳壳、陈皮、归尾、制乳香、制没药、桃仁、红花等。每日1剂,每日2次。

2. 脾虚气陷型

主症:肛门坠胀不适,以下坠感为主,不疼痛,直肠指检可感肛门松弛,直肠黏膜松弛下移,久立久行、努责或劳累后坠胀尤甚,平卧休息后缓解,伴少气懒言,肢软乏力,神乏纳呆,便溏溲清。舌淡苔薄白,脉细弱。

治则:补中益气,升提固摄。

内服方药:炙黄芪、太子参、当归、茯苓、白术、陈皮、柴胡、枳壳、厚朴、升麻、炙甘草等。每日 1 剂,每日 3 次。

手术治疗:对药物治疗 1 个月无效的直肠黏膜内脱垂、直肠前突患者或内痔脱垂患者,可采用直肠周围或直肠黏膜注射术及内痔结扎术。

3. 湿热下注型

主症:肛门坠胀、灼热,局部皮肤潮湿、发红,局部可见直肠黏膜表面糜烂、充血、水肿,血管纹理紊乱,或局部可见内痔、肛乳头肥大明显,或肛隐窝压痛及凹陷红肿,口干苦不欲饮,纳差泛恶,便溏,便频,有明显的排便不尽感,大便不成形或伴有黏液便,尿黄,舌红苔黄腻,脉滑数。

治则:健脾利湿,清热解毒。

内服方药:茯苓、白术、薏苡仁、山楂、神曲、五味子、陈皮、苦参、银花、败酱草、马齿苋等。每日 1 剂,每日 3 次。

保留灌肠方药:苦参、银花、仙鹤草、黄柏、龙胆草、黄芩、黄连、当归等,水煎100 mL,保留灌肠,每晚 1 次。

四、临床运用体会

1. 气滞血瘀型

主要见于手术刺激所引起的肛门坠胀,如痔、肛瘘、肛裂等常规手术,也可见于便秘及盆底痉挛综合征。其病因病机主要是手术操作过程直接损伤肛周经络,以致局部经络之气被阻断、隔绝,经络阻滞则气不行,气滞则血不行,气血俱滞则瘀阻。而肛门的位置气血难至,这也决定了术后肛门局部气血更加不足,推动乏力,气机不畅,造成局部气血阻滞,从而引发肛门坠胀症状。治疗上主要以活血化瘀、行气止痛为主,内服方以郁金、炒鳖甲、皂角刺、三七粉、夜交藤活血化瘀通络;枳实、厚朴、元胡、柴胡行气止痛,调畅气机;同时符老也不忘在治疗中扶正健脾,故以茯苓、白术、薏苡仁健脾利湿,调理脾胃。符老将整体与局部相结合,在内服中药整体调理的基础上,配以中医外治法中独具特色的中药熏洗治疗,通过熏蒸及坐浴的方法,将药液直达患处,促进药物的吸收及利用,能明显改善手术刺激引起的肛门坠胀,其外用药组方中归尾、制乳没、桃仁、红花活血化瘀,软坚散结;枳壳、陈皮行气止痛;同时,因肛门局部常处于潮湿、隐蔽之处,易滋生湿热,故以苦参、蛇床子、地肤子、黄柏、五倍子清热解毒利湿。其整个治疗方法充分体现了内外同治、扶正祛邪的理念,效果奇佳。

2. 脾虚气陷型

主要见于直肠黏膜内脱垂、直肠前突、内痔脱垂及腹泻的患者。其病因病机是久泻、久痢、久站或劳累太过致脾气耗损，脾虚气陷，升举无力，内脏失于举托，故见肛门坠胀。治疗上以补中益气、升提固摄为主。方中炙黄芪、太子参、当归、茯苓、白术、陈皮补中益气，健脾养血；柴胡、枳壳、厚朴、升麻升阳举陷，调畅气机；炙甘草调和诸药。因该病病程较久，治疗时间较长，针对内痔脱垂、直肠黏膜内脱垂及直肠前突患者，经药物治疗无明显缓解者，可行手术治疗祛除已经发生改变的病理组织或用注射法产生无菌性炎症将脱垂或松弛的直肠黏膜粘连固定在直肠壁上缓解脱垂情况。但脱垂性疾病是一个长期病理改变的结果，治疗上更应注重预防调理和功能锻炼。这种方法充分体现了符老中西医结合、下病上治的治疗方法。

3. 湿热下注型

多见于慢性直肠炎、溃疡性直肠炎、肛窦炎等肛门直肠局部炎症反应的患者。其病因病机为饮食不洁或外感湿热邪毒，致脾胃受损，湿浊内生，郁久化热，下注肛肠，蕴结肠道致气机不利，发为肛门坠胀。故治疗上以健脾利湿、清热解毒为法。方中茯苓、白术、薏苡仁、山楂、神曲、陈皮健脾利湿，消食行气；苦参、银花、败酱草、马齿苋清热解毒燥湿，因直肠炎反应患者可出现便次增多、排便不尽等情况，故以五味子收敛固摄缓解大便情况。同时，符老考虑到肛门直肠局部炎症较重，治疗上也应内、外治相结合，故予中药保留灌肠将药物直达病所，更好地控制局部炎症情况。灌肠方中苦参、银花、黄柏、龙胆草、黄芩、黄连清热解毒、凉血燥湿，现代药理研究也证实以上药物均有良好的抗炎作用；配以当归及仙鹤草养血止血、收敛补虚对溃疡性直肠炎有良好的疗效。治疗上内服方侧重于健脾利湿，外用方侧重于清热解毒，充分体现了符老辨证施治、因病制宜的治疗方法。

综上，符老虽然通过长期的临床研究在肛门坠胀的诊治上有了一定的认识及体会，但符老也看到肛门坠胀其致病因素多种多样，它的治疗是困难的、需要多学科共同发展协作的。现在对肛门坠胀研究仅仅迈出了第一步，以后还需更进一步的发掘和整理，力求制定出一套更加科学合理的诊治方法及标准。

五、肛门坠胀治疗的临床研究数据及相关资料

采用前瞻性随机试验设计方案，选取 100 例 20~70 岁之间的肛门直肠疾病引起肛门坠胀的患者，按符老中医辨证分型将患者分为气滞血瘀组、脾虚气陷组、湿

热下注组,予以中药内服、中药熏洗治疗、中药保留灌肠治疗。同时,针对药物治疗无效的患者,根据符老多年经验,采用直肠周围或直肠黏膜注射、肛乳头切除或内痔结扎等手术治疗,并观察疗效,收集数据对比分析,评价结果为肛门坠胀的治疗提供参考意见。

(1)治疗方法:根据其辨证分型采取相应的治疗方法。

(2)疗程:3组均连续用药2周为1个疗程,每周复诊随访1次,共2个疗程,疗程结束时行疗效评定。观察治疗期间要求停用其他有关药物及治疗方法。根据治疗前后记录症状情况以评定有效率。2~4个疗程治疗结束后停药,每2周随访1次,记录停药后的症状情况,共随访8周。最后根据停药前后的症状情况评定复发率及治疗有效率。

(3)疗效性观察:在患者首次就诊后24 h内,根据患者的主诉分别归入相应的临床类型组,每次疗程结束后,让患者根据自身主观症状的变化,自行评定治疗效果,将临床治疗结果(痊愈、显效、好转、无效)填入"肛门坠胀临床观察表"。共治疗2~4个疗程,评价第1个疗程后的治疗效果,治疗结束后评价总体疗效,以评定治疗效果。

(4)疗效评定。疗效标准(自拟)如下:

痊愈:肛门坠胀感(下坠或坠胀或坠痛)消失,对日常生活无影响,随访半年无复发。

显效:肛门坠胀感(下坠或坠胀或坠痛)明显减轻,对日常生活影响轻微,随访半年无复发。

有效:肛门坠胀感(下坠或坠胀或坠痛)改善,仍影响日常生活。

无效:肛门坠胀感(下坠或坠胀或坠痛)无改变或加重,对日常生活影响较大。

(5)统计分析方法:运用SPSS 17.0统计软件进行数据分析,对治疗前3组的性别、年龄分类等基线特征进行比较分析,对计量资料采用($\bar{x} \pm s$)表示,采用t检验,对计数资料采用χ^2检验。三组间治疗后的有效率用χ^2检验。$P < 0.05$为显著性差异。

(6)结果。一般情况(性别、年龄):入选患者最小20岁,最大70岁,平均年龄44.7岁。男性患者52人,女性患者48人,其分型入组情况见4-23。

表4-23 3组患者性别年龄分布情况

组 别	病例数(例)	男(人)	女(人)	平均年龄(岁)
气滞血瘀组	35	16	19	42.49 ± 13.35
脾虚气陷组	27	13	14	44.63 ± 12.64
湿热下注组	38	20	18	46.79 ± 12.93

3组数据中患者的年龄、性别分布情况经比较 χ^2 检验,P 均大于0.05,差别无统计学意义,可认为3组年龄、性别分布具有可比性。

气滞血瘀组治疗情况比较:气滞血瘀组治疗中,因肛门直肠手术刺激引起肛门坠胀患者26人,因便秘引起肛门坠胀患者7人,因盆底痉挛综合征引起肛门坠胀患者2人。其治疗1个疗程后及治疗2~4个疗程后的疗效比较见表4-24。

表4-24 气滞血瘀组疗效情况比较

疗 程	痊 愈	显 效	有 效	无 效
1个疗程	2	15	18	0
2~4个疗程	15	13	5	0

由表4-24可见,治疗1个疗程及治疗2~4个疗程后两组疗效比较,有统计学意义,差异有显著性($P<0.05$),治疗2~4个疗程后患者症状明显改善。

脾虚气陷组治疗情况比较:脾虚气陷组治疗中,因直肠黏膜内脱垂及直肠前突引起肛门坠胀者13人,因腹泻引起肛门坠胀者6人,因肛门松弛症引起肛门坠胀者3人,因内痔脱出引起肛门坠胀者5人,其中内痔脱出及2例直肠黏膜内脱垂患者行手术治疗。其治疗1个疗程后及治疗2~4个疗程后的疗效比较见表4-25。

表4-25 脾虚气陷组疗效情况比较

疗 程	痊 愈	显 效	有 效	无 效
1个疗程	0	5	20	2
2~4个疗程	8	12	6	1

由表4-25可见,治疗1个疗程及治疗2~4个疗程后两组疗效比较,有统计学意义,差异有显著性($P<0.05$),治疗2~4个疗程后患者症状明显改善。

湿热下注组治疗情况比较:湿热下注组治疗中,因慢性结直肠炎引起肛门坠胀者 21 人,因溃疡性直肠炎引起肛门坠胀者 11 人,因肛窦炎引起肛门坠胀者 6 人,其中 14 人仅予中药内服治疗。其治疗 1 个疗程后及治疗 2 ~ 4 个疗程后的疗效比较见表 4 - 26。

表 4 - 26 湿热下注组疗效情况比效

疗 程	痊 愈	显 效	有 效	无 效
1 个疗程	1	5	26	6
2 ~ 4 个疗程	8	15	11	3

由表 4 - 26 可见,治疗 1 个疗程后及治疗 2 ~ 4 个疗程后两组疗效比较,有统计学意义,差异有显著性($P < 0.05$),治疗 2 ~ 4 个疗程后患者症状明显改善。

3 组治疗 2 ~ 4 个疗程后总体疗效比较,见表 4 - 27。

表 4 - 27 3 组治疗 2 ~ 4 个疗程后总体疗效比较

组 别	痊 愈	显 效	有 效	无 效
气滞血瘀组	15	13	5	0
脾虚气陷组	8	12	6	1
湿热下注组	8	15	11	3

3 组治疗 2 ~ 4 个疗程后疗效比较,无统计学意义($P > 0.05$)。

第八节 直肠脱垂的治疗经验

现代医学认为腹内压增高时,直肠黏膜或直肠壁全层凸出于肛门外,称为直肠脱垂。其发病因素主要有解剖缺陷、盆底组织软弱、腹压增大。治疗上,部分脱垂可采用硬化剂注射疗法或针灸、中药治疗。成人患者的完全脱垂,一般采用手术治疗。但轻度直肠脱垂,经中医药治疗可取得理想的治疗效果。直肠脱垂在祖国医学上早有记载,谓之脱肛,认为是由于气血不足、气虚下陷不能固托,以致肛管直肠向外脱出。

符老认为脱肛一般起病缓慢,病程较长,很多医家认为"脱者中气虚也",根据虚者补之的治则,常用健脾温中、益气升提之法,但疗效并不满意。直肠脱垂虽属虚证,但病因很多,有气虚下陷、气血两虚、肺虚咳喘、肾虚不固和小儿气血不足之分,临床应审证求因施治,方能有效。

对于证属气虚下陷脱垂者,治宜补中益气、升阳举陷。方用补中益气汤加减。处方:蜜炙黄芪、太子参各 20 g,全当归、升麻各 15 g,炒白术 10 g,陈皮、炙甘草各 6 g,柴胡 3 g,五味子 10 g。

对于产妇产后气血亏损,引起直肠脱垂,并伴见头晕目眩、寐少梦多者,治宜调荣养血、益气固肠。方用补中益气汤合当归补血汤加减。处方:太子参 20 g,当归 15 g,炒白术 10 g,大枣 10 g,升麻 6 g,柴胡 6 g,黄芪 10 g,五味子 10 g,生地 10 g,熟地 10 g,白芍 10 g,甘草 3 g。水煎服,每日 1 剂。

对于证属肺虚咳喘、肠寒脱垂者,治宜温肺益气、定喘固脱。处方:太子参、黄芪各 20 g,全当归 8 g,白芍 9 g,炒白术 10 g,炙甘草 6 g,桑白皮、贝母各 8 g,陈皮 6 g,五味子 15 g。水煎服,每日 1 剂。

肾虚患者亦可产生直肠脱垂症状。肾虚脱肛患者常伴见腰膝酸软、消化不良、身寒肢冷、尿频阳痿、体倦无力等,应采用补肾纳气、温阳固脱法。方用补中益气汤加金匮肾气丸加减。方中地黄、山茱萸补益肾阴而摄精气;山药、茯苓健脾渗湿;泽泻泄肾中水邪;牡丹皮清肝胆相火;桂枝、附子温补命门真火。诸药合用,共奏温肾健脾、益气固脱之功。

若病人有肛门下坠、肿痛,小便淋漓,心胸烦热,胸闷不欲饮食,口苦口腻,舌质红,苔黄腻,脉滑数等温热症状,治当清热利湿,可用补中益气汤加清热利湿药。药用:升麻 10 g,柴胡 6 g,太子参 9 g,黄芪 10 g,苦参 15 g,白术 9 g,神曲 9 g,茯苓 12 g,甘草 3 g,银花 10 g,五味子 10 g。水煎服,每日 1 剂。

符老认为脱肛总归为气血不足所致,常见为中气下陷、肺气虚——肠塞脱垂、肾虚——肾不纳气 3 种,补气升血为总治则,可使辨证论治更有把握。内治法主要是扶正;对小儿脱肛,主张以注射法为主;轻度脱垂者以注射法为首选,可选用直肠周围注射加黏膜点状注射,也可选择套扎等手术治疗;重度脱垂符老推荐经腹直肠悬吊和直肠前壁折叠缝合法,治疗效果较好。

第九节　肛肠疾病术后换药的治疗经验

一、换药方法

1.正常创面换药

肛外创面:对创面无感染,创缘无水肿、无异常肉芽组织生长者,常规消毒后,根据创面大小取一块大小适宜的凡士林纱布,在纱布表面涂上一层消炎膏,嵌入创面基底,以清热解毒、消肿止痛。待创面肉芽生长新鲜时,在消炎膏上面撒一层生肌散,以收敛生肌。当创缘有上皮生长、创面缩小时,改消炎膏为生肌散以生肌收口,直至创面完全愈合。

肛内创面:对肛内缝扎或缝合的创面,用注肛器将消炎膏适量注入肛内即可。

肛内、外均有创面:用凡士林纱条加龙珠软膏(愈裂膏、胶灵膏等)填入肛内,并嵌入肛外创面基底部。

2.异常创面换药

创缘水肿者:用消炎膏外敷水肿处,以清热解毒、消肿止痛、活血化瘀,改善血液及淋巴循环,促使水肿消退。

肛周脓肿及肛瘘术后换药:首先用芪榆油纱条填入脓腔或创面基底,以祛腐排脓、托毒生肌,待脓液消失、创面有新鲜肉芽生长时改用生肌散换药。当创面平整、创缘有上皮生长时,改用蜂珍膏换药,直至创面愈合。肛周脓肿及肛瘘术后一般不用龙珠软膏换药,以防油膏致引流不畅,影响创面愈合。对病灶大、脓腔大、内口深的肛周脓肿或复杂性肛瘘,放置芪榆油纱条时,一定要把纱条填塞到创面底部或内口切开处,且要内松外紧,防止外部创面愈合时间较内侧快,保证让创面从内向外顺利生长,并根据创面愈合情况逐渐减少纱条数量。

创面愈合迟缓者:对创面肉芽生长过盛、肉芽水肿、腐肉残留、新肌难生者,可在其创面敷蜂珍膏,外敷高渗盐水纱条。对创面分泌物不多、疼痛不甚,但生肌缓慢、肉芽色淡,可在创面上用愈裂膏,外敷龙珠软膏;对肉芽生长新鲜、分泌物少、创面上皮覆盖缓慢或上皮组织缺损过多者,可在创面上敷蜂珍膏,然后涂一层龙珠软膏。

二、处方及功效

1. 愈裂膏

组成:乳香50 g,没药50 g,鸡血藤50 g,川芎50 g,白芍30 g,五倍子50 g。

功效:活血化瘀、通络解痉、止痛敛疮。

主治:血栓性外痔、术后开放性伤口、术后疼痛。

2. 芪榆油纱条

组方:生黄芪120 g,生地榆60 g,当归尾60 g,丹参60 g,紫草30 g,白及30 g,乳香30 g,没药30 g,血竭30 g。

功效:益气活血、祛腐生肌。

主治:术后开放性伤口、术后伤口水肿、术后疼痛。

3. 蜂珍膏

组成:蜂胶、灵芝、三七粉、珍珠粉等。

功效:消肿止痛、生肌敛口、清热解毒。

用途:用于治疗痔,促进术后生肌、止痛。

4. 龙珠软膏

组成:人工麝香、牛黄、珍珠、琥珀、硼砂、冰片、炉甘石等。

功效:清热解毒、消肿止痛、祛腐生肌。

用途:适用于疮疖及炎症引起的红、肿、热、痛。

药理作用:体内、外均有显著抑菌作用;消除炎性肿胀、抑制皮肤毛细血管通透性增高;能明显提高疼痛刺激的耐受性;促进瘀斑消散和皮肤溃疡愈合。

三、体　会

肛肠病术后用中药制剂换药,可使药物直接接触创面,显效迅速,为历代医家所重视。中药制剂,特别是油膏具有柔软滑润、无坚硬不舒的优点,避免创面与敷料直接接触,能减轻创口疼痛、便意、肛门坠胀等不适感。病人痛苦小、创面愈合快,深受病人欢迎。《医学源流论》中说:"外科之法,最重外治。"但是换药时应注意:必须消毒清洁创面,因为肛肠病术后创面往往附存粪便、分泌物、脓痂等,在换药时必须清除干净,防止这些污物阻止药物吸收,影响疗效;清洁创面时动作应轻柔,用力擦拭创面会损伤新生的肉芽组织,而且会增加患者的痛苦,不适当的擦拭反复刺激创面,容易使肉芽组织水肿,影响创面愈合;换药必须引流通畅,由基底部开始上药,防止桥形愈合;肛肠病术后创面在一定程度上可反映出机体的整体情况,可根据创面肉芽的颜色、分泌物的性质以及术后的不同阶段,选择适当的药物,给予及时正确地处理。

符老认为,肛肠常见的痔、肛瘘、肛裂等,有大部分重症均需手术,换药是外治法的一种。首先强调是"爱伤"观念,医者仁者,每个步骤每个动作一定要轻柔,以病人不痛或轻痛为度;而后是换药的目的,根据伤口的具体情况,或引流,或生肌,或敛口,或止痛,或解毒,或消肿而分别选用不同的药条,才可奏效。符老认为,伤口换药、清创和促进伤口愈合是重要环节,外用药膏不主张用凡士林类为基质的制剂,而主张用组织亲和力好的水溶性药膏,如流浸膏类。

第十节　宁痔洗液治疗肛门疾病术后并发肛门坠胀的治疗经验

宁痔洗液是名老中医符中柱教授根据多年的临床经验结合中医理论知识独创而成。方中苦参、黄柏清热燥湿为主;辅以五倍子、蒲公英清热解毒;车前草、秦艽、虎杖、猪苓淡渗利湿、活血化瘀;佐以赤芍、川芎、桃仁、红花、陈皮行气活血、化瘀通络;乳香、没药活血止痛、消肿生肌;冰片凉血止痛。诸药合用,共奏清热利湿、活血化瘀、行气通络之功。

痔、肛瘘、肛裂术后肛门坠胀的发生,其主要原因有局部炎症刺激、肛门括约肌紧张、手术创伤后形成的瘢痕反应等,故而治疗中的中药应选择有抗炎抑菌、抗平滑肌痉挛及改善微循环的药物为主。本方中黄柏、蒲公英、苦参、车前草、虎杖清热解毒、利湿消肿,经现代药理学研究均有抗炎抑菌等作用,能明显减轻肛门局部炎症刺激。同时,蒲公英、猪苓、当归、红花能提高免疫力,增加免疫活性,从而达到"祛邪不伤正"的目的。另一方面,现代药理学研究认为虎杖、秦艽、赤芍、川芎有松弛肠管平滑肌、抗平滑肌痉挛的作用,能明显缓解肛门括约肌痉挛情况,从而改善血管平滑肌的痉挛,达到改善周围血液循环的目的。当归、桃仁、红花、川芎、赤芍有活血祛瘀之功,现代药理学研究认为桃仁、川芎、赤芍有抗血小板聚集及改善缺血的作用;桃仁能明显降低血管阻力,改善血流动力学,促进血液循环。值得一提的是,现代药理学研究认为冰片除有抗菌、抗炎、止痛作用外,还能促进药物的透皮吸收作用,这就为中药熏洗过程中药物的吸收及利用提供了一个良好的环境。以上诸药合用可明显改善局部血液循环,抗菌消炎,使肛门疾病术后肛门坠胀的情况明显减轻。

中药熏洗治疗是中医肛肠外科的重要外治法之一。现代医学研究证实,通过熏洗坐浴,一方面药液中的有效成分可直接透过皮肤或创面肉芽组织被吸收发挥药理作用,有效缓解肛门括约肌的痉挛,降低肛管压力;另一方面药物可借助热力作用,刺激肛门局部皮肤,促使皮下血管扩张,促进血液和淋巴管循环,改善新陈代谢,加速炎性物质吸收,抑制 5 - 羟色胺缓激肽等炎症介质的释放,降低炎性区毛细血管通透性,改善微循环,促使局部炎症及早控制,从而达到中医清热解毒、活血化瘀、消肿止痛、燥湿止痒之功。但中药熏洗应严格掌握温度,不可过热,避免烫伤皮肤及黏膜,也不可过凉,以免产生不良刺激,以水温 40℃ 为宜,坐浴时间 15 ~ 20 min,时间不宜过长。

经研究显示:宁痔洗液在肛门疾病术后能明显减轻肛门坠胀症状,无不良反应。它是在充分发挥中医药治疗优势的基础上创新的、疗效显著且安全可靠的治疗方法,值得临床推广。

第十一节 肛周脓肿的治疗经验

肛周脓肿属于祖国医学"痈疽"的范畴,《灵枢·痈疽》曰:"大热不止,热胜则肉腐,肉腐则为脓……骨髓不为燋枯,五脏不为伤,故命曰痈。"本病因其发生在肛周不同部位,历代的命名也颇复杂,如生于肛门内外的称为脏毒,生于会阴穴的称为悬痈,生于尾骨上的称为坐马痈,其他还有穿裆痈、上马痈、下马痈、臀痈等名称。明清以来多称为肛门痈。中医认为肛门为足太阳膀胱经所主,湿热易聚膀胱经,因湿邪重浊,易侵下部,肛门位于下部,故此处生痈,多由湿热下注,经络阻隔,瘀血凝滞,热盛肉腐成脓而发。但其中有虚实之别,实证多因过食醇酒厚味,湿浊不化而生,血液厚浊,津液亏虚;虚证多因肺、脾、肾亏损,湿热乘虚下注而成。从现代医学看,由于肛管直肠周围软组织内或其周围间隙内发生急性化脓性感染,并形成脓肿,称为肛管直肠周围脓肿。其产生过程大致为感染物质首先进入肛窦,产生肛窦炎性反应,即肛窦炎。肛窦炎继续扩散,使肛腺管水肿阻塞,引起肛腺体炎,若再向外扩散,形成肛管直肠周围炎,这一阶段为脓肿的前期,如继续发展,感染化脓,脓液可沿肛门直肠周围间隙或筋膜下蔓延,形成肛周脓肿。主要症状为肛门直肠周围疼痛、肿胀、有结块,伴有不同程度的发热、倦怠等全身中毒症状。

符老认为,本病以症状急、变化快、后果严重为特点,延误治疗往往可使病情加重,病变复杂,甚或不治,所以及时有效的治疗尤为重要,且强调治疗从整体着手,注重维护正气,辨清寒热虚实。同时,符老认为,肛周脓肿一病,先辨虚实,后辨病位,是治疗的两大要素。辨传变是施治的首要,辨部位是手术入路及方法选择的前提,故要先做好这两件事。常用方药内服与外用结合,疗效较佳,介绍如下。

一、辨证论治

1. 实 证

症状:肛门局部红、肿、热、痛,大便秘结,小便色深或不利,或伴有全身不适,食欲不振,恶寒发热,舌红,苔黄或黄腻,脉数有力。

治则:益气活血,散结透脓。

内服:初期处方为黄芪 12g、天花粉 12g、穿山甲 9g、当归 12g、白芍 9g、银花 20g、皂角刺 9g、乳香 9g、没药 9g、陈皮 9g、大黄 6g、白芷 12g、生甘草 6g;成脓期加入桔梗 12g,开宣肺气排脓;溃后期加白及 12g、三七粉 9g,活血生肌。

外用方:天花粉 12g、黄柏 20g、大黄 9g、姜黄 9g、厚朴 12g、陈皮 12g、白芷 12g,将上述药物研粉以水调成糊状,外敷肿块。

2. 虚 证

症状:肛门部肿块不红不热,坚硬不痛、隐痛或肛内坠痛,小便淋漓,大便虚秘,寒热往来,遇夜尤甚,舌淡、苔白滑或薄黄少津,脉虚细数无力。

治则:益气活血,温阳散结。

内服方:初期方为党参 12g、太子参 12g、沙参 12g、黄芪 30g、白芍 12g、肉桂 9g、川芎 9g、当归 9g、白术 12g、茯苓 12g、薏苡仁 20g、甘草 6g。成脓期加皂角刺 12g,以助透脓;溃后期加五味子 20g,敛肺滋肾、收涩生肌。

外用方:制草乌 9g、独活 12g、赤芍 12g、白芷 12g、肉桂 9g、石菖蒲 12g、当归 9g、玄参 9g,将上述药物研粉以香油调之,外敷肿块。

成脓期予切开引流术,溃后用纱条引流,脓尽后改用生肌药物促进伤口愈合。

二、典型病例

患者,男性,42 岁,因肛门肿物肿痛反复发作 2 个月来院就诊。自诉 2 个月前突发肛门左侧有一鸽子蛋大小包块,肿胀疼痛,经抗生素静脉滴注(以下简称静滴)治疗,疼痛稍减,肿块未消,每因劳累则肿痛又起,无恶寒发热,无里急后重及黏液脓血便,无便血,大便日行 1 次,小便黄清,舌淡,苔白微腻,脉沉细。专科检查:取膝胸位,10~12 点方向肛缘旁见一肿块约 5cm×5cm,皮色不变,质硬无应指感,触痛(+)。证属阳虚湿蕴,经络阻塞,气血凝滞。治拟益气活血,温阳托毒,消肿散结。内服方药:党参 12g、太子参 12g、沙参 12g、鳖甲 9g、黄芪 30g、皂角刺 9g、白芍

12g、肉桂9g、川芎9g、当归9g、白术12g、茯苓12g、薏苡仁20g。服14剂,水煎服。

外敷药:制草乌9g、独活12g、赤芍12g、白芷12g、石菖蒲12g、当归9g、玄参9g,将上述药物研粉以香油调之,外敷肿块。

服药2周后肛旁肿块逐渐缩小,肿痛已止,2天前自行破溃出脓,大便日行1次,质不干,舌淡红,苔薄白,脉弦细。专科检查:取膝胸位,11点方向肛缘旁见一肿块约2cm×2cm,中有一溃口,按之有少许脓液流出,触痛轻。治同前法加强益气养阴之力。方药:上方去肉桂,加五味子20g、菟丝子20g。又治疗2周后,肛周肿块已消,脓出已尽。

分析:此患者在脓肿初期使用抗生素进行治疗,致使脓液无法排出,局部包裹,逐渐形成一个质硬肿块,消之不散,亦不作脓,这是实证转为阴证的表现,因此病程较长,迁延不愈。根据中医辨证论治,此病证属阳虚湿蕴、经络阻塞、气血凝滞,故治宜益气活血、温阳托毒、消肿散结。内服方中用党参、太子参、黄芪补气;沙参、鳖甲滋阴;肉桂温阳;当归、川芎、白芍活血散结;皂角刺透脓;白术、茯苓、薏苡仁健脾利湿。外用方中草乌、独活温经通阳止痛;赤芍、当归活血散结定痛;白芷、石菖蒲化湿止痛;玄参滋阴,以制诸药之燥。

根据符老的临床经验,肛周脓肿辨清寒热虚实后,一旦脓肿成熟,则需切开引流,遵循"有脓必切"的原则,否则若因害怕刀刃之苦,而不行手术治疗,则会导致脓肿进一步蔓延扩大,加重病情,产生严重后果,到时悔之晚矣。

第十二节　肛周化脓性汗腺炎的治疗经验

肛周化脓性汗腺炎是指发生于肛周皮肤的大汗腺感染后,在皮下和皮内组织反复发作、广泛蔓延,形成范围较广的慢性炎症、小脓肿、复杂性窦道和瘘管的疾病,中医属"蜂窝瘘"的范畴。肛周化脓性汗腺炎的具体病因与发病机制不明,可能与遗传、性激素、细菌感染及自身体质有关,身体肥胖、皮肤油脂过多的人较易发生。20 世纪 90 年代的研究已经明确,化脓性汗腺炎是一种毛囊疾病,世界卫生组织国际疾病分类法第 10 届会议将其归类在"其他毛囊疾病"中。国外报道此病有家族遗传性,在不同种族和地区存在差异,可能为一种基因遗传疾病。

本病的病理改变:肛周皮肤角化性阻塞致脓疱、窦道、瘢痕形成。随着感染蔓延,生成很多继发性小脓肿,可扩展到阴囊、阴唇、骶尾部、臀部、腰部和大腿。

中医认为其病因是五脏功能失调所致。多因外感六淫邪毒、情志内伤,或肾水亏损、阴虚火炽,致使脏腑蕴毒,经络阻塞,气血凝滞化火成毒而成痈肿。正气虚弱,湿热蕴结不散,心脾两虚,健运失司,痰湿内生,瘀而化热,热盛肉腐而化脓,由于会阴、肛周属下焦,加之湿热之邪下迫,瘀滞更甚,蕴结成疮。

手术治疗是目前最佳的治疗途径。具体手术方法如下:患者行腰麻,麻醉生效后,取截石位,消毒铺巾,检查病变部位范围及程度。将病变(范围)部(至与健康部交接处健侧)作一放射状切口,切口两端至病灶与健康组织交接部健侧,切除皮肤及病变组织,皮下充分扩创引流,作数段皮桥,每段皮桥为 3～5 cm,充分暴露腔道,打开间隔,翻转皮桥清除皮下感染汗腺硬结,清除腔道基底瘢痕组织,使基底平整,各切口梳形修剪。反复以 10% 过氧化氢溶液、生理盐水冲洗,然后以凡纱条将各段皮桥贯穿填压,单层凡士林油纱布敷盖保湿,干纱块覆盖,胶布固定,术毕。术后予抗炎、换药、中药内服及中药熏洗治疗。

治疗体会如下:

(1)手术要点:完全探查、清除所有的瘘管炎性组织,并剪除坏死的皮肤组织,对面积过大的,保留中间正常的皮瓣极为重要。

(2)肛周化脓性汗腺炎易误诊为肛瘘,其鉴别的要点在于:肛周化脓性汗腺炎的表现为肛周很多小型硬结,有的连成斑块,皮肤表面多发小窦口,病变区皮肤色素沉着明显纤维化,但手推动感觉病灶较浅,位于皮肤和皮下组织,触摸皮下瘘管一般不走向肛管内。术中切开窦道探查无大的脓腔,且瘘管与肛管无相连,无内口。而绝大部分肛瘘有明确感染的内口。早期及准确的诊断、选择合理的手术方式,均有重要的临床意义。

(3)术后处理也是手术成功的关键,手术后放置的贯穿皮桥的盐水纱条,填塞的松紧度以皮桥不会绷紧为宜,太紧易造成皮桥缺血坏死,太松则易过早粘连,影响术后引流与炎症消退。术后换药要以 10% 过氧化氢溶液及生理盐水交替冲洗,尽量将腔道的分泌物排出,然后以凡士林纱布作皮桥间腔道贯穿引流,时间 8 ~ 12 日为宜,务必使腔道内的坏死组织及炎症消退,以后每天换药仅需按压皮桥,使腔道粘连愈合。

(4)中医药治疗的优势:在手术的同时,不要忽视中医药治疗的优势。符老认为治疗此病,主张按痈治疗,多灶十字切开,以清热除湿、活血化瘀、行气通络、祛腐生肌、软坚散结的方药治疗。该病多由饮食不节、情志失调,导致脏腑功能失调,湿热蕴结成毒,日久入络。故治疗重在清热、利湿、解毒,佐以活血化瘀、消痈排脓,效果明显,可使病灶范围明显缩小,减轻患者病痛。本病总属本虚标实之证,以龙胆泻肝汤合托里消毒散加减治疗。处方:白芍 30 g,白芷 15 g,柴胡 15 g,炒白术 15 g,车前子 20 g,当归 15 g,茯苓 15 g,黄芩 10 g,泽泻 15 g,龙胆草 15 g,生地 15 g,栀子 10 g,通草 10 g,金银花 30 g,皂角刺 30 g。水煎服,每日 1 剂。局部红肿疼痛明显加白花蛇舌草 30 g,紫花地丁 30 g,蒲公英 30 g,连翘 20 g,玄参 20 g。诸药合用以达清热解毒,托毒外出,软坚散结,凉血活血化瘀之效。同时配合中药苦参汤熏洗治疗,以清热解毒、活血化瘀、收敛生肌,能更好地控制局部炎症反应及促进创面愈合。

第十三节　肛周坏死性筋膜炎的治疗经验

坏死性筋膜炎是一种广泛而迅速的皮下脂肪组织和筋膜坏死,继发覆盖皮肤坏死为特征的软组织感染,如不及时诊断和治疗,常并发全身中毒症状,发生败血症,威胁生命。本病感染只损害皮下组织和筋膜,不累及感染部位的肌肉组织。多见于腹部、会阴、四肢等部位,这其中又以肛周坏死性筋膜炎最多见,是一种由多种细菌协同作用,导致严重、快速进展的以肛周和会阴三角区筋膜坏死为特征的爆发性感染性疾病,感染部位的皮肤和软组织迅速坏死、蔓延,最终导致全身脓毒血症和多器官衰竭。虽经积极的治疗,但肛周坏死性筋膜炎的死亡率仍较高。

一、典型病例

患者,陈某,男,25 岁,因肛周肿痛 4 天于 2015 年 5 月 22 日入院。患者自述 4 天前无明显诱因出现肛周肿痛,以右侧为甚;行、走、坐、卧困难;寒战、高热,自测体温 38.8 ℃。在当地卫生院行输液抗炎治疗无效而入院。入院时患者肛外肿痛,寒战、高热,体温 39.0 ℃。专科检查:截石位,肛外环形红肿,以肛门为中心,红肿范围约 6 cm × 6 cm。3 点方向凸起明显,触及有波动感。穿刺抽出黄稠脓液。血常规:白细胞计数 24.8×10^9/L,中性粒细胞占 77.7%,绝对值计数 19.27×10^9/L。外院 B 超:肛周见液性暗区。初诊为肛周脓肿,在腰麻下行脓肿切开引流术,术中在 3 点方向肛缘外作一放射状切口,见约 300 mL 黄色黏稠脓液涌出,恶臭。扩创见脓腔内大量紫黑色坏死筋膜组织。食指伸入脓腔分开坏死纤维脂肪隔,见脓腔向肛周两侧皮下走行并绕肛门缘相互贯通呈"O"形,未损伤肛管直肠肌肉组织。于是在 6、9、11 点方向分别做放射状切口,深达脓腔,各切口之间保留一定宽度皮桥,并留置凡士林纱布作对口引流。剪除部分紫黑色坏死筋膜,取出少许脓液做细菌培养加药物敏感试验(以下简称药敏试验),结果为大肠埃希菌。10% 过氧化氢溶液、生理盐水冲洗脓腔,包扎后返回病房。每日使用头孢类、奥硝唑二联用药,并纠正水、电解质紊乱。每日换药 2 ~ 3 次,暴露创面,换药时用组织剪尽量清除残余紫黑色坏死筋膜,10% 过氧化氢溶液、甲硝溶液唑冲洗脓腔,并辅以中药内服。经上述治疗 3 天,体温降至正常。术后第 5 天复查血常规等各项指标恢复正常。7 天后停用抗生素,继续换药 25 天,伤口痊愈,肛周外形良好,无肛管缺损变形,排便功能正常。

二、治疗体会

(1)积极行切口引流、彻底清创、切除坏死筋膜,为迅速控制感染坏死的扩散,常需多次清创引流。

(2)术后立即选用 2 ~ 3 种广谱抗生素联合抗感染,根据细菌培养与药敏结果及时调整抗生素;视感染控制情况合理决定抗生素治疗时间至感染完全控制为止。

(3)局部创面每天使用甲硝唑溶液、10% 过氧化氢溶液、生理盐水冲洗换药,深部脓腔放置凡士林纱布以通畅引流;及时清除坏死筋膜和坏死组织、脓苔,待创面新鲜后,可酌情应用康复新液、黄柏液等促进愈合。

(4)维持酸碱及水、电解质平衡,静脉营养,必要时输新鲜血及血浆、输白蛋白、抗坏死(静滴维生素C)等支持治疗;糖尿病患者调整血糖于正常范围;积极治疗原发病是保证患者顺利康复的基本条件。

(5)中医药治疗有其独特优势。中药苦参汤坐浴治疗中所用到的苦参、银花、蒲公英、芒硝、乳香、没药、白芷、五倍子、赤芍、黄柏等具有活血化瘀、消肿止痛、清热解毒、收缩血管、缩短凝血时间、收湿敛疮、抑菌和杀菌的作用,对于患者伤口的愈合有积极作用。还可以有效改善西药治疗过程中患者愈合缓慢的现象,提高治疗的效率。

肛周坏死性筋膜炎,其发病急、病势快、死亡率高,且此类病人有1/3患有严重的糖尿病。符老要求:①及时正确诊断,以此病有急性筋膜坏死并严重的化脓性感染,脓液稀臭(恶臭),伴不同程度的全身中毒症状的特征为主要诊断依据;②积极切开引流,充分清除坏死筋膜,发现红肿或单纯肿胀均可切开,不能等其成脓;③尽快脓液培养,选择有效抗生素,足量使用;④大剂量使用抗坏死维生素,维生素C首选;⑤中药清热解毒、透脓脱毒、行气活血逐瘀是治则;⑥全身支持治疗。

第十四节　肛窦炎的治疗经验

肛窦炎是肛窦、肛门瓣发生的急性或慢性炎症性疾病。因其症状较轻,病灶较隐蔽常被医生所忽视,本病往往发生黏膜下脓肿或继发肛痈,最终给患者带来极大的痛苦。符中柱教授从事肛肠病临床、教学及科研工作40多年,学验俱丰,造诣深厚。符老遵《外科正宗》"内外同治"的思想,将内治法与外治法充分结合在肛窦炎的诊断治疗上取得了较好的疗效,现将符老对于本病的诊治经验总结介绍如下。

一、病 因

1.西医病因学说

感染与损伤:肛窦位于直肠末端齿线区,如漏斗状,因窦底在下,开口朝上,引流差,粪渣容易嵌塞引发感染。或因损伤导致感染,如便秘时长期努挣,引起肛门和直肠下端被动充血,或干硬粪便通过肛管时超过了肛管能伸张的极限,使肛窦和肛瓣受到损伤,引起肛窦炎和肛乳头炎。腹泻时稀便更容易进入肛窦存积,导致肛窦炎。当肛窦感染后,首先波及毗邻的肛乳头,使之发炎感染和增生。同时病菌也可由肛窦进入肛腺引起肛腺炎,继而发生肛周脓肿,最后导致肛瘘形成。因此,有很多学者指出:肛隐窝炎是继发肛周感染性疾病的祸根。

性激素的影响:肛腺的发育主要受人体性激素的调节,性激素的高低直接影响着肛腺的增生与萎缩。因此,性激素的水平与肛窦炎的发生有密切关系。而性激素中以雄激素的影响最大。男性及青壮年雄激素水平较高,故而肛腺感染增多,肛周脓肿常发于青壮年。老年性激素水平明显下降,肛腺随之萎缩,因此老年很少发生肛窦炎及肛周感染。

胚胎发育的影响:胚胎学认为,在胚胎发育的第7周,泄殖腔膜和肛膜破裂,与后肠融合,若由于某种原因造成肛膜与后肠间发生异常融合,不能形成正常齿线和隐窝,而形成不规则齿线和过深隐窝,出生后容易受到细菌感染和损伤,易发生肛窦炎、肛周脓肿和肛瘘。临床观察证实肛周脓肿和肛瘘患者的肛隐窝异常加深。

2.中医病因学说

本病中医称为"脏毒",《外科证治全书》云:"脏毒者,醇酒浓味,勤劳辛苦,蕴毒流注肛门。"中医认为,发生本病的因素多因饮食不节,过食膏粱厚味和辛辣醇酒、肥甘煎炒之品等刺激性食物致使湿热内生、浊气下降肛肠;或因肠燥热结,便秘蕴热肛门,大便干燥,用力努挣,肛管损伤染毒,致使气滞血瘀,经络阻塞;或因湿毒蕴结,湿热下注肛门所致。

二、诊断要点

肛窦炎多数无明显症状,只是排便后有不适感、微痛、烧灼感或坠胀感。主要症状是肛门部不适和疼痛,其疼痛为间歇性,呈短时间阵发性刺痛,痛可牵涉会阴部、骶尾部和股后侧,一般不剧烈。但在排便时因粪便压迫疼痛加重,便后数分钟即止。急性发作期则有排便疼痛,分泌物增多,手纸偶然带脓血,烧灼不适,肛门坠胀等,继发肛周脓肿时疼痛重,局部明显充血肿胀。

三、辅助检查

肛门镜检查:肛窦炎肛门镜检查可见肛隐窝加深、充血、水肿,急性发作可见隐窝分泌物多,或有脓血,触痛明显。

四、临床治疗体会

在临床工作中,符老根据多年的临床经验对比认识到,肛窦炎采用内外兼治疗效明显优于单一内治或单一外治。内治方面,其病机关键在于湿热下注肛门,治以清热利湿为主。符老在治疗过程中多采用参苓白术散加清热解毒中药煎液口服。方药如下:茯苓 20 g,薏苡仁 15 g,黄柏 10 g,苦参 10 g,白术 10 g,泽泻 10 g,银花 10 g,马齿苋 10 g,厚朴 10 g,焦山楂 10 g,陈皮 10 g,神曲 10 g,甘草 6 g。共 7 剂,水煎分服,每日 1 剂。符老选用参苓白术散加味以奏健脾利湿之功;加以苦参、银花、马齿苋清热解毒;厚朴宽肠理气、燥湿除满;佐以神曲、焦山楂、陈皮之味,消食导滞;泽泻、黄柏引湿下行,全方用药精妙,以治其本。临床实践证明,本方安全有效。在外治方面,由于肛窦炎发病部位深隐,通常使用的坐浴及全身抗感染治疗往往药物难以直达发病部位,故疗效欠佳。符老常用中药药液保留灌肠治疗本病,具有药物吸收快、疗效确切、使用方便、直接作用于病灶、改善肛门局部的血液循环、有利于炎症的吸收、可在家中治疗等优点。常用方药以三黄汤加减为主,清热解毒利湿,伴有脓血者加用当归、赤芍、三七粉等养血止血化瘀,疼痛较重者加用陈皮、元胡等行气止痛。灌肠药物煎汤需多次过滤去渣,以免药渣加重嵌塞,每次 30~50 mL,量不宜过多,中药浓度不宜过高,过高易加重炎性症状。保留灌肠在清晨排便后和晚上临睡前各 1 次。

符老认为,正确认识肛窦炎的病理机制,坚持内外兼治的治疗方向,消除本病的诱发因素,是治愈本病的关键。符老还认为,疾病的预防比治疗更加重要,故强调平时要多宣传教育,普及健康知识,在肛窦炎发生之前进行合理的保健预防。

同时,符老认为肛窦炎为肛肠科一种容易被忽视的常见病,医生常犯治标不治本的错误,故临床需谨慎对待。

第十五节 大肠息肉的治疗经验

大肠息肉是结、直肠黏膜过度增生形成凸入肠道的赘生物,根据病理特点分为腺瘤性息肉、错构瘤性息肉、炎性及增生性息肉。大肠息肉的电子结肠镜检出率为10%～20%,其中腺瘤性息肉发病率约为70%,有明显的癌变倾向,目前以电子结肠镜下息肉切除为主要治疗方式,但术后易复发。

中医对结肠息肉的病因、病机尚无统一认识,归纳起来,大多认为"脾虚"是本病的病机重点,而湿热、寒湿、湿浊、痰浊及由此而引起的瘀浊、瘀血则是本病的中医学病因。患者先天禀赋不足,脾胃虚弱,肠腑升降失机,日久则生痰湿,阻滞气血运行,痰瘀互结而生成息肉;嗜食肥甘厚味,损伤脾胃,运化失司,聚湿生痰,痰阻气机,瘀血内生,痰瘀互结而成息肉。最早对结肠息肉的描述见于《灵枢·水胀》:"肠覃如何? 岐伯曰:寒气客于肠外,与卫气相搏,气不得荣,因有所系,癖而内着,恶气乃起,瘜肉乃生。"明确提出了病机。依据其临床表现,可归属于中医"肠癖""肠覃""泄泻""便血"等范畴。

符老根据中医辨证施治原则,采用中药治疗预防结肠息肉再发,取得了较好疗效。符老认为,本病的发生与患者脾胃虚弱、湿浊蕴结有关。肠腑通降失调,日久痰湿内生,阻滞气血,痰瘀互结而成息肉;或嗜食肥甘厚味,损伤脾胃,运化失职,聚湿生痰,痰阻气机,瘀血内生,痰瘀交结而成息肉。因此,本病病机关键是脾虚及其病理产物痰、湿、瘀,故本病的治疗重点应为健脾祛湿、消瘀散结。因腺瘤性大肠息肉有癌变的可能,故治疗上符老常配用一些软坚散结、清热解毒之品。符老常选用参苓白术散为基本方预防腺瘤性息肉复发,有一定疗效。参苓白术散出自《太平惠民和剂局方》,原方中太子参益气健脾,白术、茯苓健脾渗湿,共为君药;山药补脾益肺,五味子健脾涩肠,陈皮健脾化湿,薏苡仁健脾渗湿,共为臣药;佐以砂仁芳香醒脾、行气和胃、化湿止泻,皂角刺、炒鳖甲软坚散结,苦参、银花清热解毒。诸药合用,共奏健脾益气、化湿祛瘀、软坚散结、清热解毒之功。据现代药理学研究,参苓白术散经过化裁具有抗肿瘤的作用,同时太子参、茯苓等可以抑止癌细胞的生长,其作用机制与抑制癌细胞 MMP-1 表达有关。山药、白术有抗肿瘤及免疫调节、促进胃肠道功能的作用。皂角刺和鳖甲均有抗肿瘤的作用,苦参、银花有对胃肠道抗炎的作用。总之,通过多年临床观察研究证明,参苓白术散加减是预防结肠腺瘤息肉术后复发的有效方药,明显优于单纯电子结肠镜下息肉切除治疗,值得在临床上推广。

第十六节 腹腔镜手术治疗结、直肠癌的治疗经验

自 1991 年腹腔镜技术首次应用于结肠癌患者的手术治疗,历经 10 多年的发展,腹腔镜技术在结、直肠外科领域的应用范围不断得到拓展和深入。利用腹腔镜行直肠癌根治性的直肠全系膜切除术,视野更清晰,操作更方便,同时亦能保证血管的高位结扎与远端的充分游离和切除。在大肠癌外科中腹腔镜手术和剖腹手术比较,二者的手术切除范围、直肠癌远切端的长度、淋巴清扫范围和淋巴结清除数均无明显的差异;腹腔镜手术的安全性、可行性已经得到广泛的认可,其术后患者愈合期的缩短得到了大量临床资料的证实。目前已作为一项常规手术,被纳入中华医学会腹腔镜内镜外科学组制订的腹腔镜结、直肠手术常规得以标准化。但该手术目前存在的一些常见并发症仍困扰着腹腔镜外科医师,影响了此技术的应用和普及。现就该手术中常见的几种并发症的原因及其应对方式论述如下。

(1)腹腔镜结、直肠癌根治术的吻合口瘘是干扰术后恢复的主要并发症之一。涉及吻合口瘘发生的因素较多、较杂,如吻合口张力过大、吻合口钉合处感染、肠管血运障碍、营养不良等均可引起吻合口瘘的发生,如何预防吻合口瘘的发生,结合

手术治疗情况,应对方式主要有以下几点:①对病种的适当筛选,以早期、偏瘦、肿瘤位置较高为宜;②术前一定要行常规肠道准备,减少肠道粪便对吻合口的污染;③注意吻合口血运及张力,认真观察肠管及吻合口局部血运情况,使用生理盐水常规做注水试验检查是否有漏;④术中尽量选择合适的吻合器,避免吻合口过大或过小;⑤术后有效扩肛或肛管减压,有助于降低肠腔内的压力,保护吻合口;⑥加强术后营养支持及必要的抗感染治疗。符老认为,吻合口血供及张力是吻合口瘘的关键因素,特别是低位远端肠管是否具有吻合条件很重要,并要求 Dixons 手术尽可能经肛门放置乳胶肛管,并超过吻合口近端,以降低术后肠内压。

(2)输尿管损伤是结,直肠手术中发生的严重并发症,据报道腹腔镜手术中输尿管损伤发生率为 0.33% ~ 5.0%。发生原因:①手术初期在腹腔镜视野下对输尿管的解剖位置关系不熟悉,解剖层次不清,容易导致误伤输尿管;②手术器械操作不当,如使用电刀时对靠近盆底及侧腹膜的出血点反复过度烧灼,导致误伤输尿管,或使用超声刀时,未将其所夹闭组织完全提起,未看清所夹闭组织内有无条索状、管状等组织而盲目切断均可导致输尿管损伤;③手术过程中过于自信,忽视了对输尿管显露的重要性。应对方式:①应及时标记输尿管具体位置,以防误伤;②术中一旦发现输尿管损伤,应立即行输尿管修补术或断端吻合术,对减少术后尿漏及输尿管狭窄的发生有较好的作用。

(3)性功能障碍也是常见的术后并发症,对病人的术后生活质量有重大影响,目前已逐步引起大家重视。分析原因为术中损害了骨盆自主神经系统,包括腹下神经及骨盆内脏神经。腹下神经为交感神经,是腹主神经向下的延续部分,在骶岬水平分成两干,入盆腔沿盆侧壁下行,形成下腹下丛,该神经在性活动过程中负责射精功能。骨盆内脏神经为副交感神经,在性活动过程中负责勃起功能。对于腹下神经,因其粗大,位置固定,故术中应加以明确标记,重点保护,勿损伤其主干。至于骨盆内脏神经,因其细小,所以分离骶前间隙时,应紧贴直肠系膜后方潜行向下,尽可能保留骶前疏松结缔组织及骶前筋膜的完整。同时,直肠侧韧带的断离应循盆筋膜脏、壁二层之间的解剖间隙潜行向下,过度靠近盆侧壁的锐性或钝性分离都将导致盆腔自主神经丛的损伤。只有注意这些,才能预防、减少或减轻直肠癌根治术后性功能障碍的发生,提高病人的生活质量。

(4)骶前静脉丛损伤引起的大出血是低位直肠癌手术的一个严重并发症,也是中转开腹手术的主要原因之一。腹腔镜手术中骶前大出血是骶前静脉丛的大出血,多为非搏动性出血,钳夹、缝扎等方法不仅不能止血反而会使出血加重,因此目前多采用盐水肾上腺素纱布填塞压迫骶前间隙以控制骶前出血。应对方式:首先要熟悉直肠和盆腔骶前静脉丛的解剖和骶前间隙的层次;在手术过程中准确操作,游离直肠时在脏腹膜及骶前筋膜层之间的疏松组织中进行,对于较轻微的渗血可采用纱布压迫,不要企图钳夹、缝扎止血,否则常会导致更严重的出血。术中发现病情复杂,操作困难或出血,及时中转开腹也是避免并发症的明智选择。符老做直肠癌手术数十年,近千例,无一例发生骶前大出血,其经验是行直肠全系膜切除时,一定要在直肠深筋膜与骶前筋膜之间的正常间隙中进行,解剖时还要充分注意直肠骶曲、直肠会阴曲两个弯曲部,向后偏行解剖极易损伤骶前筋膜引起骶前大出血。

总之,腹腔镜结、直肠癌手术并发症的发生与手术者的经验技术和学习曲线有明显的相关性,具有熟练的结、直肠癌开腹手术的基础,同时熟练掌握腹腔镜技术,做到了视适应和手适应,正确把握腹腔镜手术的适应证,适时中转开腹手术,术中严格按照无瘤操作原则仔细准确解剖,才能最大限度地减少并发症的发生。目前,腹腔镜结、直肠癌手术其安全性、可行性已经得到广泛认可,随着手术技术的进一步成熟、器械的不断改良和完善,严格遵循恶性肿瘤根治性切除的原则,腹腔镜结、直肠癌根治术的远期及近期疗效可以达到甚至超过开腹手术的水平。腹腔镜结、直肠癌手术成为常规手术已成必然的趋势。

符老认为,腹腔镜手术是外科手术的一次新的、突破性的进步,是外科手术微创化的典范,非常推荐与欣赏。

符老对此术的学习有几点意见:①重新复习解剖学,特别是局部解剖学知识,达到熟悉的程度,做到手术区域和相关区域的解剖结构清清楚楚,包括常见的解剖变异和病理改变的影响。②尽快做到两个适应——视适应和手适应,视适应做到腹腔镜下的视觉和开腹直视下的视觉一致,而且应更清晰;手适应要训练到器械只是你的手和手指的延长,是手的一部分,是一个补充,要有与手一样的感觉。③要把术后病人的康复、生存质量和生存时间作为手术效果的主要判定标准。所有可能出现严重并发症的因素在手术前、手术中、手术后全程均要作为预防的重点,这些理念和原则必须坚持。

第十七节 肛门尖锐湿疣的治疗经验

肛门尖锐湿疣是由病毒引起发生于肛门的疣状赘生物,祖国医学称之为"阳疮""疣目""鼠乳"等。

1.病因与病机

本病由于风、湿、热之邪搏于肌肤或血虚风燥,或肝虚血燥,气血不荣,又致气血凝滞,郁于肌肤而生疮。《外科枢要》云:"疣属肝胆少阳经风热血燥,或怒动肝火,或肝客淫气所致。"《外科正宗》:"枯筋筋乃忧郁伤肝,肝无荣养,以致筋气外发。初起如赤豆,枯则微槁,日久破裂。"

其病位在肝、胆、脾、肾,病因为风热血燥,怒动肝火,肝客淫气。病机为湿热毒邪,湿热下注,气血失和,凝集肌肤,蕴火成毒。

2.辨证思路

本病主要病理为风湿热毒,故清热除湿、祛风解毒是关键,而久病之后或长期应用寒凉之药,脾胃受损也应重视。

3.分型证治

符老将此病分为肝胆湿热型与热毒蕴结型两类。目前,中医药治疗尖锐湿疣的效果是肯定的,符老在方中大剂量使用板蓝根、大青叶一类抗病毒之品,更用干桂圆肉包鸦胆子仁口服祛毒为要点。只要经过早期诊断,坚持治疗,治愈率相当高。

除疣外治方:苦参 20 g,木贼 15 g,板蓝根 10 g,土茯苓 20 g,白芷 10 g,细辛 12 g,煎汤外洗患处。同时,予鸦胆子油外涂患处,每日 2～3 次。

第十八节 出血症的治疗经验

出血症即出血性疾病,包括目衄、发斑、咯血、吐血、便血、尿血等。符老临床经验为首辨虚实,再辨寒热,继之归结脏腑,辨气与血的关系,最后确立治法。·

1. 下病取其上

凡下部出血如便血、尿血等,须用升提举陷固涩之法,升其清阳、固其渗漏则血有所归。常用地榆炭、槐角、柴胡、女贞子等。

2. 有滞可化瘀,有瘀不宜补

唐容川云:"吐衄便血,其血无不离经……经隧之中,既有瘀血踞位,则气血不能安行无恙,终也复外而吐溢矣,故以去瘀为治血之法。"

3. 用药不纯寒,治血兼顾气

出血症不宜纯用一派寒凉之品,血得寒则凝,纯用寒凉不仅可伤脾胃,且易留瘀。

另外,符老治疗便血,非常重视气对血的影响,气血相互作用,气行则血行,气虚则血瘀,故在治疗出血症中善用黄芪、党参、白术等行气止血药。

4. 辨远血及近血

辨血有远近之分,远血多为上消化道出血,辨证为中气不足、阴虚血燥、寒热凝聚;近血多为下消化道出血,常因大肠干燥、液亏不润所致,多用地榆丸、荷叶丸加减。

第十九节 大肠脾胃病的治疗经验

符老认为,治疗肛肠病,顾护脾胃为主。脾胃居中焦,脾为脏,属阴;胃为腑,属阳。脾胃为后天之本,脾主传输,脾气宜升;胃主受纳,胃气宜降。脾胃相合,阴阳相配,升降相通,燥湿相兼。

1. 温 法

寒气客于腹部,喜食热饮,得热痛减,感寒痛甚,小便清长,大便稀溏。治宜温中散寒,即寒者温之,常用附子、干姜、肉桂等。

2. 补 法

胃肠虚弱,消化不良,脘腹胀痛,倦怠乏力。治宜健脾和胃,即虚者补之,常用健脾散、四君子汤加减。

3. 通 法

通法用于不通证,不通则痛,有气滞之痛、血瘀之痛,临床不可不辨。气滞之痛,为痛有定处,时轻时重;血瘀之痛,乃是血运不畅所引起的,肠胃血瘀,症见脘腹刺痛、痛有定处、痛而拒按、大便色黑、状如柏油、舌紫暗、脉滞涩。临证需审病求因,分清主次。

4. 泻 法

腑实之证,常用泻法。热结大肠,腑气不通,症见腹胀腹痛、大便秘结。治当"实则泻之",方用承气汤。若体虚肠燥,治宜润下。

5. 涩 法

大肠滑脱,泻痢不止,多用涩法。方用真人养脏汤、四神丸、柯子丸。

第二十节　快速康复理念运用于肛肠外科的治疗经验

快速康复理念近年来日益受到重视。快速康复理念是指在术前、术中及术后应用各种已证实、有效的方法以减少手术应激及并发症,加速病人的康复,在结、直肠外科中,主要有以下方案。

1. 术前告知及教育

术前加强对患者的告知将有利于术后的康复及疼痛的理解,重点介绍住院大概过程及通俗简洁的治疗内容,便于患者术后康复。

2. 术前肠道准备

机械性灌肠准备对患者是一个应激反应,并易导致脱水及水、电解质紊乱。有分析表明,术前清肠对结、直肠手术患者无益处,还可能增加术后吻合口漏的危险。

3. 术前禁食问题

传统方法的术前禁食是为避免气管插管引起误吸,但没有研究证实这一要求的必要性。术前前一夜流食将减少术前的口渴、饥饿及烦躁,并降低术后胰岛素抵抗的发生率,患者将处于更合适的合成代谢状态,更好地从术后营养中获益。

4. 术前麻醉用药

术前给予抗焦虑药可能增加术后的镇静状态;术前开始止痛治疗对术后疼痛缓解无帮助;术前口服碳水化合物,可减少术前的焦虑程度。

5. 预防性抗凝血治疗

结、直肠手术进行抗凝血治疗最好使用低分子肝素,但应根据患者的情况进行抗凝血。对长期口服阿司匹林的患者,宜选用维生素 K1 抗凝血。

6. 预防性抗生素的应用

结、直肠手术预防使用抗生素对减少感染是有利的,但应在切开皮肤前术前30 min 使用;用药应针对需氧菌及厌氧菌。

7. 放置胃管

结、直肠术中常规放置鼻胃管减压的做法应予放弃,这样可以降低术后发热、肺不张及肺炎的发生率。符老主张酌情而定,完全放弃和常规放置都不可取。

8. 围手术期液体治疗

有证据表明,减少术中及术后液体的输入量,将有利于减少术后并发症,并缩短术后住院时间,加速胃肠功能的恢复,而最有效的方法是早期恢复口服进食。符老认为,机械依赖中心静脉压补液是危险的,需注意心率变化和观察尿量变化。并常告诫,宁可让病人稍"干"一点,切不可输液过载。

9. 腹腔、尿道引流

结、直肠吻合后使用腹腔引流并不会降低吻合口瘘及其他并发症的发生率;但对吻合瘘后有重要的引流作用。放置尿管也将影响术后的早期活动。这些都应在术中酌情选择。

10. 预防肠麻痹以及促进胃肠蠕动

应重视预防及治疗术后肠功能障碍,方法包括使用硬膜外止痛、避免或减少使用阿片类药物、早期恢复口服进食、鼓励病人早期活动。

11. 术后营养治疗

胃肠手术后早期肠内营养或经口饮食与术后禁食相比,无证据表明术后禁食是有益的。符老认为,术前 3 天半流质饮食,术前 1 天禁食不禁饮,术后 24 h 可饮水。

12. 术后早期下床活动

长期卧床不仅会增加会胰岛素抵抗及肌肉丢失,而且会减少肌肉的强度,损害肺功能,影响伤口愈合,还会增加发生静脉血栓的危险。

第二十一节 肠造口术的治疗经验

近来,个别肠造口术患者术后出现了造口旁疝、坏死等并发症,所以,有必要对肠造口术再次引起重视。符老认为,肠造口术是结、直肠手术的一种重要术式,造口无异味,通畅血运好,便于护理,则是最理想的造口。

1. 术前进行定位

一个良好的造口首先应选择合适的位置,应根据患者的体型、原发病、手术目的而定,须符合以下原则:①应选择在皮肤平整、健康、无凹凸、无瘢痕处,切忌选择在脐部、肋下;②不要在平躺时决定造口位置;③造口应从腹直肌或腹膜外穿出,这是预防或减少腹壁疝的关键,且不要选在患者系腰带的位置。

2. 重视肠造口术的操作

(1)必须选择血供正常的肠段。

(2)应选择腹膜外结肠造口,将结肠从腹膜外作一隧道引出,因为直接从腹膜内引出的肠造口术术后的造口旁疝发生率为100%。

(3)肠造口术皮肤切口不宜过大或过小,一般能通过2指为宜,造口过小易缺血、坏死、狭窄,过大则易引起造口旁疝、造口肠管脱出。

(4)造口应高出皮肤2 mm,过低周围容易渗漏,皮炎发生率高。另外,造口在手术后即可一期开放,并不影响切口的愈合。

符老认为,预置性造口术不必一期开放,在24 h或48 h后开放较有利于腹壁切口的保护,术后明显腹胀者及时开放。

第五章

医案举隅

第一节　泄　泻

医案 1

患者:黄某,女,44 岁,已婚,工人。

初诊时间:2012 年 6 月 5 日。

主诉:排便次数增多伴腹痛、大便脓血 10⁺月。

症见:腹痛,肛门下坠,大便脓血,血色鲜红且量多,每日大便 15 ~ 20 次,尿少,下肢水肿,纳呆,形体消瘦,倦怠乏力。闭经已半年。舌淡红,苔薄白,脉细数。钡灌肠及结肠镜检查诊断:溃疡性结肠炎。实验室检查:大便常规示红细胞(＋＋＋＋),脓细胞(－),未查到阿米巴滋养体。

中医诊断:泄泻。

西医诊断:溃疡性结肠炎。

辨证分型:湿毒蕴结,血热妄行。

治法:清热解毒,凉血止血。

拟方:生地黄 30 g,元参 30 g,当归 30 g,金银花 30 g,连翘 15 g,赤芍 10 g,黄芩炭 15 g,贯众炭 15 g,地榆炭 15 g,金钱草 15 g,半枝莲 15 g,甘草 6 g。共 6 剂,水煎服,每日 1 剂。

二诊(2012 年 6 月 12 日):服药 6 剂,脓血量少,大便每日 4 ~ 5 次,腹痛下坠好转,舌淡红,苔薄白,脉细数。上方加枳壳 12 g,白芍 25 g,桃仁 10 g,红花 10 g,共 9 剂。

三诊(2012 年 6 月 22 日):症状完全消失。检验大便色黄略稀,未见红细胞。

2个月后,体质恢复,月经复潮。随诊年余,未复发。

按语:溃疡性结肠炎易反复发作,临证虽以虚证居多,也可见实证。本案病人虽见形体消瘦、乏力、水肿、纳呆、舌淡等脾虚之症,而审其腹泻以血便为主,色鲜红,脉细数,乃湿热下注,郁久化热毒,客伤肠中血络,气血俱伤,血溢脉外之候。《黄帝内经》云:"暴注下迫,皆属于热。"故前医投补益固涩之品不应,吸其前训,拟祛邪扶正之法,用凉血地黄汤。其方用生地黄、元参、地榆炭、黄芩炭清热凉血止血,金银花、连翘、金钱草、半枝莲、甘草清热解毒,当归、赤芍养血活血,更加枳壳、白芍、桃仁、红花助行气活血、缓急止痛之功,取效显著。

医案2

患者:李某,男,35岁,已婚,工人。

初诊时间:2013年12月10日。

主诉:大便次数增多伴腹胀、腹痛反复发作5$^+$年。

症见:大便次数增多,每日5~7次,黏液便,无便血,时而大便硬结难解,时而便清不爽,腹痛后重,腹胀肠鸣,嗳气,失眠。舌质淡,苔白而腻,脉细弱。电子结肠镜检查提示慢性溃疡性结肠炎。

中医诊断:泄泻。

西医诊断:溃疡性结肠炎。

辨证分型:脾虚湿滞,正虚邪留。

治法:温中健脾,清热解毒。

拟方:乌梅15g,枳壳15g,大黄6g,黄连6g,干姜6g,黄柏10g,甘草10g,槟榔10g,陈皮10g,苦参20g,白芍10g,太子参10g,木香12g。共10剂,每日1剂。

二诊(2013年12月21日):服10剂后,诸症悉平。为巩固疗效,上方去枳壳、陈皮,加黄芪、仙灵脾、厚朴,共10剂,每日3次,每日1剂。

三诊(2013年12月31日):10剂药服尽,后复查电子结肠镜提示溃疡愈合,未见异常,诸症痊愈。

按语:《伤寒论》云:蛔厥者,乌梅丸主之,又主久利。古人以"酸苦辛伏蛔,温脏止厥","久病久利,正虚邪恋,寒热错杂"解释乌梅丸的临床应用。本方寒热并用,扶正祛邪,对寒热错杂、正虚邪实之"蛔厥"及"久利"确有良效。方中苦参清热解毒,干姜温脾通阳,黄柏除热邪,大黄、陈皮、木香开通,乌梅、仙灵脾开塞;不唯祛邪,又在扶正,以通助塞,开泄泻热,将温、清、通、塞于化为一体。

医案3

患者:张某,男,36岁,离异,个体。

初诊时间:2014年4月15日。

主诉:排便次数增加伴腹痛4⁺月。

症见:下腹阵发性隐痛,喜按,大便次数增多,每日6~8次,多呈米泔样,不伴有发热。来诊时脘腹胀闷不舒,肢倦乏力。体格检查未见明显异常。舌淡,苔薄黄,脉细滑。电子结肠镜检查:溃疡性结肠炎。实验室检查未见异常。

中医诊断:泄泻。

西医诊断:溃疡性结肠炎。

辨证分型:脾失健运,湿热内蕴。

治法:健脾益气,清热利湿。

拟方:白术10 g,白芍10 g,黄芩9 g,黄柏20 g,黄连9 g,防风10 g,当归10 g,五味子10 g,陈皮10 g,苦参30 g,枳实10 g,厚朴10 g,甘草6 g。共7剂,水煎服,每两日1剂,分早、晚服。

二诊(2014年4月30日):治疗半个月后,腹痛、腹泻较前明显减轻,大便稀,舌淡,苔薄黄,脉细滑。上方去黄芪、黄连、黄柏,加入茯苓、薏苡仁、太子参、黄芪各10 g。调理1个月后,诸症消失。

按语:溃疡性结肠炎多因饮食不节,嗜食肥甘,或因脾胃素虚而引起。方中白术、白芍既健脾又可补虚;黄芩、黄柏、黄连清三焦之湿热;枳实、陈皮、厚朴理气宽中;防风升清止泻;当归补血活血;苦参清热解毒;五味子收敛固摄。全方共奏健脾理中之效。

医案4

患者:陈某,男,42岁,已婚,职工,既往嗜酒。

初诊时间:2014年11月10日。

主诉:大便次数增多10⁺年,便血1⁺月。

症见:大便次数增多,每日3~4次,质稀溏,便血,色紫暗夹杂黏液,量多;伴有腹部冷痛,胃脘痞闷,呕恶纳呆,时有吞酸,舌质淡红,苔黄厚微腻,脉细滑。电子结肠镜检查:降结肠与乙状结肠交界处有一溃疡,0.5 cm×0.5 cm×0.3 cm 大小,表面覆以暗紫色血液及黏液,其周围黏膜水肿,分泌物较多。

中医诊断:泄泻。

西医诊断:溃疡性结肠炎。

辨证分型:脾虚肠寒 ,寒热互结。

治法:调和肠胃,除湿止血。

拟方:制半夏 6 g,苦参 10 g,银花藤 12 g,干姜 6 g,太子参 12 g,仙鹤草 20 g,五味子 20 g,当归 10 g,茯苓 20 g,白术 10 g。7 剂,水煎服,每日 1 剂,忌辛辣、酒酪、生冷之物。

二诊(2014 年 11 月 17 日):7 剂后复诊,便血已明显减少,时有时无,腹痛消失,大便日行 2 次,吞酸呕恶已除,仍胃脘痞满、纳呆,舌质淡红,苔黄厚,脉细滑。上方加陈皮 10 g、薏苡仁 12 g,共 5 剂,水煎服。

三诊(2014 年 11 月 22 日):便血已完全消失,大便正常,脘痞除,纳食增,舌淡,苔薄白,脉细缓。电子结肠镜复查:其原溃疡处已愈合。因其久泻,脾虚难以速复,治以缓剂,予参苓白术散,追访半年未复发。

按语:此案患者慢性泄泻 10 多年,脾虚肠寒,下焦虚冷;寒性凝滞,脉络为之不通,血凝脉内。其诱因为酒酪阻胃,湿热内生,循经而下,寒热相搏于肠道,原凝滞之脉为湿热之邪所蚀,加之素有脾虚肠寒,故成泄泻。其治疗,若独暖肠止血而与中焦湿热不符,而单除胃土湿热又同下焦虚寒有悖,唯调和肠胃、寒热并用、清上暖下兼除湿止血方为上策。

医案 5

患者:郭某,男,62 岁,已婚,退休工人。

初诊时间:2014 年 9 月 24 日。

主诉:大便次数增多伴腹痛反复发作 2⁺年。

症见:大便次数增多,每日 3～5 次,质稀溏,腹部隐痛不适,腹胀肠鸣,少腹隐痛有下坠感,喜揉喜按,倦怠乏力,纳呆恶心,口干而苦,舌淡边有齿痕,苔白舌根腻,脉弦细滑。

中医诊断:泄泻。

西医诊断:慢性溃疡性结肠炎。

辨证分型:脾虚失运,湿浊中阻。

治法:健脾升阳,化湿止泻。

拟方:黄芪15 g,炒白术15 g,茯苓15 g,苦参15 g,太子参10 g,炒扁豆10 g,枳壳10 g,薏苡仁20 g,五味子20 g,柴胡6 g,陈皮6 g,香附6 g,黄连6 g。共10剂,水煎服,每日1剂。

二诊(2014年10月4日):10剂后大便基本成形,每日1~2次,少腹下坠感明显减轻,舌淡边有齿痕,苔白,脉弦。上方略作增减,加芍药、甘草缓急止痛;半夏、生姜和胃止呕,山楂、神曲消食导滞。调理1个月,腹痛、腹泻告愈。继以参苓白术散调理善后,随访2年,病未复发。

按语:脾虚失运,湿浊内阻,清阳不升,肠道泌清别浊失司,气机失于调畅,故腹泻腹痛并作,投升阳益胃汤加减治之。本方名曰益胃,实能升清降浊、健脾止泻,方中太子参、黄芪、白术、茯苓益气健脾以固其本;苦参、五味子、炒扁豆清热解毒、收敛止泻以治其标;柴胡、枳克、陈皮畅通气机,其"升浮之气能散沉滞之湿"。诸药合用,共奏升清降浊、健脾止泻之功。

医案6

患者:王某,男,45岁,离异,工人。

初诊时间:2014年10月19日。

主诉:腹痛伴黏液脓血便5年,加重半年。

症见:大便不实,日二三行,腹痛欲便,便色鲜红夹黏液,里急后重,伴消瘦乏力,纳差,面色萎黄,舌质淡,苔薄舌根腻,脉细弦。电子结肠镜检查示结肠多处黏膜充血水肿,有小出血点,触之易出血,并见多处小溃疡。病理活检示结肠黏膜炎性肉芽组织增生,弥漫性炎症细胞浸润。

中医诊断:泄泻。

西医诊断:溃疡型结肠炎。

辨证分型:脾胃虚弱,湿热蕴结。

治法:化湿健脾、清热解毒。

拟方:太子参15 g,炒扁豆20 g,薏苡仁30 g,陈皮15 g,山药15 g,香附10 g,砂仁5 g,三七粉1.5 g(冲服),炒白术10 g,茯苓15 g,赤芍10 g,香附6 g,五味子20 g,仙灵脾6 g,黄柏10 g,苦参15 g。共7剂,水煎内服,每日2次。饮食清淡易消化,避免辛辣食物,忌油腻,禁酒。

二诊(2014年10月29日):治疗10日后,病情明显好转,便血消失,大便成形,每日1次,舌质淡苔薄,脉细弦。守方3个月,诸症消失。复查电子结肠镜:肠黏膜充血水肿,溃疡灶基本消失。停药随访半年未复发。

按语:溃疡型结肠炎属于祖国医学"肠癖""肠风"等范畴,为消化系统疑难病之一,常反复发作、迁延难愈,因其病因复杂,医者常无从下手,病人久病难耐,痛苦非常。本病治疗上应顺应病势,着眼辨证,标本兼治,借药力以起沉疴。本病的关键在于脾、胃、肠三处纳运失司,湿热蕴毒,蓄积血分,正邪搏结,虚实错杂,使肠道传导失司,脉络损伤,气血凝滞。因病久伤及中阳,所以在临床上多出现寒热错杂、虚实相兼、本虚标实之症。其本虚以脾虚、脾肾阳虚为主;标实多为湿热、瘀血、肝郁等。该病急性期治当祛邪固本,一旦标除则转固本为主,方能使疗效巩固。临证用参苓白术散补气、健脾、渗湿和胃,合苦参、黄柏清热解毒以祛余邪、扶正气,三七止血、散瘀、定痛、化瘀生新,从而达到了标本兼顾的治疗效果。

医案7

患者:刘某,男,58岁,已婚,职工。

初诊时间:2012年5月15日。

主诉:大便次数增多伴稀溏7年,加重3个月。

症见:大便溏薄,每日6~7次,轻微下坠,胃脘隐痛,饭后尤甚,神疲乏力,小便频,舌质淡,苔薄白,脉滑。血常规、尿常规、大便常规及肝功能检查均未见异常,电子结肠镜检查:结肠黏膜微有充血,无糜烂及溃疡。

中医诊断:泄泻。

西医诊断:肠易激综合征。

辨证分型:脾气虚弱。

治法:健脾益气,涩肠止泻。

拟方:太子参18 g,茯苓15 g,炒白术20 g,山药25 g,炒薏苡仁25 g,砂仁6 g,炒扁豆20 g,苦参15 g,五味子15 g,焦楂10 g,炒白术15 g,升麻10 g,陈皮10 g,银花藤10 g,黄连6 g,泽泻10 g,香附6 g,仙灵脾15 g。共7剂,水煎服,每日1剂。

二诊(2012年5月22日):5剂后,腹泻次数明显缓解,大便次数2~3次,下坠消失,舌质淡,苔薄白,脉滑。上方去砂仁、黄连、薏苡仁减量继服。共服10剂后诸症消失。继续用参苓白术散巩固疗效，随访半年，未再复发。

按语：肠易激综合征是现代文明病之一，证候复杂，变化无端，主症应属于中医"腹痛""腹泻"范畴。多因暴饮暴食及情志刺激导致脾胃伤、滞或虚，升降失常，运化失司，进而发病。中医多辨证为脾胃虚弱证、肝郁脾虚证、气滞血瘀证、脾虚食积证、寒热错杂证等。临床又以脾胃虚弱证最为多见。病机特点为本虚标实，本虚为脾胃虚弱，标实为气血、痰、湿、食等郁滞中焦、气机不通。治以健脾和胃、调畅气机。参苓白术散出自《太平惠民和剂局方》，具有益气健脾、渗湿止泻的功用。该方以四君(即指四君子汤，由人参、白术、茯苓、甘草组成，此方人参写为太子参)平补脾胃之气为主，配以扁豆、薏苡仁、山药之甘淡，辅助白术，既可健脾，又能渗湿而止泻。加砂仁之辛温芳香醒脾，佐四君更能促中州运化，使上下气机贯通。升麻为手太阴肺经引经药，配入本方，如舟楫载药上行，达于上焦以益肺。

医案 8

患者：台某，女，40 岁，已婚，公务员。

初诊时间：2014 年 10 月 23 日。

主诉：大便次数增多 10^+ 年。

症见：大便次数增多，每日 3～4 次，便质稀溏，脘腹胀满，口苦，小便黄，舌红苔薄白，脉弦。经电子结肠镜检查为慢性结肠炎。

中医诊断：泄泻。

西医诊断：慢性结肠炎。

辨证分型：肝郁脾虚。

治法：健脾疏肝。

拟方：柴胡 5 g，佛手 5 g，炒白术 10 g，黄芩 10 g，百合 20 g，炒薏苡仁 20 g，炒白芍 20 g，仙鹤草 15 g，合欢皮 15 g，炒谷芽 12 g，炒麦芽 12 g。水煎服，每日 1 剂，共 7 剂。

二诊(2014 年 11 月 1 日)：服药后大便次数每日 2～3 次，大便质溏稀，腹胀减轻，舌红苔薄白，脉弦。原方去仙鹤草、白芍，加五味子、乌梅加强涩肠止泻之效。

三诊(2014 年 11 月 10 日)：症状明显缓解，大便每日 1～2 次，质软成形，守方继服 5 剂痊愈。

按语：符老认为疏和少阳、调和脾气是脾胃病的治疗经验。少阳病为三焦与胆经所在,三焦是水谷传化的通道,三焦气化推动运化功能,胆汁的正常生化与排泄也是脾胃运化功能正常的重要条件。少阳气机不利者常有口苦心烦、腹胀、腹痛、喜呕等症状。符老治脾胃病取小柴胡汤之柴胡、黄芩、仙鹤草治之,上清肺金,中清胆胃,下清肠腑。还可予麦芽、佛手、玫瑰花等以柔调刚,使疏和少阳之力更佳。

医案 9

患者:邵某,男,29 岁,未婚,个体。

初诊时间:2014 年 7 月 5 日。

主诉:排便次数增多伴腹痛 2 年。

症见:排便次数增多,便溏,每日 3～4 次,腹部隐痛不适,腹胀,纳呆,舌淡红,苔黄腻,脉弦细。电子结肠镜检查诊断为结肠炎。

中医诊断:泄泻。

西医诊断:结肠炎。

辨证分型:脾虚积滞内停。

治法:泄浊健脾,化湿导滞。

拟方:苍术 10 g,陈皮 10 g,厚朴 10 g,木香 10 g,黄柏 10 g,薏苡仁 20 g,莱菔子 20 g,白芍 20 g,马齿苋 20 g,大黄 10 g,焦三仙各 10 g。水煎服,每日 1 剂,共 7 剂。

二诊(2014 年 7 月 15 日):服药 3 剂后大便每日 1 次,质软,腹痛、腹胀消失,舌淡红,苔薄白,脉弦细。上方去大黄继服 7 剂而痊愈。

按语:结肠炎属于中医"泄泻"范畴,治宜涩肠止泻、清热利湿。符老认为,本病之本在脾虚,脾胃运化失常故而肠内有害物质停留于肠道间,临床应先泄浊健脾,使肠道中邪气、有害物质等积滞先排出体外,再扶正健脾。本方用后数日内大便次数和便量逐渐增多,初起大便每日 5 次以下为宜,若不泻者大黄可以增至 15～20 g,随肠中积滞排出,大便次数减少,大便也随之变稠成形。

医案 10

患者:周某,女,47 岁,离异,工人。

初诊时间:2014 年 6 月 22 日。

主诉:腹痛伴排便次数增多 2⁺月。

症见:腹痛,呈隐痛,泄后痛减,排便次数增多,大便每日 2～3 次,不成形,质稀,色黄,无便血,舌淡苔薄白,脉数。肛门镜检查见直肠黏膜光滑,中度充血水肿,未见溃疡、糜烂。

中医诊断:泄泻。

西医诊断:慢性结肠炎。

辨证分型:脾胃虚弱。

治法:健脾,涩肠止泻。

拟方:苦参20 g,马齿苋30 g,香附6 g,砂仁6 g,山楂20 g,神曲10 g,陈皮10 g,元胡10 g。水煎服,每日2剂,共7剂。

二诊(2014年6月29日):大便每日1次,成形,腹痛缓解,舌淡苔薄白,脉细数。复以参苓白术散口服,以健脾益气。

按语:各种原因影响脾运化水谷精微及水湿,肠道传导水湿及饮食代谢物的功能,导致泻下黏液、脓血便。感受外邪致泻,以暑、湿、寒、热较为常见,其中以湿邪最为多见。因脾恶湿而喜燥,外感湿邪,最易困阻脾土,脾失健运,水谷混杂而下,以致发生泄泻。故有"湿多成五泄"和"无湿不成泻"之说。方中苦参味苦性寒,归大肠、肝、肾经,功效清热燥湿;马齿苋味酸性寒,归大肠经,功效消炎、止痢、解毒;山楂、神曲健脾和胃;香附、砂仁理气开胃、温阳止泻;陈皮、元胡理气止痛。诸药合用,共奏健脾、涩肠、止泻之功。后期症状缓解以健脾益气缓缓调理为要。

医案11

患者:晏某,男,36岁,已婚,职员。

初诊时间:2014年5月30日。

主诉:排便次数增多伴黏液血便半年,持续加重1⁺月。

症见:患者半年前无明显诱因出现排便次数增多,每日大便4⁺次,便不成形,呈稀水样黏液脓血便,血色较鲜,里急后重,1⁺目前出现腹痛,便前症状加剧,便后有所缓解,伴低热、纳差、痞闷不舒,便后不减,小便短赤。体格检查:神志清楚,营养欠佳。腹平坦,未见胃肠型及蠕动波,腹部轻压痛,以中下腹部疼痛明显,未触及包块及结节,肝、胆、胰、脾未触及肿大,肠鸣音7次/min。舌质黯淡,苔腻,舌根焦黄,脉弦细数。电子结肠镜检查:距肛缘30 cm以下的结肠黏膜中度充血,较密集溃疡面,溃疡面有脓苔。

中医诊断:泄泻。

西医诊断:溃疡性结肠炎。

辨证分型:肝郁胃热,气滞血瘀。

治法:升清降浊,调理脾胃。

拟方:(升降散加减)茯苓20 g,白术10 g,白僵蚕10 g,郁金10 g,姜黄10 g,大黄(后下)10 g,升麻10 g,党参15 g,炙甘草6 g。共7剂,每日1剂,水煎服,每日2次。

二诊(2014年6月7日):服中药后,患者自述大便通畅,每日服药后2 h,有急迫排便感,连续排便3次,排出大量脓血、黏液,便后腹中舒畅,无腹痛隐隐,里急后重明显消失,舌质红,苔腻,脉沉。此法采用中医"通因通用",疗效佳,诸症均有所缓解,但见脉象沉,为下气之法损伤正气。应以缓下以存正气,方拟:半夏、黄芩、黄连各9 g,干姜、蒲黄、五灵脂、党参、茯苓各12 g,厚朴、白术、郁金、姜黄、炙甘草各10 g,当归15 g。每日1剂,水煎服,每日2次。

三诊(2014年6月15日):自述诸症均有缓解,大便2次/日,成形但细软,带少许黏液及血液,有轻度排便不尽感,食欲增加。轻度腹胀可忍,舌质淡,舌苔薄白微腻,脉细无力。舌脉呈现虚象,湿邪在里,故治以祛湿化浊、调理脾胃。前方去黄芩、姜黄,加山药10 g,砂仁15 g,薏苡仁30 g,升麻10 g,水煎服,每日1剂,每日2次。

四诊(2014年12月18日):自述排便每日1次,大便成形,无黏液及血便,无其余不适,纳食可。

按语:本病属中医学"泄泻""痢疾"范畴,《古今医统大全》又载"后重则宜下,腹痛则宜和,身重则除湿,脉弦则去风"及"行血则便脓自愈,和气则后重自除",用药上,"里急后重,须加大黄","宜加木香,槟榔"等,均为后世医家所宗。痢疾病位虽在大肠,但整个脾胃系统均受累,治疗上宜调理脾胃为主,患者表现有里急后重的症状,说明内有积滞,当以祛邪作为初期治疗为主,故而以大黄为君。大黄素有"将军"之称,推荡积滞,活血化瘀,但不宜用久,中病即止,以免耗气伤正。祛邪者,下之则伤正,故通下为法,扶正与祛邪并用,先祛邪后扶正,"通因通用",此为正法。

医案 12

患者:信某,男,18岁,未婚,学生。

初诊时间:2014年5月25日。

主诉:大便次数增多伴腹痛反复发作 5$^+$ 年。

症见:大便次数增多,每日大便 4~5 次,便稀,偶见黏液样便,腹痛拒按,与进食过量及进食油腻有关,曾做电子结肠镜检查示慢性结肠炎,久治不愈。口干喜饮,畏寒,舌边尖红,脉弦细。

中医诊断:泄泻。

西医诊断:慢性结肠炎。

辨证分型:久病入络,气滞血瘀。

治法:活血化瘀,理气止痛。

拟方:白芍 12 g,川芎 6 g,当归 6 g,桃仁 6 g,红花 9 g,甘草 6 g,五灵脂 9 g,香附 9 g,延胡索 9 g,乌药 6 g,枳壳 6 g。水煎服,每日 1 剂,共 7 剂。

二诊(2014 年 6 月 1 日):今日大便一次,成形,腹痛缓解,大便常规阴性,前方中病即止,复以参苓白术散健脾益气,制丸常服。方药:党参 12 g,茯苓 9 g,白术 9 g,陈皮 6 g,扁豆 9 g,砂仁 3 g,薏苡仁 12 g,山药 9 g,桔梗 4 g,炙甘草 3 g。10 剂量研末,每次服 6 g,每日 2 次。

按语:本病反复久治不愈。符老指出:"此病《医林改错》上有载:'常有三五年不愈者……不知总提上有瘀血,卧则将津门挡严,水不能由津门出,由幽门入小肠,与粪合成一处,粪稀溏,故清晨泄三、五次。用此方逐上提瘀血,血活津门无挡,水出泄止,三五付可痊愈。'"此类病病程较久,痛有定处、拒按,且大便有黏液,则必有瘀血、水肿、变形等局部病变,瘀血则是病理上的循环障碍。方用膈下逐瘀汤,以当归、川芎、赤芍、五灵脂破血逐瘀,配香附、陈皮、乌药、枳壳、延胡索行气止痛,以改善微循环为主。

医案 13

患者:王某,女,42 岁,已婚,工人。

初诊时间:2014 年 5 月 20 日。

主诉:因大便次数多伴脓血便半年余。

症见:大便次数多不成形,时有脓血便,常伴肠鸣腹痛,面色萎黄,神疲乏力,电子结肠镜检查示溃疡性结肠炎,舌苔薄黄腻,质淡体胖,脉细无力。

中医诊断:泄泻。

西医诊断:溃疡性结肠炎。

辨证分型:脾气虚弱,湿热内蕴。

治法:益气健脾,清化湿热。

拟方:太子参15 g,白术10 g,茯苓20 g,半夏10 g,黄连6 g,木香6 g,白头翁30 g,马齿苋30 g,枳壳10 g,黄柏10 g,败酱草30 g。每日1剂,连服7日。予自拟芍药汤灌肠液每日保留灌肠。

二诊(2014年5月27日):患者大便次数减少,每日4~5次,精神转佳,舌苔薄黄,脉细。证治同前,予原方去白头翁,加神曲10 g、山楂20 g,继续保留灌肠。

三诊(2014年7月25日):患者大便次数每日1~2次,成形,无腹痛、腹泻,精神振作,胃纳可。经半年后随访,患者病情无复发。

按语:本病多因先天禀赋不足,或素体脾胃虚弱,或饮食不节,或忧思恼怒等致脾胃损伤,湿热内生,蕴结肠腑,而致反复发作。其病位在脾、肾、大肠,病初多为湿热内蕴;病久及肾,则出现脾肾阳虚、寒热错杂之证。本病不只是结肠局部的病变,而是一种全身性疾病,与脏腑功能障碍、阴阳平衡失调关系密切。也有学者认为气血瘀滞在本病中具有重要意义。所以沈金鳌《杂病源流犀烛·泻泄源流》说:"湿盛而飧泄,乃独由于湿耳,不知风、寒、热、虚,虽皆能为病,苟脾强无湿,四者均不得而干之,何自成泄? 是泄虽有风、寒、热、虚之不同。"饮食所伤,如饮食过量、停滞不化,或恣食肥甘,湿热内蕴,或误食生冷不洁之物;情志失调,忧郁恼怒,精神紧张,以致肝气失于疏泄,横逆乘脾犯胃,脾胃受制,运化失常,而成泄泻。若患者情绪仍抑郁不解,其后即便没有食滞、湿阻等因素,每遇大怒或精神紧张,即发生泄泻。正如《景岳全书·泄泻》所云:"凡遇怒气便作泄泻者,必先怒时挟食,致伤脾胃。故但有所犯,即随触而发,此肝脾二脏之病也,盖以肝木克土,脾气受伤而然。"长期饮食失调,或劳倦内伤,或久病缠绵,均可导致脾胃虚弱,因脾主运化,胃主受纳,脾因虚弱则不能受纳水谷和运化精微,以致水反成湿,谷反成滞,湿滞内停,清浊不分,混杂而下,遂成泄泻。脾之阳气与肾中真阳密切相关,命门之火能助脾胃腐熟水谷,帮助肠胃的消化吸收。肾阳虚衰,命火不足,则不能温煦脾土,运化无能,则引起泄泻。此外,"肾为胃关",若肾阳不足,关闭不密,则大便下泄。如《景岳全书·泄泻》指出:"盖肾为胃关,开窍于二阴,所以二便之开闭,皆肾脏之所主,今肾中阳气不足,则命门火衰……阴气盛极之时,即令人洞泄不止也。"除以上因素外,饮水过多,胃肠不能吸收,水留大肠,亦可引起泄泻。寒热湿滞蕴结曲肠,病久入络,瘀阻络伤,均可导致泄泻便下黏液、脓血。

本病预后的好坏,取决于病型、有无并发症和治疗条件。轻型者预后好,治疗缓解率可达 80% ~ 90%。重型者治疗缓解率约 50%,急性暴发型死亡率高达 35%。总之,病情多迁延反复,但部分病人也可长期缓解。

医案 14

患者:汪某某,女,46 岁,已婚,职员,嗜食辛辣。

初诊时间:2010 年 9 月 14 日。

主诉:排便次数增多伴大便稀溏 1⁺ 年。

症见:患者大便日行 3 ~ 5 次,便质稀溏,时伴腹痛,泻后痛止,舌质淡红,苔薄白,脉弦。

中医诊断:泄泻。

西医诊断:肠易激综合征(腹泻型)。

辨证分型:脾胃虚弱。

治法:健脾益气,化湿止泻。

拟方:薏苡仁 20 g,白术 10 g,茯苓 20 g,大枣 12 g,藿香 12 g,山楂 15 g,神曲 12 g,五味子 12 g,延胡索 12 g,菟丝子 12 g,枸杞 12 g,当归 12 g,秦艽 12 g,银花 12 g。共予 14 剂,水煎服,每日 1 剂,每日 3 次。患者服药后大便黄软成形,日行 1 ~ 2 次,腹痛消失。

按语:本案例仍为肠易激综合征,患者为中年女性,以腹泻为主症,伴腹痛,属中医"泄泻"范畴。患者平素嗜辛辣,饮食不调,日久脾胃受损,运化失常,水湿内生,下注大肠,大肠传导失司,出现泄泻。故符老以健脾益气、化湿和胃为基本大法,药用薏苡仁、白术、茯苓、大枣、藿香、山楂、神曲健脾化湿和胃。《灵枢·师传》:"胃中寒、肠中热则胀而且泄;胃中热、肠中寒则疾饥,小腹痛胀。"因此,本病的病理是在脾胃虚弱的基础上还有脾、胃、肠寒热错杂的症状,故用银花之苦寒来清热。患者病程长,日久脾阳更衰,故方中用菟丝子、枸杞温肾,脾土得温煦,水湿得运,泄泻则止。五味子涩肠止泻,延胡索、当归、秦艽共奏活血养血、通络止痛之功。

医案 15

患者:李某某,男,30 岁,已婚,职员。

初诊时间:2010 年 4 月 6 日。

主诉:反复排便次数增多 8⁺月。

症见:大便稀溏不成形,日行 3~5 次,每次量少,时感腹部不适,排便后可缓解,舌质淡,苔白,脉沉。

中医诊断:泄泻。

西医诊断:肠易激综合征(腹泻型)。

辨证分型:脾虚湿盛。

治法:健脾除湿。

拟方:党参 15 g,黄芪 15 g,升麻 6 g,焦三仙各 15 g,陈皮 10 g,干姜 6 g,杜仲 15 g,乌梅 30 g,五味子 20 g,柴胡 6 g,虎杖 15 g。予 7 剂,每日 1 剂,每日 3 次,水煎服。

二诊(2010 年 4 月 13 日):患者诉症状明显改善,大便黄软成形,日行 2~3 次,舌质淡,苔白,脉沉,继予上方 7 剂。

三诊(2010 年 4 月 20 日):患者诉症状消失,大便黄软成形,日行 2~3 次。

按语:肠易激综合征是临床常见的一种属于胃肠功能紊乱性疾病,根据最新研究,可分为 4 型,即便秘型、腹泻型、混合型、不确定型,属中医"腹痛""便秘""泄泻"等范畴。本病例患者为中年男性,以"腹泻"为主症,当属中医"泄泻"范畴。患者平素生活、工作压力大,日久伤肝,横逆伤脾,脾气失和,形成肝脾不调,也即"木郁克土"。再则,病人病前喜饮酒、嗜食辛辣,易损伤脾胃。疾病日久,久治未愈,一则脾阳不升,脾失健运,水湿不化,下注大肠,肠道传导失司,升清降浊失职,而出现泄泻;二则病久水湿内蕴化热出现寒热错杂。故方中茯苓、黄芪、陈皮健脾益气;干姜温脾阳;虎杖苦寒清热,以平调寒热;柴胡、香附疏肝理气,入肝经,散肝郁,与升麻一起引清气上升,气机得以调畅。

医案 16

患者:何某某,男,34 岁,已婚,职员。

初诊时间:2010 年 8 月 17 日。

主诉:反复排便次数增多 1⁺年。

症见:大便次数增加,日行 3~5 次,泻前腹痛,泻后痛止,大便稀薄,舌质淡,苔薄白,脉弦细。电子结肠镜检查未见异常。

中医诊断:泄泻。

西医诊断:肠易激综合征(腹泻型)。

辨证分型:脾虚湿蕴。

治法:健脾除湿。

拟方:党参15 g,茯苓20 g,白术10 g,薏苡仁20 g,砂仁12 g,山楂15 g,炒麦芽12 g,神曲10 g,乌梅15 g,五味子12 g。共6剂,每日1剂,每日3次,水煎服。

二诊(2010年8月23日):患者诉大便日行2～3次,从稀薄转稠,舌质淡,苔薄白,脉弦细。大便黄软,成条形,日行1～2次,腹痛止。继予前方5剂。

三诊(2010年8月25日):患者诉症状消失,排便正常,无腹痛。

按语:肠易激综合征是一种包括腹痛、腹胀、排便习惯改变、大便性状异常、黏液便等表现的临床症状,是常见的一种功能性肠道疾病。本病起病缓慢,病程多经年累月,呈持续性或反复发作,症状轻重不一。根据其分型多归属中医"便秘""泄泻"等范畴。肠易激综合征的用药,多以健脾和胃、除湿为基本大法,认为本病的病理基础为脾胃虚弱。此病例无器质性改变,电子结肠镜检查无明显异常。患者平素饮酒,喜食辛辣,日久损伤脾胃,致脾胃亏虚,加之患者工作压力大,忧虑恼怒,久郁不解,伤及于肝,肝气不舒,横逆及脾,故以健脾和胃、除湿为治疗原则。方中党参、茯苓、白术、薏苡仁健脾除湿;砂仁辛温,入脾、胃、肾三经,化中焦之湿,行脾胃气滞,温脾胃虚寒而止泻;山楂神曲、炒麦芽消食健胃疏肝,乌梅、五味子涩肠止泻。全方共奏健脾除湿、行气疏肝、涩肠止泻之功。

医案 17

患者:林某某,女,67岁,已婚,退休职工。

初诊时间:2010年4月6日。

主诉:反复腹部隐痛伴排便次数增多4[+]月。

症见:反复腹部隐痛,大便次数增多,每日2～3次,腹痛可在排便后缓解,电子结肠镜检查未见异常,舌质红,苔薄黄,脉细,睡眠差。

中医诊断:泄泻。

西医诊断:肠易激综合征(腹泻型)。

辨证分型:脾虚。

治法:健脾,清热除湿。

拟方:茯苓20 g,白术15 g,薏苡仁20 g,太子参15 g,黄芪20 g,山楂30 g,陈皮 10 g,藿香 5 g,苦参 20 g,赤芍 10 g,元胡 10 g,白芷 10 g,杏仁 10 g。共 7 剂,每日 1 剂,每日 3 次,水煎服。

二诊(2010 年 4 月 13 日):患者诉大便日行 1～2 次,呈细条状,腹痛明显减轻,舌质红,苔薄黄,脉细。继服上方 10 剂。

三诊(2010 年 4 月 23 日):患者诉症状消失。

按语:肠易激综合征是临床常见的一种以肠道生理功能紊乱为主的消化系统疾病,是一组包括腹痛、腹胀、排便习惯改变和大便性状异常但无形态学和生物化学异常的症候群,又称肠功能紊乱、黏液性结肠炎等。其病因大多与精神因素、食物不耐受及药物因素有关。随着社会竞争的加剧,本病发病率明显增高,好发于中青年,女性多于男性。肠易激综合征一般可分为腹泻型、便秘型、混合型及不确定型,属中医"腹痛""泄泻""便秘"等范畴。本案例患者为老年女性,以腹泻为主症,伴见腹痛,便后痛止。患者为老年女性,脾胃虚弱,加之病史有 4$^+$ 月,病久耗气伤阳,脾气更虚。《素问·太阴阳明论》:"阳者,天气也,主外。阴者,地气也,主内。故阳道实,阴道虚。……阳受之则入六腑,阴受之则入五脏。入六腑则身热不时卧,上为喘呼。入五脏则䐜满闭塞,下为飧泄,久则肠澼。"具体说,脾脏病病理特点是"阳气不足,阴气有余",故脾脏病多虚、多寒。腑病病理特点是"阳常有余,阴常不足",故腑病多实、多热。《灵枢·师传》:"胃中寒,肠中热则胀而且泄;胃中热,肠中寒则疾饥,小腹痛胀。"因此,腹泻型肠易激综合征的病理是在脾虚的基础上出现了脾、胃、肠寒热错杂的症状。本方中以辛热温和之药太子参、黄芪、茯苓、白术、薏苡仁、陈皮健脾益气燥湿,以苦寒之药苦参清热燥湿解毒。诸药合用,共奏健脾、除湿、止泻之功。本案例处方用药特点:辛热温和的健脾药与寒冷苦味之药苦参合用,体现了"辛开苦降"的治法。方中以赤芍、白芷、延胡索行气活血止痛,以增强缓解腹痛之苦,睡眠差故加夜交藤。

医案 18

患者:雷某某,女,71 岁,已婚,退休。

初诊时间:2010 年 4 月 6 日。

主诉:排便次数增多伴脐周疼痛半年。

症见:清晨排便次数增多 2～3 次,大便质溏稀,伴脐周疼痛,腹痛而泻,泻后痛止,腰膝酸冷,纳差,舌质淡,苔白腻,脉细。

中医诊断:泄泻。

西医诊断:慢性肠炎。

辨证分型:肾阳虚衰,脾胃虚寒。

治法:温补脾肾,涩肠止泻。

拟方:肉豆蔻6 g,补骨脂15 g,五味子6 g,吴茱萸6 g,陈皮12 g,干姜6 g,茯苓20 g,白术12 g,薏苡仁20 g,藿香12 g,苦参20 g,焦三仙各20 g。共7剂,水煎内服,每日1剂,每日3次。

二诊(2010年4月13日):患者诉大便次数未减,脐周腹痛缓解,饮食尚可,大便初起成形后稀,脉细,舌质淡,苔薄白。前方加防风10 g、白芍10 g,疏肝养脾,继服7剂。

三诊(2010年4月20日):患者诉症状明显缓解。

按语:张景岳云:"五脏之伤,穷必伤肾。"《医学正传》云:"其四脏之于肾,犹枝叶之出于根也。"肾精旺盛能促进人体的生长发育及生殖机能的成熟,肾气是以肾精为物质基础的,故肾精充足则肾气旺盛,人体生长发育健壮。人体各脏腑均有赖于肾的温养,才能发挥其正常的功能活动,正常的功能活动才是推动机体生理活动的动力。肾主五液,开窍于二阴,通过肾气温煦推动脾胃运化,参与饮食代谢维持调节,故亦与粪便的排泄有关。肾之阴阳是人体阴阳之本,直接作用于大便的形成和排泄,即二便之开闭皆肾脏之所主。肾阳不足可出现"冷秘"及"五更泄"。患者于清晨泄泻,伴腹痛、腰膝酸软,皆属肾阳气不足,加之不思饮食,故脾肾虚寒。治宜温补脾肾,涩肠止泻。方中用补骨脂辛苦性热而补命门之火,以温养脾阳。肉豆蔻温脾肾而涩肠止泻;吴茱萸温中散寒除湿,为平补药。主辅相配,脾肾兼治,命门火足则脾阳得以健运,温阳涩肠之力相得益彰。五味子酸敛固涩,合主药敛精益气;干姜温胃散寒,为佐使药。加用陈皮、茯苓、薏苡仁、藿香健脾祛湿。诸药合用,使命门火旺,脾温得运,大肠得固,运化得复,则泄泻得止。

医案 19

患者:孟某,男,45岁,已婚,干部。

初诊时间:2014年6月10日。

主诉:大便次数增多伴腹胀3年。

症见:大便次数增多,每日3~5次,大便不成形,受凉或吃点荤腥食物后即腹泻腹胀,并有腹部隐痛。大便检查未见异常,钡剂灌肠也未见异常。曾服用多种抗生素(阿莫西林、头孢他啶等)均无显著效果。几乎每月数发。病人体胖,手足欠温,自述腹中经常隐痛,疼痛部位大多在左下腹。腹部柔软,无包块等异常体征。舌质淡红,苔白腻,脉沉迟。

中医诊断:泄泻。

西医诊断:慢性肠炎。

辨证分型:脾阳不足,湿邪内生。

治法:温中散寒,健脾化湿。

拟方:太子参、炒白术、炮姜各 10 g,仙灵脾 6 g,茯苓、淮山药、山楂、神曲各 20 g,甘草 3 g。共 5 剂,水煎内服,每日 1 剂,每日 3 次。

二诊(2014 年 6 月 17 日):服药后患者感到腹中有温暖的感觉,特别舒服。加用柴胡 10 g,继给原方 5 剂。

三诊(2014 年 6 月 23 日):腹泻、腹痛已止,但仍有少许腹胀,加用陈皮 10 g,再给原方 5 剂。

四诊(2014 年 6 月 28 日):上述症状已基本消失,嘱其在服药的同时少量吃些荤食,以逐渐适应日常生活及饮食的需要。

按语:本例病人共服 20 剂后恢复正常。病人虽在壮年,但因久病体虚,从中医有关脾胃之古训中求解,认为本病为脾阳不足,寒湿困脾,中焦失衡,运化无权,升降失调所致。方中太子参、白术、淮山药补气健脾;炮姜、仙灵脾散寒温中、健胃肾;茯苓健脾祛湿;山楂、神曲健脾消食滞。药证相投,故疗效满意。

第二节 便 秘

医案1

患者:刘某,女,40 岁,已婚,工人。

初诊时间:2012 年 3 月 6 日。

主诉:排便困难 4 年,加重 10 天。

症见:大便 3 ~ 4 日一行,便质干,排出困难,经常用泻药助便。近 10 天来,大便一直未解,腹部明显胀气,用开塞露灌肠排出少许羊粪状的粪块。现大便 10 天未行,以往便质干,排出困难,停经,面色晦暗,发黄,纳差,睡眠可。舌红,苔黄,脉细数。

中医诊断:便秘。

西医诊断:便秘。

辨证分型:血虚肠燥。

治法:养血润肠。

拟方:党参 15 g,白术 20 g,知母 10 g,木香 10 g,香附 15 g,当归 12 g,枳实 10 g,赤芍 12 g,牛膝 8 g,甘草 10 g,熟地 15 g。水煎服,每日 3 次,连服10 剂。

二诊(2012 年 3 月 13 日):电子结肠镜检查示结肠黑变病。症状同前,舌红,苔黄,脉细数。病久且经停,前后二阴闭塞,宜加强方中养血活血、健脾和胃之力,催药力行经走络,于前方加炙黄芪 15 g,桃仁 25 g,川芎 12 g,焦三仙各 10 g,以培补后天,养血润燥。

三诊(2012 年 3 月 20 日):患者诉每日能排便,排出困难,成块,食欲尚可。舌红,苔黄,脉细数。表现为津亏,遂宜加大滋阴力度,前方加麦冬 12 g,继服。

四诊(2012年3月27日):患者诉每日大便1次,质软,症状好转,月经已来。舌淡红,苔白,脉细。前方继服7剂。

五诊(2012年4月3日):患者诉一般情况较好,舌淡红,苔薄白,脉沉弦。前方去牛膝、焦三仙,缓慢减药以恢复肠道的自身调节功能。7日后复诊,患者排便正常,无明显异常,再继服四诊方1周以巩固疗效,随访3个月未再发病。

按语:符老曾于2010年诊治过该患者,初步诊断患者为津亏所致的肠道涩滞,以力柔和缓的养血润肠方为主,以养血润肠、滋阴润燥;辅以理气除胀,缓柔肝强。因肝主疏泄,有助于大肠传导,肝气郁结,则大肠气机不利、腑气不通。正如《金匮翼·便秘》云:"气闭者,气内滞而物不行也。"现患者经停、便秘,符老考虑患者津亏肠燥,脾胃中焦失于运化,津液精血失化源。宜补养脾胃顾护后天,养血通经开下窍,通大便。患者病久且经停,前后二阴闭塞,正如王节斋曰:"妇人女子经脉不行,多有脾胃损伤而致者。不可随意认作经闭死血,轻用通经破血之药。遇有此证,便须审其脾胃如何。"若因饮食劳倦损伤脾胃,少食恶食,泄泻疼痛,或因误服汗下攻克药伤其中气,以致血少而不行者,只宜补养脾胃,用白术为君,茯苓、芍药为臣,佐以黄芪、甘草、陈皮、麦芽、川芎、当归、柴胡等药。脾旺则能生血,而经自行矣。又有饮食积滞致损脾胃者,亦宜消积补脾。若脾胃无病,果有血块凝结,方宜行血通经。

符老认为,前方共奏祛邪补养之力,已将病因根除殆尽,效不更方。正如张叔承说:"补中益气,健脾和胃,则胃开食进。脾胃和而进饮食,是食足则可生化气血。"气血化源充足,则肠中枯燥可润,肠道传送功能得司,此乃养血润肠、益气培补之功,久之经自行,下窍通矣。

医案2

患者:李某,男,60岁,已婚,退休。

初诊时间:2012年4月10日。

主诉:排便困难4年。

症见:4年前行阑尾手术后,出现排便困难,伴有腹胀、腹痛,便后症状缓解,大便日1次,伴有排便不尽感,在便不成形,伴有不消化食物,未经系统治疗。2012年诊断为乙状结肠与横结肠较长。现症:排便困难,大便日1次,质软不成形,完谷不化,伴有排便不尽感,腹胀、腹痛、纳差,睡眠可。面色萎白,舌淡,苔薄白,脉虚弱。

中医诊断:便秘。

西医诊断:便秘。

辨证分型:脾虚气滞。

治法:健脾和胃,养血理气。

拟方:党参15 g,茯苓12 g,黄连6 g,枳实12 g,当归12 g,半夏9 g,厚朴12 g,白术25 g,甘草10 g,川芎10 g,生地15 g,熟地15 g,赤芍15 g,白芍各15 g,陈皮10 g。共7剂,水煎内服,每日3次。

二诊(2012年4月17日):患者诉服药后症状缓解,但久行则症状加重,有排气困难和腹胀症状。舌淡,苔薄白,脉虚弱。前方加焦三仙各10 g,砂仁6 g。

三诊(2012年4月24日):患者诉服药后症状缓解,平素消化不良,舌淡,苔薄白,脉虚弱。予健脾和胃、养血理气。拟方如下:生地12 g,熟地12 g,砂仁6 g,党参15 g,茯苓12 g,木香10 g,当归12 g,白术25 g,甘草10 g。1周后复诊疗效明显,遂将前方中药量、药味减少,以缓慢撤药并不失于巩固药效。随访半年未复发。

按语:此患者属于术后气虚,行运不畅而成气滞,导致脾胃功能失调,升降失司,寒热互结,气壅湿聚而致。方中枳实味苦、辛,性微寒,归脾、胃、大肠经,善行气理脾;厚朴味苦、辛,性温,善下气散滞,与枳实相须为用,以增强其行气理脾之功;半夏降逆和胃,黄连苦寒以制辛热;再以养血润肠方养血润燥滋阴。《成方便读》曰:"滞为无形之邪,从外而入,客于胸胃之间,未经有形之痰血饮食互结,仅与正气搏聚一处为患。然滞结于肠腑必渐至气滞湿聚而有便后不尽之感,故以枳实破气,厚朴散湿,半夏行痰,自然无胶固难愈之势。但邪之所凑,其气必虚,故必以养血润肠方坐镇中焦、顾护后天脾胃,祛邪扶正,以谷气助脾胃之蒸化耳。"

患者用药之后症状突现隐藏的病因病机,动则耗气,表明气虚未实,故加用焦三仙和砂仁加大健运理脾之力,以开胃纳食,由饮食补养后天之本,助正气祛邪复位。脾主运化,胃主受纳,五脏六腑、四肢百骸皆赖其所消化转输的水谷精微以充养之,故称后天之本、气血生化之源。脾胃气虚,健运失职,胃纳不振,则饮食减少,大便不成形;气血生化不足,脏腑组织器官失于濡养,以致脏腑怯弱,营卫不足,则面色萎白;脾气亏虚,肢体失养,则四肢倦怠;舌淡、苔薄白、脉虚弱,均为中焦脾胃气虚之象。针对本证脾胃气虚,运化无权,气血乏源之病机,治宜补益中焦脾胃之气,以恢复其运化受纳之职。本方之药皆味甘入脾,益气之中有燥湿之功,补虚之中有运脾之力,颇合脾欲甘、喜燥恶湿、喜通恶滞的生理特性,体现了治疗脾胃气虚证的基本大法。

医案3

患者:袁某,女,33 岁,未婚,职员。

初诊时间:2012 年 5 月 5 日。

主诉:排便困难 2 年,加重 1 个月。

症见:大便便质干,排出困难,腹胀,月经量减少,色暗淡,面色无华,头晕目眩,气短懒言,四肢倦怠,纳差,睡眠可,舌淡,苔薄白,脉虚弱。

中医诊断:便秘。

西医诊断:便秘。

辨证分型:气虚血亏。

治法:健脾益气,养血润燥。

拟方:熟地 15 g,当归 12 g,川芎 10 g,赤芍 12 g,生白术 20 g,茯苓 15 g,人参 15 g,甘草 10 g,砂仁 6 g,木香 10 g,焦三仙各 10 g,知母 15 g。共 7 剂,水煎服。

二诊(2012 年 5 月 13 日):患者诉服药后症状缓解,大便 1~2 日 1 次,质软,无腹胀,舌淡,苔薄白,脉虚弱。前方加枸杞 10 g,培补元气,加固养血益气之功。

三诊(2012 年 5 月 20 日):患者诉用药后缓解,而且服用前药后月经已来,血色鲜红,量一般,舌淡,苔薄,脉沉缓。随访 3 个月,未见复发。

按语:符老运用本方与四君子汤加减,合成健脾理气、养血润燥之品,用于气血两虚证。而本患者的便秘症状综合舌苔脉象,宜用人参、熟地益气补血;白术合人参可益气健脾;当归可助熟地补益阴血;白芍养血敛阴;川芎活血行气,使补而不滞,合当归、熟地二药则补血之效益彰,茯苓健脾渗湿;知母可滋阴生津润燥;木香、砂仁长于理气化湿止痛;炙甘草补气益中,配伍人参、白术而助健脾之功,调和诸药之性;焦三仙可健脾开胃,和护后天;数药共奏气血双补之功。《医方考》指出:"血气俱虚者,此方主之。人之身,气血而已。气者百骸之父,血者百骸之母,不可使其失养也。是方也,人参、白术、茯苓、甘草,甘温之品也,所以补气;当归、川芎、芍药、地黄,质润之品也,所以补血。气旺则百骸资之以生,血旺则百骸资之以养。"

二诊加枸杞培补元气,加固养血益气之功。《伤寒绪论》言:"气虚者,补之以甘,参、术、苓、草,甘温益气,有健运之功,……盖人之一身,以胃气为本。胃气旺,则五脏受荫,胃气伤,则百病丛生。故凡病久不愈,诸药不效者,惟有益胃、补肾两途。"

疗效明显则可逐渐减少方中用药,在引领正气祛邪之后,顾护后天之本,以鼓舞本身的正气以固守正位。《医方集解》曰:"参、白术、黄芪、甘草之甘温,所以补脾;当归滋阴而养血。木香行气而舒脾,既以行血中之滞,又以助参、芪而补气。气壮则能摄血,血自归经,而诸证悉除矣。"

医案 4

患者:徐某,男,70 岁,已婚,退休。

初诊时间:2014 年 11 月 4 日。

主诉:大便困难 5⁺月。

症见:大便艰涩难下,便质软,临厕努挣,腹胀伴小腹痛,喜温喜按,面色苍白,大便 2～3 日一行,舌质淡胖,边有齿痕,苔白,脉沉细无力。

中医诊断:便秘。

西医诊断:便秘。

辨证分型:脾肾阳虚。

治法:温补脾肾,润肠通便。

拟方:茯苓 20 g,白术 10 g,薏苡仁 20 g,何首乌 15 g,仙灵脾 15 g,杜仲 15 g,火麻仁 10 g,草决明 15 g,槟榔 15 g,炒莱菔子 10 g,山楂 15 g,神曲 15 g,秦艽 10 g。共 7 剂,每日 1 剂,每日 3 次,水煎服。

二诊(2014 年 11 月 11 日):临厕时间缩短,大便较前易下。继服 7 剂,症状明显好转。

按语:患者以大便艰涩难下为主症,属中医"便秘"范畴。患者为老年男性,年老体衰,各脏腑功能皆不足。脾阳不足,运化无权,传导失司;肾阳亏虚,肠失温煦,寒气内结,鼓动无力,粪便停滞,故见大便艰涩难下,发为便秘,并见腹痛或冷,腹胀,喜温喜按。舌质淡胖,边有齿痕,苔白,脉沉细无力为脾肾阳虚之象。方中以太子参、黄芪、陈皮、茯苓、白术、薏苡仁健脾益气;山楂、神曲消食导滞通便而和胃气;枳实、厚朴、炒莱菔子宽肠行气,协助通便;当归、何首乌、仙灵脾、杜仲温肾益精,养血润肠;火麻仁、草决明增强润下之功。全方共奏温肾暖脾、养血润肠、行气通便之功。本案例为脾肾阳虚便秘,这在老年人中较为多见。肾为先天之本,肾元不足,精气亏虚,肠道失温煦,寒气涩闭,大便难行;脾胃为后天之本,脾虚则生化不能,脾胃不和,升降无度,血行不畅,肠道滞行而发病。这种证型除温补脾阳外,补肾阳更为重要,重用仙灵脾即为此意。

医案5

患者:李某,女,50 岁,离婚,退休职工。

初诊时间:2013 年 10 月 15 日。

主诉:大便干结难解 10^+ 年。

症见:大便秘结,结块或成团,便色褐黑,3 ~ 5 日排便 1 次,便量少,气味恶臭。伴头痛头晕,烦躁易怒,心悸失眠,体倦消瘦,口干舌燥,五心烦热,食不知味,消化不良,小便频数,舌红少津,脉细数。

中医诊断:便秘。

西医诊断:便秘。

辨证分型:血虚津亏,阴血不足。

治法:滋阴补血,清热生津,润肠通便。

拟方:茯苓 20 g,白术 10 g,薏苡仁 30 g,当归 12 g,白芍 15 g,川芎 12 g,生地 15 g,肉苁蓉 15 g,何首乌 15 g,鳖甲 20 g,女贞子 15 g,柏子仁 15 g。共 10 剂,水煎服,每日 1 剂。

二诊(2013 年 10 月 25 日):服药后大便已如常。嘱其多饮水,多食蔬菜,增加膳食纤维,增加运动。

按语:本证多由素体阴虚,津液不足,或热病之后,津液耗伤,或年老体弱,阴血不足,或过食辛辣厚味,醇酒炙煿等均可致津液不足,阴亏则大肠干涩,致大便干结,难以排出。又阴虚生内热,则见烦热、口干、舌红少津、脉细数等一派阴虚火旺之象。针对病机予滋阴补血、清热生津、润肠通便之法。方用增液汤,方中茯苓、白术、薏苡仁健脾生津;当归、白芍补血敛阴、润肠通便;生地滋阴救液、凉血清热、生津润燥;何首乌、肉苁蓉、鳖甲补肾益精、滋阴养血、润肠道、除烦热,为治津枯之佳品;女贞子偏寒滑,柏子仁养血润燥、润肠通便,二药均为种子果仁,取其油多脂润、滑利大肠之性,以治津枯肠燥便秘;诸多养阴药中,加一味辛香善窜之川芎,则无阴凝黏滞之弊,以助药力发挥。诸药共奏滋阴补血、清热生津、润燥滑肠之功,与津枯便秘的病机契合,故能使阴液得滋、热泻得清、肠道得濡,而达增水行舟、结开便通之效。

医案6

患者:刘某,男,38岁,已婚,干部。

初诊时间:2014年3月18日。

主诉:大便困难反复发作7⁺年。

症见:大便困难,费力,7~8日1次,便如羊屎,排出不畅,腹部胀满,肛门灼热,舌红,苔黄厚乏津,脉滑数。

中医诊断:便秘。

西医诊断:便秘。

辨证分型:热结肠燥,宿屎内停。

治法:清热泻火,苦寒泻下。

拟方:黄连6g,黄芩6g,大黄6g(后下),芒硝3g(冲服),厚朴15g,枳实15g,当归15g,鳖甲15g,槟榔15g,麦冬20g,生地20g,桃仁6g,杏仁6g,甘草6g。共5剂,水煎服,每日1剂。

二诊(2014年3月23日):药用后2日大便通畅,5剂后大便基本恢复正常。原方去大黄、芒硝、杏仁、桃仁,加银杏仁10g,续服10剂,并嘱患者每次餐前30 min空腹顿服300 mL冷开水,大便基本正常。

三诊(2014年4月3日):去黄连、黄芩、当归,加银花、茯苓、白术、薏苡仁,继用10剂后症状完全消失,排便恢复正常。

按语:该患者素有便秘病史,加之辛辣之癖,必致胃肠积热。热蕴日久,必灼津液,以致燥屎内结。故见大便干结,硬如羊屎,腹部胀痛,口臭唇疮,面赤身热,小便短赤,烦躁口渴,舌苔黄燥,脉象滑数。治宜清热泻火,苦寒泻下。故方药用黄连、黄芩、大黄、芒硝、厚朴、枳实、槟榔等。急当泻之,实为急下存阴之计,中病即止,不可久服。同时久病必瘀,故用桃仁、杏仁、鳖甲凉血活血化瘀。二诊原方去大黄、芒硝、桃仁、杏仁,加银杏仁滋阴润肠通便,配合生活调理。三诊以健脾益气、调理脾胃为主,故去当归加茯苓、白术、薏苡仁,逐渐恢复肠功能后痊愈。

医案7

患者:王某,女,81岁,丧偶。

初诊时间:2014年5月17日。

主诉:大便难解伴腹部胀痛 1⁺ 周。

症见:腹部胀痛,伴恶心呕吐,饮食不思,大便秘结,舌淡,苔有裂口,边有齿痕,苔薄白,脉细弦。体格检查:腹部膨隆,可见胃肠型,满腹压痛,无反跳痛,肠鸣音减弱,可闻及气过水声。胸腹透视检查:两肺纹理增粗,中上腹可见 5 个大小不等液平。

中医诊断:便秘。

西医诊断:功能性肠梗阻。

辨证分型:肠燥津亏。

治法:益气生津,增水行舟。

拟方:太子参 12 g,生黄芪 18 g,生地 20 g,玄参 15 g,火麻仁 12 g,炒白术 10 g,木香 10 g,番泻叶 2 g,大黄 6 g。共 5 剂,水煎服,每日 1 剂,每日 3 次。

二诊(2014 年 5 月 22 日):服药后药力得展,得矢气而便通,痛缓胀消,欲思饮食,精神转佳。继服 5 剂,症平而愈。

按语:上述验案,《医学真传》云:"通之之法,各有不同,调气以和血,调血以和气,通也;下逆者使之上行,中结者使之旁达,亦通也;虚者助之使通,寒者温之使通,无非通之之法也。"方中太子参、黄芪、白术益气健脾,生地、玄参生津润肠,已达增水行舟之意;木香行气止痛,火麻仁、番泻叶、大黄润肠通便。全方共奏益气生津、增水行舟之功。

医案 8

患者:房某,女,27 岁,已婚,工人。

初诊时间:2014 年 10 月 9 日。

主诉:大便干结 1⁺ 年。

症见:自觉产后 4 个月起大便干结难出,状如羊屎,每日 1 次,曾服麻仁丸等治疗无效,做电子结肠镜检查未见明显异常。小便可,舌淡苔薄白,舌边有齿痕,脉细。

中医诊断:便秘。

西医诊断:便秘。

辨证分型:气血亏虚,通降失司。

治法:养血,润肠通便。

拟方:生地 10 g,当归 10 g,黄芩 10 g,仙鹤草 15 g,百合 30 g,何首乌 10 g,黑芝麻 10 g,玄参 10 g,决明子 3 g,莱菔子 15 g。水煎服,每日 1 剂,每日 2 次分服,共7 剂。

二诊(2014 年 10 月 16 日):服药 7 天后,大便通畅,再按原方服药 5 剂而愈。

按语:在中医上,功能性便秘病因很多,病机也不尽相同,多为阳虚、阴虚、气虚、气滞、热结等。《重订严氏济生方·秘结论治》曰:"夫五秘者,风秘、气秘、湿秘、寒秘、热秘是也。更有发汗利小便,及妇人新产亡血,走耗津液,往往皆令人秘结。"治疗当分虚实论治,依阴阳气血亏虚不同,主用滋阴补血、益气温阳治法,酌用甘温润肠之药;气虚血虚津亏则肠失濡润;肾阳不足,肠失需润则糟粕滞留而成便秘。产后失血过多,或多产耗伤元气,故以生地、当归、百合、何首乌、黑芝麻滋阴养血为重,使气血和调。

医案 9

患者:冷某,男,54 岁,已婚,务农。

初诊时间:2014 年 7 月 19 日。

主诉:排便困难 4⁺ 年。

症见:排便困难,大便质不干,腹部胀满,伴见面色晦暗,四肢不温,畏寒,腰酸,舌淡苔白,脉沉迟。

中医诊断:便秘。

西医诊断:便秘。

辨证分型:阳虚。

治法:温阳通便。

拟方:肉苁蓉 20 g,黄精 20 g,怀牛膝 30 g,吴茱萸 6 g,炮姜 12 g,决明子 10 g,枳壳 20 g,木香 10 g,白术 20 g,莱菔子 30 g,槟榔 10 g,黄芩 9 g,栀子 15 g。水煎服,每日 1 剂,共 5 剂。

二诊(2014 年 7 月 25 日):服药后腹部胀满消失,大便每日 1 次,但仍稍干,上方加玄明粉 3 g,继服 7 剂。

三诊(2014 年 8 月 3 日):服药后大便通畅,每日 1 次,质软。

按语:冷秘是由阳气虚衰,寒自内生,肠道传导无力所致。治宜温阳通便。济川煎由当归、牛膝、肉苁蓉、泽泻、升麻、枳壳 6 味药组成,用于老年人系肾虚便秘者,有温肾、润肠、通便的作用。正所谓"肠胃为海,六经为川",本方温肾养血、润肠通便,方中黄精滋肾润脾、补脾益气,肉苁蓉温补脾阳并能润肠通便,二者重用共为君药。怀牛膝强身健骨,善行于下,入肾以养精;吴茱萸辛温助阳,加黄芩、栀子防过热伤阴。全方温补而无过热,使肾阳得通,气机通畅,大便得下。

医案 10

患者:商某,男,62 岁,已婚,退休。

初诊时间:2014 年 6 月 28 日。

主诉:排便困难 10⁺年。

症见:大便不干但排出困难,且有排便不尽感,每日 3~4 次,大便稀软,纳差,失眠,舌胖大暗淡,脉沉弦。肛门镜检查及直肠指检未见明显器质性病变。

中医诊断:便秘。

西医诊断:便秘。

辨证分型:脾虚气滞。

治法:健脾活血,润肠通便。

拟方:当归 15 g,黄芪 15 g,白术 20 g,枳实 10 g,木香 10 g,槟榔 10 g,厚朴 10 g,桃仁 10 g,丹参 10 g,白芍 30 g,生甘草 6 g。水煎服,每日 1 剂,分 2 次服,共 10 剂。

二诊(2014 年 7 月 10 日):服药后患者排便清爽,每日 1~2 次。守方继服 10 剂,症状消失。

按语:便秘可分为器质性便秘和功能性便秘。对于便秘者应慎用泻下之法,以免耗伤正气。本方中无一味泻药,从健脾理气升脾阳着手,健脾阳升津液而大便自通,白术用量至少 20 g,对脾虚功能性便秘者必效;燥者加火麻仁、郁李仁各 10 g;阳虚者加菟丝子、肉苁蓉各 20 g;气虚者加党参 10 g,可获良效。

医案 11

患者:钟某,女,36 岁,职员,已婚。

初诊时间:2014 年 5 月 27 日。

主诉:大便困难反复发作 1⁺年。

症见:近 1⁺年大便困难,5~7 日一行,质干,面部痤疮明显,晨起口苦,咯黄痰,纳食可,月经不调,经量少,有血块,经行时腹痛、腹胀,舌暗红,苔薄白,脉细。

中医诊断:便秘。

西医诊断:便秘。

辨证分型:肝肾阴虚,虚火上炎。

治法:滋阴柔肝,理气舒郁,清肺解毒。

拟方:柴胡 10 g,赤芍 15 g,白芍 15 g,当归 15 g,枳壳 10 g,香附 10 g,枸杞 15 g,熟地 10 g,续断 10 g,益母草 10 g,瓜蒌仁 30 g,肉苁蓉 12 g,牛膝 15 g,山萸肉 12 g,桑白皮 10 g,连翘 15 g。水煎服,每日 1 剂,共 14 剂。

二诊(2014 年 6 月 11 日):服药后,患者经前乳胀消失,行经时血块减少。脸上痤疮减少,时有疲劳,大便 3 日一行,较顺利,舌暗红,苔薄白,脉细。按原方加菟丝子 20 g,补骨脂 10 g,丹参 15 g,川芎 10 g,泽兰 12 g,减柴胡、枳壳、香附,水煎服,续服 14 剂,每日 1 剂。

三诊(2014 年 6 月 25 日):患者自觉精力较前充沛,此次月经准时,经量较前增多,无血块,无腹痛,无腰膝酸软,大便 2 日一行,较通畅,无其余不适。

按语:符老认为,女子以血为本,以血为用。若女子肝气郁结则肝失疏泄,气机不畅,又因经前冲任之脉血气充盛,血脉壅滞,气血搏结则乳络不畅,肝气不调,故患者有经期乳胀、急躁烦闷。肝血不足,肾精暗耗,肝肾乙癸同源,精血同源,水不涵木,肝肾亏虚则冲任失调,最终影响脾胃运化。治疗应以调畅气机、养血为主,辅以益精填髓、调理冲任。方中四逆散疏肝解郁;香附为女科之主,善入肝经,调理肝气;以当归、枸杞、山萸肉制约疏肝之药性辛散;熟地、续断、牛膝、益母草活血利水通经;后期以淫羊藿、女贞子、菟丝子等补益肾精,使肝肾精血充足,气血运行通畅,阴阳调和,便秘自解。糟粕已出,遂予连翘清热解毒、桑白皮宣发肺气以解表邪治痤疮。

医案 12

患者:徐某某,男,70 岁,已婚,退休。

初诊时间:2011 年 2 月 15 日。

主诉:大便艰涩难下 3⁺ 年。

症见:大便艰涩难下,便质软,临厕努挣,腹胀,伴小腹冷或痛,喜温喜按,面色苍白,大便 2～3 日一行,舌质淡胖,边有齿痕,苔白,脉沉细无力。

中医诊断:便秘。

西医诊断:便秘。

辨证分型:脾肾阳虚。

治法:温补脾肾,润肠通便。

拟方:茯苓 20 g,白术 10 g,薏苡仁 20 g,太子参 15 g,黄芪 10 g,枳实 10 g,厚朴 10 g,陈皮 10 g,当归 10 g,何首乌 15 g,仙灵脾 15 g,杜仲 15 g,火麻仁 10 g,草决明 15 g,槟榔 15 g,炒莱菔子 10 g,山楂 15 g,神曲 15 g,秦艽 10 g。共 3 剂,每日 1 剂,每日 3 次,水煎服。

二诊(2011 年 2 月 18 日):患者诉临厕时间缩短,大便较前易下,舌质淡胖,边有齿痕,苔白,脉沉细。继服 7 剂。

三诊(2010 年 2 月 25 日):患者诉症状明显好转。

按语:患者以大便艰涩难下为主症,属中医"便秘"范畴。患者为老年男性,年老体衰,各脏腑功能皆不足。脾阳不足,运化无权,传导失司,肾阳亏虚,肠失温煦,寒气内结,鼓动无力,粪便停滞,故见大便艰涩难下。并见腹冷或痛,喜温喜按,舌质淡胖,边有齿痕,苔白,脉沉细无力,面色苍白为脾肾阳虚之象。方中以太子参、黄芪、陈皮、茯苓、白术、薏苡仁健脾益气;山楂、神曲消食导滞,通便和胃;枳实、厚朴、炒莱菔子宽肠行气,协助通便;当归、何首乌、仙灵脾、杜仲温肾益精,养血润肠;火麻仁、草决明增强润下之功。全方共奏温肾暖脾、养血润肠、行气通便之功。本案例为老年男性便秘,脾肾阳虚型,全方体现了符老"以补为通"治疗老年性便秘的思想。老年人为虚邪之体,攻之不可太过,不可妄用攻下;若妄以峻力药逐之,则津液去、气血耗,虽渐通而即便秘。临床多在辨证论治的基础上,注重以补为通,用药以平和性味为本,本方在温肾暖脾润肠的基础上,加用火麻仁、当归、炒莱菔子等,其性滑质润、养血润肠而不伤津液。

医案 13

患者:刘某某,男,82 岁,已婚,退休。

初诊时间:2010 年 12 月 7 日。

主诉:大便干结 6⁺ 年。

症见:大便干结如羊屎,伴腹胀及便前腹痛,大便难下,舌质红,苔有裂纹,脉细数。

中医诊断:便秘。

西医诊断:便秘。

辨证分型:津亏肠燥。

治法:滋阴生津,润肠通便。

拟方:(增液承气汤加味)玄参6g,麦冬6g,生地10g,大黄6g,芒硝10g,茯苓20g,白术10g(后下),山楂20g,神曲10g,山药20g,白芍20g。共5剂,每日1剂,每日3次,水煎服。

二诊(2010年12月14日):患者诉大便略软,舌质红,苔少,脉细数。继予7剂。

三诊(2010年12月21日):患者诉大便可下,较初诊明显变软,轻微腹胀,舌质淡红,苔少,脉细。

按语:本患者以大便干燥如羊屎及难下为主症,属中医"便秘"范畴。患者为老年男性,肾精衰竭,津亏血燥,肠道失润,出现大便干结如羊屎,大便结滞肠道则见腹胀,不通则痛,故腹痛。舌质红,苔有裂纹,脉细数为津亏肠燥之象。本案例虽以阴液亏损为主,但大便结滞肠道,热结亦甚,实为虚实夹杂。增液承气汤中玄参、麦冬、生地滋阴生津,大黄、芒硝软肠中燥结。脾胃为生化之源,此方中符老仍注重顾护胃气、益气健脾,仅用茯苓、白术、山楂、神曲、白芍。本案例为老年性便秘,肠燥津枯,虚实并见,治疗以补为通,以补为主,选用大黄、芒硝祛肠中燥结,同时重视脾胃为气血生化之源。大黄苦寒沉降,走而不守,攻下通便泻热;芒硝咸以软坚,苦以降下,寒以清热,为偏软坚润燥法,与大黄合用,攻润相济,共奏润燥、清热、泻下之功。患者燥屎去后,两药即停,以免损津液,燥结愈甚。

医案14

患者:李某某,女,60岁,已婚,退休。

初诊时间:2010年12月14日。

主诉:大便干结难下5⁺年。

症见:大便干结难下,大便3~5日一行,临厕努挣,排便无力,时感下坠感,睡眠差,舌质淡,苔微白腻,脉细弱无力。

中医诊断:便秘。

西医诊断:便秘。

辨证分型:脾胃气虚。

治法：益气健脾,行气通便。

拟方:茯苓20 g,白术10 g,薏苡仁30 g,黄精15 g,女贞子10 g,枳实10 g,厚朴15 g,火麻仁10 g,郁李仁10 g,杏仁10 g,槟榔20 g。共7剂,每日1剂,每日3次,水煎服。

二诊(2010 年12 月21 日):患者诉大便软,排便无力感略减轻,舌质淡,苔微白腻,脉细。继予14 剂。

三诊(2011 年1 月6 日):患者诉症状明显减轻,舌质淡,苔微白腻,脉细。

按语:患者以大便干结难下,排便无力为主症,当属中医"便秘"范畴。患者为老年女性,脾胃虚弱,运化失常,脾升胃降功能失常,影响大肠传导之职,致大便干结难下。气虚则排便无力。脾气亏虚、中气下陷则下坠感明显。舌质淡,苔微白腻,脉细弱无力为脾胃气虚之象。方中茯苓、白术、薏苡仁、黄精益气健脾;枳实、厚朴行气宽肠,运便导滞;火麻仁、郁李仁、杏仁、槟榔润肠通便。本案例为老年性便秘,脾胃气虚型。符老治老年性便秘,分析处方有从肺、从脾、从肾入手,此案例中选用杏仁一药,入肺、大肠经,宣畅气机,肃降肺气,润肠通便。肺气肃降则升降有序,大肠气顺则传导有度,即"上窍开泄,下窍自通",既体现了从肺论治便秘之法,又体现了"腑病治脏,下病治上"的治法。

女性患者便秘,尤为多见,与她们的性格、活动度和饮食有较大关系,有的与妊娠生产有直接关系。因此,治疗时应该男女有别,针对女性患者的生理特点和生活习惯,采用不同于男性的治疗方法更恰当。故符老在临床上对女性患者的方药中常用黄精、女贞子、夜交藤、郁金、芍药、肉苁蓉一类药,以滋阴疏肝为主治之。

医案 15

患者:袁某某,男,93 岁,已婚,退休。

初诊时间:2011 年2 月22 日。

主诉:大便干结8⁺月。

症见:大便干结如羊粪,量少,难下,大便5 日一行,舌质红,少苔,脉细。

中医诊断:便秘。

西医诊断:便秘。

辨证分型:肠燥津枯。

治法：滋阴养液,润肠通便。

拟方：太子参 15 g,柴胡 10 g,玄参 6 g,麦冬 6 g,香附 6 g,砂仁 15 g,生地 6 g,白茅根 20 g,女贞子 10 g,陈皮 6 g,火麻仁 10 g,甘草 6 g。共 7 剂,每日 1 剂,每日 3 次,水煎服。

二诊(2011 年 3 月 1 日)：患者诉大便略软,能下,舌质红,少苔,脉细。继予 14 剂。

三诊(2011 年 3 月 15 日)：患者诉大便变软,2~3 日一行,舌苔薄白,脉细。

按语：患者以大便干结难下为主症,属中医"便秘"范畴。患者为老年男性,脏腑俱虚,气血不足,津液亏损,肠道枯燥,传导失司,不能润下,大便秘结干硬,舌质红,苔少,脉细,为阴虚津亏之证。方中玄参、麦冬、生地滋阴养液,增液行舟以通便;女贞子入肝、肾经,滋养肝肾之阴;白茅根生津止渴,其味甘性寒,但味甘而不腻脾,性寒而不碍胃,利尿而不伤阴;火麻仁助润肠通便;太子参、陈皮、香附、砂仁健脾和胃;柴胡、香附合用疏肝行气解郁。本案例为老年性便秘,证属阴亏肠燥、津枯不润肠,治以增液行舟。脾胃为气血生化之源,仍立足于健脾和胃,使气血生化有源,同时注重从肝论治,疏肝解郁。

临床上 80 岁以上高龄习惯性便秘病人,常以肠梗阻急诊入院,入院后对梗阻性质原因的判断尤为重要,燥屎内结亦可出现机械性肠梗阻类似的临床症状及体征,应仔细鉴别。不少病例在鉴别除外肺病占位和可能的其他疾病后,考虑为宿便嵌顿继发梗阻的,应润肠泻下和经肛门肥皂水低压渗导滋肠,大多可起效。

医案 16

患者：袁某某,男,80 岁,已婚,退休。

初诊时间：2012 年 6 月 6 日。

主诉：大便秘结 5[+] 年。

症见：大便秘结如羊屎,量少,难下,大便 5~7 日一行,腹胀满,或伴腹痛,口干,烦躁,舌质红,少苔,脉细。

中医诊断：便秘。

西医诊断：便秘。

辨证分型：阴虚肝郁。

治法：滋阴疏肝。

拟方:银花 15 g,太子参 20 g,玄参 10 g,麦冬 10 g,生地 10 g,火麻仁 10 g,郁李仁 10 g,柴胡 10 g,白芍 10 g,何首乌 10 g,炒鳖甲 15 g。共 7 剂,每日 1 剂,每日 3 次,水煎服。

二诊(2012 年 6 月 13 日):患者诉大便可下,质略软,腹胀满略减轻,舌质红,少苔,脉细。继予 7 剂。

三诊(2012 年 6 月 20 日):患者诉大便质略干,成条形,腹胀满明显减轻,口干好转,舌质红,少苔,脉细。

按语:患者以大便秘结难下为主症,属中医"便秘"范畴。患者 80 岁,年老体衰,阴血亏耗,肠道枯燥,传导失司,不能下润,见大便秘结如羊屎,燥屎滞结肠道日久生热,腑实内结,不通则痛,见腹胀满或痛;阴血不足,津不上承,见口干。便秘日久,情志抑郁,肝气郁结,易见烦躁。方中玄参、麦冬、生地组成增液汤,滋阴增液,润肠通便,使阴液充足,燥屎才能下行。方中枳实、厚朴、大黄组成小承气,轻下热结;银花助气清热;火麻仁、郁李仁、杏仁增强润肠通便之功;炒鳖甲入肝肾阴分,滋补肝肾之阴,清虚热。太子参味甘、微苦,性平,入脾、肺经,甘能滋补,又能益阴,尤长于补中气,润燥生津;柴胡疏肝解郁,调达肝气;白芍敛阴养血,柔润肝木,郁金行气解郁。本案例仍为老年性便秘,阴虚肝郁兼腑实轻证,虚实错杂。符老在辨证论证的基础上,注重脾胃,考虑情志因素,从肝论证。随着社会的发展,人的寿命延长,我国人口老龄化严重,老年性便秘发病增多,应引起肛肠科医生的重视。治疗老年性便秘,要抓住两个重点:一是虚,虚者气血不足也,益气补血为首要之法;二是顽固,益气补血还得因势利导,不能过急过猛,以防引发他证。再则老年性便秘,除肠失濡润外,肠蠕动无力,运行缓慢,更使大便秘结,加重上诉症状,如此进入恶性循环,故成顽疾。此时调理气机,促使肠道运输能力的提高又是治疗的关键,且不能只治一脏,要五脏兼治,轻重有度方可!

医案 17

患者:蒋某某,男,70 岁,已婚,退休。

初诊时间:2010 年 4 月 6 日。

主诉:大便秘结干硬 5$^+$ 年。

症见:大便秘结干硬,难下,偶燥如羊屎,量少,口干,舌质淡红,少苔,脉细。

中医诊断:便秘。

西医诊断:便秘。

辨证分型:津亏肠燥。

治法:滋阴生津,润肠通便。

拟方:玄参 10 g,麦冬 6 g,生地 6 g,茯苓 20 g,白术 10 g,薏苡仁 30 g,丹参 20 g,何首乌 20 g,五味子 15 g,山楂 20 g,枳实 10 g,厚朴 6 g,火麻仁 15 g,大黄 6 g(后下)。共 7 剂,每日 1 剂,每日 3 次,水煎服。

二诊(2010 年 4 月 13 日):患者诉大便较前略软,舌质淡红,少苔,脉细。继予 14 剂。

三诊(2010 年 4 月 27 日):患者诉大便不再干结,成形,略干,舌质淡红,苔薄白,脉细。

按语:患者 70 岁,年老体衰,五脏皆虚,阴血亏耗,脾胃虚弱,气血生化无源,肠道枯燥,传导失司,不能下润,大便秘结干硬,发为便秘。阴血亏耗,无津上承,则口干、舌红、少苔、脉细为津亏之象。方中玄参、麦冬、生地组成增液汤以养阴生津;何首乌入肝、肾两经,补肝肾,益精血,润肠通便,既可增强生津之力,又能润肠通便;五味子入肺、肾、心经,本方取其益肾固精、生津止渴之效,增强本方滋阴生津之力;丹参活血为佐药,以畅通气血。患者大便燥结滞留肠道日久,兼见腑热,药用小承气汤。枳实、厚朴、大黄软坚润燥,泄热通便,以下燥结。脾胃为气血生化之源,故方中用茯苓、白术、薏苡仁、山楂益气健脾和胃,使气血生化有源,佐用火麻仁增强润肠通便之功。本案例老年性便秘,阴液亏损兼腑实轻证,虚实夹杂。用药特点:重视脾胃,药用白术、茯苓、薏苡仁、山楂;以增液汤滋养阴液为主,小承气汤泻下热结为辅,使阴液得复,燥屎得以通下。老年性便秘多为虚秘,偶虚实夹杂,气血虚衰,肠道枯燥,传导无力,便干结硬,日久生热,往往还表现腑实证。治疗上常常使用增液承气汤加益气补血药,入太子参、何首乌、黄精、当归、大枣、枸杞就是此目的,其中何首乌、黄精补肝肾、益精血,是必用之药。

医案 18

患者:刘某某,女,29 岁,已婚,职员。

初诊时间:2011 年 3 月 1 日。

主诉:大便干结难下 2$^+$ 年。

症见:大便困难,3 ~ 7 日一行,时感腹部不适,大便干结难下,临厕时间长,便后腹部不适感减轻或消失,舌质淡红,苔薄黄,脉弦。

中医诊断:便秘。

西医诊断:肠易激综合征(便秘型)。

辨证分型:脾虚滞结。

治法:健脾行气消胀。

拟方:苦参20g,黄柏20g,紫花地丁10g,草决明15g,虎杖20g,茯苓20g,白术10g,薏苡仁20g,山楂20g,夜交藤15g,五味子15g,枣仁15g,槟榔15g。共7剂,水煎服,每日1剂,每日3次。

二诊(2011年3月8日):患者诉症状有缓解,临厕时间缩短,大便稍软,舌质淡红,苔薄黄,脉弦。再予14剂。

三诊(2011年3月22日):患者诉症状消失,大便黄软成形,2~3日一行。

按语:在临床上,肠易激综合征便秘型比腹泻型少见,西医认为其原因主要与胃肠动力学异常和胃肠激素分泌异常有关,其他还与脑—肠轴异常、内脏感觉异常、精神及心理异常、社会因素有关。中医对肠易激综合征的认识,可归属于"大便难""脾约""便秘""阴结""阳结""郁症"等范畴。对其发病机制的认识主要有肝气郁结,肝脾不和,气机郁滞;脾胃虚弱,情志失调,致肝脾不和;肝郁阴亏;肝气郁结;暴忧暴怒,气机壅塞;胃气上逆,肺失宣降,气机郁滞;脾胃湿热;气滞血瘀等。由此可见,各位医家对本病的看法可谓百花齐放。本案例中,符老运用清热解毒燥湿之苦参、虎杖、黄柏、紫花地丁,加入健脾益气燥湿的白术、茯苓、薏苡仁,辛开苦降、平调寒热。方中山楂消食导滞和胃,草决明清肝润肠通便,槟榔行气导滞通便,夜交藤、五味子、枣仁合用安神助眠。方中白术为符老健脾常运用药,其性温,味甘、苦,入脾、胃经,《本草求真》称其为"脾脏补气第一要药"。重用白术时有润肠通便之功,曾有报道重用生白术对于脾气亏虚型便秘具有良好效果。现代药理学实验证实,白术有促进常温分泌和促进肠蠕动的作用。全方共奏健脾益气、燥湿、和胃、润肠通便、清热安神之功。综上所述,符老对于本案例病机认识应为"脾虚滞结、寒热虚实错杂"。患者平素喜食辛辣,日久伤脾胃,脾气亏虚,运化无权;或因生活、工作压力大,情志抑郁、恼怒日久,肝郁及脾,脾气亏虚失运化,水湿不运,蕴久生热,热灼津伤,而见大便干结难下。水湿不运,肠道失司,糟粕难行,见大便黏滞难下。病久脾阳受损,阳虚则寒,而糟粕内停,湿热内生,故本病例虚实寒热错杂,脾虚为本。符老认为本病其本在脾虚,滞结为实,阳虚则寒,滞结日久生热,治当健脾益气为本,平调寒热,方中再以安神之药佐之,不忘因病久后患者的情志影响。

医案 19

患者:周某某,女,30 岁,已婚,职员。

初诊时间:2010 年 4 月 6 日。

主诉:大便黏滞难下 4$^+$月。

症见:大便 2~3 日一行,或干或稀,大便黏滞难下,临厕半小时以上,或伴腹胀、腹痛,大便后腹胀、腹痛缓解,舌质绛红,苔薄白,脉弦。

中医诊断:便秘。

西医诊断:肠易激综合征。

辨证分型:脾虚湿蕴。

治法:健脾除湿通便。

拟方:太子参 15 g,茯苓 20 g,白术 10 g,薏苡仁 30 g,杏仁 10 g,槟榔 20 g。共 5 剂,每日 1 剂,每日 3 次,水煎服。

二诊(2010 年 4 月 11 日):患者诉大便较前易下,仍感黏滞,舌质绛红,苔薄白,脉弦。继予 5 剂,症状消失,日行大便 1 次,成形。

三诊(2010 年 4 月 16 日):患者诉症状消失,日行大便 1 次,成形。

按语:肠易激综合征属于胃肠功能紊乱性疾病,指的是一组包括腹痛、腹泻、排便习惯改变和大便性状异常,黏液便持续存在或间歇发作,而又缺乏形态学和生化学异常改变的症候群,是最常见的一种功能性肠道疾病。中医认为肠易激综合征与肝、脾、肾、胃及大肠关系密切。本患者目前以"大便黏滞难下,临厕半小时以上"为主症,属中医"便秘"范畴。本案例见大便黏滞难下,属脾虚湿盛表现,脾虚运化功能失常故见腹胀。治当健脾除湿。方中太子参、茯苓、白术、薏苡仁健脾除湿,杏仁、槟榔共奏行气导滞之功。此案例中,符老仍以健脾益气除湿为基本治疗大法,加槟榔、杏仁行气导滞通便。

对肠易激综合征,符老的看法是,要从病因入手,此病与患者精神因素、情志有密切关系,多数病人有各种原因引起的紧张、压抑、郁闷、过激等精神因素反应。故符老主张在调和脾胃的同时,还应注重平肝治疗。因此,对此类病人拟方时常加入五味子、柏子仁、郁金、芍药、柴胡等疏肝安神之品。

医案 20

患者:陈某某,女,35 岁,已婚,职员。

初诊时间:2010 年 4 月 27 日。

主诉:大便干结 1⁺月。

症见:大便干结难下,3～7 日一行,腰膝酸软,睡眠差,偶伴便鲜血,舌质红,少苔,脉细。

中医诊断:便秘。

西医诊断:便秘。

辨证分型:阴津亏虚。

治法:滋阴养血,润肠通便。

拟方:玄参 12 g,麦冬 12 g,生地 12 g,太子参 6 g,槟榔 20 g,火麻仁 10 g,夜交藤 15 g,杭菊 20 g,炒鳖甲 20 g。水煎服,每日 1 剂,每日 3 次,连服 7 剂。

二诊(2010 年 4 月 13 日):患者诉大便得下,且下后腹中舒坦,脉细有力,舌质好,苔薄白。继服 7 剂。

三诊(2010 年 4 月 20 日):患者诉症状消失,嘱饮食荤素搭配,多食粗纤维食物或益生菌调整肠道菌群。

按语:此患者主诉大便干结难下,当属中医"便秘"范畴。历代医家对便秘的病因、病位、分类以及辨证施治的认识,各有独到之处。综合起来其病因为热结、气滞、寒凝及气血津液亏虚,导致大肠传导功能失常。在分类上有"热秘""气秘""冷秘""虚秘""风秘""食秘"等。现代多根据中医虚实寒热辨证纲领,结合其病因、病机,将便秘分为实秘与虚秘两大类。此患者虽为中年女性,但却体现出一派阴虚症状;阴津亏耗,大肠津液不足,无水行舟,致使传导不利,出现便秘、腰膝酸软、舌红、少苔、脉细数均为阴精不足所致。故治宜滋阴清热生津、润肠通便。方中玄参、麦冬、生地滋阴增液,润肠通便,使阴液充足,肠道得润,燥屎才能下行。加用炒鳖甲增强其功效。槟榔、火麻仁润肠通便。因患者睡眠差,故加用夜交藤。此方玄参、麦冬、生地合用即为增液汤,加用炒鳖甲,增其养阴生津之功,平补用槟榔、火麻仁共奏滋阴养液、泻下热结之功,使阴液得复,而燥屎得通,此即"增水行舟"之法。

医案 21

患者:龚某某,男,54 岁,已婚,工人。

初诊时间:2010年4月6日。

主诉:大便困难反复发作6年。

症见:大便干燥难下,5～6日一行,腹胀满而痛,先时用麻仁润肠丸等尚有效,近数月亦不起作用,脉细少力,舌质淡,苔薄白。

中医诊断:便秘。

西医诊断:便秘。

辨证分型:气阴两虚,燥热兼杂。

治法:益气养阴,润肠通便。

拟方:茯苓20g,白术20g,薏苡仁20g,太子参12g,黄芪12g,杏仁10g,桃仁10g,玄参12g,麦冬12g,火麻仁10g,郁李仁10g,枳实15g,厚朴15g,槟榔20g,大黄6g。水煎服,每日1剂,每日3次。

二诊(2010年4月13日):患者诉大便得下,且下后腹中舒坦,气力精神转佳,诊脉细有力,舌质淡,苔薄白。前方去大黄,槟榔减为10g,继服7剂。

三诊(2010年4月20日):患者诉症状消失,嘱饮食荤素搭配,多食粗纤维食物。

按语:老人便秘与一般习惯性便秘不同,因为患者年事已高,多有阴虚血燥、气虚不运等基本问题,同时亦难免燥热、气滞等夹杂其中。所以,单纯润肠药往往用处不大,而单用泻法又易引起正气愈虚等问题。此方以黄芪、太子参、茯苓、白术健脾益气,玄参、麦冬滋阴生津养血,共奏治本之功,以其本虚也,且皆于通便有利;厚朴、枳实行气;大黄泄热通便,不后下免其致泻伤中之弊;杏仁、桃仁、火麻仁润肠通便。全方共奏益气养血、润肠通便之功。此方的特点:一为选用黄芪、太子参、白术、茯苓等健运中气;二为选用玄参、麦冬等滋阴养血润燥;三为选用大黄、枳实、火麻仁、郁李仁、杏仁、桃仁通便祛邪热。全方取其滋阴培元、益气养血、润肠通便之意,方中富含"增水行舟"之法。便秘一为实秘,一为虚秘。本病属中医"虚秘"范畴,临床较为多见。中医腑证多从虚实入手,亦有"虚虚实实"之说,对临床辨证有明显的指导意义。如张仲景针对阳明腑实证中常出现的"热结旁流",率先指出乃腑实证,燥屎内结所致。不用"利",而用承气汤治之,表面看是反治,实际上是抓住了病的实质。

医案22

患者:张某,男,68岁,已婚,务农。

初诊时间:2014 年 3 月 4 日。

主诉:大便困难 5^{+}年。

症见:大便困难,干结,呈团块状,6~7 日 1 次,气味甚臭,伴头晕、心悸、失眠、体倦、乏力,口干舌燥,舌红少津,脉细数。既往长期服用果导片、番泻叶泻剂维持排便,且有逐渐加重趋势。经大肠造影检查、电子结肠镜检查均未见异常,结肠传输试验提示为结肠慢传输型便秘。

中医诊断:便秘。

西医诊断:便秘。

辨证分型:中气不足,津液亏乏。

治法:益气养阴,润肠通便。

拟方:炙黄芪 15 g,何首乌 15 g,白芍 15 g,肉苁蓉 15 g,太子参 20 g,女贞子 20 g,生地 15 g,柏子仁 15 g,鳖甲 15 g,川芎 12 g,甘草 6 g,火麻仁 10 g,银杏仁 10 g。水煎服,每日 1 剂,共 7 剂。

二诊(2014 年 3 月 12 日):大便畅通,便质转润。效不更方,去川芎加茯苓、白术、薏苡仁各 15 g,水煎服,继用 7 剂,并配合调理饮食,养成定时排便习惯。2 个月后恢复如常,停药半年未见复发。

按语:该患者病程日久,年老体弱,加之长期服用峻下药,必伤脾胃,致使中气不足,津液亏虚。治宜益气养阴,润肠通便。药用黄芪、太子参、何首乌、肉苁蓉、女贞子、生地、柏子仁、鳖甲、火麻仁等。粪便下行,既需动力,又需津液,犹如舟在水中行,二者缺一不可,故治以益气养阴药物,并加用柏子仁、肉苁蓉、火麻仁等以润肠通便,一推一润,粪便自当畅行。

医案 23

患者:潘某,女,29 岁,未婚,职员。

初诊时间:2015 年 1 月 3 日

主诉:大便困难半年,加重 2^{+}月。

症见:大便 1 周 1 次,不甚干结,排便不爽,脘腹胀满,右胁痛,烦躁易怒,食少,经前乳房胀痛,月经正常,舌红,苔白略腻,脉弦。

中医诊断:便秘。

西医诊断:便秘。

辨证分型:肝气郁滞,腑气不通。

治法:行气导滞,通便止痛。

拟方:木香 10 g,槟榔 15 g,莱菔子 15 g,陈皮 15 g,厚朴 15 g,川芎 15 g,枳壳 15 g,柴胡 15 g,当归 20 g,茯苓 20 g,白术 10 g,薏苡仁 20 g,郁金 10 g。共 7 剂,水煎服,每日 1 剂。

二诊(2015 年 1 月 10 日):服上方 5 剂,大便 2 日 1 次,排便较前明显通畅,唯右胁仍痛,苔白,脉略弦。气为血之帅,气行则血行,气滞则血行不畅,在上方中加入延胡索 15 g,以行气活血止痛。

三诊(2015 年 1 月 18 日):服上方 7 剂,大便每日 1 次,便质正常,偶有排便不爽,右胁痛明显好转,唯食欲无明显改善。上方加入山楂、神曲各 20 g,以消食和中,疏肝解郁。

四诊(2015 年 1 月 25 日):服上方后,诸疾皆瘥。随访 3 个月未复发。

按语:本例为气秘。气秘是因情志不遂,肝失条达,肝失疏泄,肝气郁滞,气机不畅,腑气不通所致便秘。《金匮要略浅注补正》曰:"肝主疏泄大便,肝气既逆,则不疏泄,故大便难。"气机郁滞,腑气不通,则便秘,大便不爽;肝气郁滞,经脉不利,则脘腹胀满,右胁痛,烦躁易怒,经前乳房胀痛;肝气犯胃,胃失和降,则食少;脉弦亦为气滞之象。《证治汇补·秘结》云:"气滞者疏导之。"选用木香承气汤合柴胡疏肝散加减。方中木香、槟榔、厚朴、莱菔子行气导滞、消食通便除胀满;川芎、陈皮、柴胡、枳壳疏肝解郁、行气止痛,助木香、槟榔、厚朴行气导滞;当归养血润肠,补肝体,防止辛散太过。

医案 24

患者:龚某某,男,54 岁,已婚,干部。

初诊时间:2013 年 9 月 3 日。

主诉:大便干燥难解半年。

症见:大便干燥难下,5~6 日 1 次,腹胀满而痛,长时间用麻仁润肠丸等有效,近数月不起作用,脉细弱,舌质淡,苔薄白。

中医诊断:便秘。

西医诊断:便秘。

辨证分型:气血不足,燥热内结。

治法:益气养血滋阴,润肠通便。

拟方:茯苓20 g,白术20 g,薏苡仁20 g,太子参12 g,黄芪12 g,杏仁10 g,桃仁10 g,玄参12 g,麦冬12 g,火麻仁10 g,郁李仁10 g,枳实15 g,厚朴15 g,槟榔20 g,大黄6 g。共7剂,水煎服,每日1剂。

二诊(2013年9月10日):服药后大便得下,且下后腹中舒泰,气力精神转佳。上方继服7剂,巩固治疗。

按语:老人便秘与一般习惯性便秘不同,因为患者年事已高,多有阴虚血燥、气血不运等基本问题,同时难免有燥热、气滞等夹杂其中。所以单纯润肠药往往用处不大,而单用泻法又易引起正气愈虚等问题。此方以黄芪、太子参、茯苓、白术健脾益气;玄参、麦冬滋阴生津养血,共奏治本之功,以其本虚也,且皆于通便有利;厚朴、枳实行气;大黄泄热通便,不后下免其致泻伤中之弊;杏仁、桃仁、火麻仁润肠通便。全方共奏益气养血滋阴、润肠通便之功。

医案25

患者:陶某,男,39岁,已婚,干部。

初诊时间:2013年10月8日。

主诉:大便困难2$^+$月。

症见:大便困难,虽有便意,临厕努挣,挣则汗出,时有气短,大便不硬,5~6日乃行,时有腹胀,伴有神疲肢倦、乏力、口中异味等,舌质淡,边有齿痕,苔薄白,脉细。

中医诊断:便秘。

西医诊断:便秘。

辨证分型:脾虚气弱,清阳不升,浊气不降,传导无力。

治法:补中益气,健脾升阳。

拟方:黄芪12 g,太子参12 g,茯苓20 g,白术20 g,薏苡仁20 g,白芍12 g,升麻10 g,柴胡12 g,何首乌15 g,五味子15 g,砂仁12 g,厚朴20 g,枳实20 g,槟榔20 g,火麻仁10 g。共7剂,每日3次,水煎服。

二诊(2013年10月15日):服药后排便通畅,2日1次,余症消失。

按语:便秘是大便秘结不通,排便时间延长,或虽有便意,而排便困难。食物经脾胃消化吸收后运化至肠道,在肠道吸收后传送至大肠而成便,排出体外。体质或生活中饮食不当、情志不畅、过度安逸等因素,均能导致内伤脾胃,再加之屡服泻药,使脾胃更伤,运化失常,脾失升清,胃失降浊,则大肠不能正常传送糟粕,形成腑气不通,大便秘结。符老以补中益气汤加减治疗此患者,用黄芪、太子参、白术、茯苓健脾益气,增强脏腑功能;用柴胡、升麻二味升举下陷之脾气,更有利于大便的排泄;厚朴、枳实、槟榔、火麻仁等泄热润肠通便。便秘有虚实之分,此例属虚证。因脾胃气虚,以致运化失司,升降失常,津亏肠燥,便行涩缓而发病。治宜健脾和胃、生津润燥为主,临床上用补中益气汤治疗。但补中益气汤以补气升举之功著称,生津润燥之力不足,加用枳实、厚朴增强传导之力,加槟榔、火麻仁泄热润肠弥补补中益气汤之不足。

第三节　内　痔

医案1

患者:满某,女,65 岁,已婚,退休。

初诊时间:2012 年 8 月 21 日。

主诉:间歇性便血 8 年,加重 10 天。

症见:间歇性便血,近 10 天来便血呈喷射状,色鲜红,血常规基本正常,其中血红蛋白 100 g/L。脉结代,舌质暗红,苔黄腻。

中医诊断:内痔。

西医诊断:内痔。

辨证分型:血热妄行。

治法:清热凉血止血。

拟方:地榆炭 10 g,槐花炭 10 g,黄芩 10 g,仙鹤草 30 g,椿根皮 12 g,连翘 10 g,金银花 15 g,全瓜蒌 30 g,三七粉 3 g(冲服)。共 7 剂,每日 3 次,水煎服。

二诊(2012 年 8 月 28 日)：上方共服 7 剂,便调血止,患者满意。

按语：地榆炭、槐花炭能凉血止血、解毒敛疮,炒炭能增加止血效果；黄芩、连翘、金银花清热解毒利湿；全瓜蒌开肺宽肠以通便；三七化瘀止血、活血定痛,用于各种内、外出血证,有止血而不留瘀、化瘀而不伤正的特点。诸药合用共奏凉血止血、清热利湿、润肠通便之功。

医案 2

患者：杨某,女, 38 岁,已婚,个体。

初诊时间：2012 年 6 月 8 日。

主诉：便血 10$^+$ 年,加重 5$^+$ 月。

症见：便血,量时多时少,色淡质稀。伴有少腹坠胀,纳差神疲,少气太息,头晕目眩,舌淡,苔白,脉左细右弱。肛镜检查：见齿线以上右前、右后位各有一囊状物,质软,表面有数个出血点。

中医诊断：便血。

西医诊断：内痔。

辨证分型：肝郁脾虚,脾不统血。

治法：调和肝脾,益气摄血。

拟方：茯苓 20 g,白术 10 g,薏苡仁 20 g,陈皮 10 g,太子参 10 g,当归 12 g,赤芍 20 g,柴胡 12 g,黄芩 12 g,黄芪 30 g,槐花 20 g,仙鹤草 20 g。共 5 剂,水煎服,每日 1 剂。

二诊(2012 年 6 月 14 日)：便血已止,余症均减,心情较前明显好转,唯仍感乏力神疲,舌脉同前。予归脾丸以善其后。

按语：患者便血日久,加之抑郁伤肝,遂致肝脾不和,肝郁则血无所藏,脾虚则统摄失职,故便血不止。其治疗,若只疏肝郁,必致脾土更虚而使便血加重；若补弱土,亦恐更阻中焦而倍木滞,唯调和肝脾乃为良策。故取养肝柔肝、疏木解郁、健脾和中、益气摄血、疏木扶土之剂而获全功。

第四节　外　痔

医　案

患者:耿某,女,36 岁,已婚,无业。

初诊时间:2012 年 9 月 11 日。

主诉:肛门突发肿物疼痛 2 天。

症见:肛缘肿物不能还纳,质硬而痛不可忍。既往体健,否认慢性器质性疾病,舌质暗红,苔薄黄,脉弦。肛门局部检查:截石位,肛缘 6 点方向见蚕豆大小肿物,表皮色紫,触之痛,质略硬,无出血。

中医诊断:外痔。

西医诊断:血栓外痔。

辨证分型:气滞血瘀,肠燥络伤。

治法:活血化瘀,消肿止痛。

拟方:防风 10 g,秦艽 10 g,金银花 15 g,黄芩 10 g,归尾 10 g,土茯苓 15 g,玄胡 10 g,赤芍 10 g,全瓜蒌 30 g。共 7 剂,水煎服,每日 1 剂。

外治法:宁痔洗液外洗热敷,每日 2 次,紫色消肿膏外敷。

二诊(2012 年 9 月 18 日):上方服 7 剂痛减便调,继服 5 剂。10 天后消肿痛止。

按语:防风、秦艽、玄胡疏风活血止痛;归尾、赤芍、桃仁活血化瘀消肿;金银花、土茯苓、黄芩清热利湿解毒;全瓜蒌开肺宽肠以通便。宁痔洗液、紫色消肿膏具有清热解毒、活血止痛的作用。内外兼治,常获全功。

第五节　内外痔

医案1

患者:朱某,男,49岁,已婚,工人。

初诊时间:2012年10月9日。

主诉:间歇性便血伴肛门肿物脱出8年,加重2年。

症见:患者8年前无明显诱因大便时滴鲜血,伴肿物脱出,脱出物便后能自行还纳。近2年来出血加重,呈喷射状,便后多次晕倒,肛内突出物需用手按压方可还纳,曾用止血药物治疗,效果不佳。伴有口苦咽干,胃脘痞满,食少便秘,肛门灼痛,小便黄,舌质红,苔黄厚腻,脉弦数。肛门检查:齿线处1~3点方向、4~6点方向、9~11点方向各有2 cm×1 cm×1 cm、2 cm×1 cm×1 cm、2 cm×1 cm×1 cm大小的红色囊肿物脱出于肛外,顶端有散在出血点。

中医诊断:内外痔。

西医诊断:混合痔。

辨证分型:湿热下注。

治法:清热利湿,活血止血,软坚收敛,消肿止痛。

拟方:草决明20 g,煅牡蛎15 g,马勃15 g,黄柏15 g,甘草6 g,黄连10 g,黄芩15 g,槐角15 g,地榆30 g,熟大黄30 g,枳实12 g,茯苓15 g。共7剂,水煎服,每日1剂。

二诊(2012年10月17日):服药7剂后,血止,口苦咽干、胃脘痞满等症状消失,二便通畅,舌质淡,苔薄黄,脉细数。上方去黄连、黄芩、熟大黄、枳实,加黄芪20 g、当归12 g、大枣4枚。

三诊(2012 年 10 月 24 日):服药 14 天,痔核明显缩小无脱出,仅见 6 点方向、11 点方向分别有 0.9 cm×0.9 cm×0.4 cm、0.4 cm×0.4 cm×0.2 cm 大小的内痔。继服药 32 天再检查,痔核已全部萎缩,追踪 1 年无复发。

按语:符老认为,内痔的病因以脏腑本虚为主,在各种诱因的影响下,如七情过度、饮食不节、便秘、痢疾、久坐或负重、竭力远行等均可使脏腑阴阳失调,气血不足,湿热内生,下趋大肠,血脉不行,筋脉横解而成痔。用清热解毒、活血止血、软坚收敛、消肿止痛的清痔饮内服,意在消除痔静脉的扩张和瘀血,促使痔核萎缩而痊愈。

医案 2

患者:冯某,男,54 岁,已婚,干部。

初诊时间:2012 年 11 月 6 日。

主诉:肛门肿物脱出疼痛 4 天。

症见:患者于 4 天前因 3 天未解大便,下蹲努挣后,肛门肿物脱出不能还纳,活动行走不便,舌质淡红,苔薄黄腻,脉弦。肛门检查:胸膝位,2～5 点方向、6～7 点方向、8～11 点方向分别有约红枣大小的肿物,伴有内痔脱出,黏膜紫红,无明显出血点,触痛明显。

中医诊断:内外痔。

西医诊断:混合痔。

辨证分型:气滞血瘀,湿热壅滞。

治法:清热利湿祛瘀,行气消肿止痛。

拟方:苏木 30 g,朴硝 30 g,川芎 15 g,草乌 15 g,红花 15 g,赤芍 15 g,黄柏 15 g,川椒 10 g。共 7 剂,水煎熏蒸 10 min,待温度适中则坐浴或用毛巾蘸药热敷于患处 20 min,每日 1 次。

二诊(2012 年 11 月 13 日):用药后疼痛减轻,原方加鱼腥草、马齿苋各 20 g,共 3 剂,每日 1 剂,早、晚各 1 次。熏洗热敷后,疼痛减轻,肿块稍有缩小,继用上药 9 剂,疼痛消失,肿块消失后留有皮赘,随后做混合痔外剥内扎术,痊愈出院。

按语:内痔嵌顿、外痔发炎、肛门术后水肿均为肛门局部气滞血瘀、湿热之邪壅滞的标实证。符老针对病因,以苏木、红花、赤芍清热凉血祛瘀、消肿止痛;川芎、草乌宣泄肿毒、温经通络;花椒解毒止痛;朴硝清热祛瘀、软坚消肿;鱼腥草、马齿苋清热解毒。全方水煎局部熏洗,促进局部血液循环,从而达到疏通经络、行气活血、消肿止痛的功效。

医案3

患者:刘某,男,40岁,已婚,公务员。

初诊时间:2012年12月4日。

主诉:便血1$^+$月。

症见:1个月前因大便干燥,排便困难,便后带少量鲜血,数日后症状加重,出现肛门灼热、下坠,未曾治疗。2日前因饮酒后出血增加,前症加重,便干难解,3~4日1次,小便短赤,舌红,苔黄,脉弦数。

中医诊断:内外痔。

西医诊断:混合痔。

辨证分型:血热肠燥。

治法:清热止血,润肠通便。

拟方:槐花12g,侧柏叶10g,炒荆芥10g,枳壳10g,防风10g,生地15g,地榆10g,仙鹤草15g,麻仁9g,生甘草10g。共7剂,水煎服,每日1剂。

二诊(2012年12月11日):便血已止,肛门仍感灼热不适,大便略干,舌淡红,苔微黄,脉弦。此系余热未尽,应继清余热。继用前方5剂而痊愈。

按语:本案痔疮以内热实证为主要临床表现。患者饮食起居调摄不当,实热和糟粕互结肠腑,郁而化燥致大便秘结。热邪迫血妄行,溢于肠络之外,则便血频频,且自觉肛门灼热、下坠不适。若患者调摄饮食,以清淡为主,再给以苦寒清热、润燥之剂内服,则痔疮、便结、出血或稍可痊愈。但患者不慎饮食,复又饮酒,酒性辛热,更使燥热加重,出现便结,3~4日1次,小便短赤,便时出血加重,舌红、苔黄、脉弦数系血热肠燥实热征象。治宜清热润燥,止血通便。案中所用乃《普济本事方》槐花散加减。槐花、生地、地榆、侧柏叶清肠热、凉血止血,清解肠腑已成之湿热,再加仙鹤草以加强止血作用;荆芥、防风祛风胜湿;麻仁润肠通便,加枳壳行气以助大肠传导之功;甘草和中补虚,调和诸药。此方对于湿热内蕴之痔疮便血实热证,颇为适宜。

医案4

患者:李某,女,52岁,已婚,职员。

初诊时间:2013 年 1 月 8 日。

主诉:便血 10$^+$天。

症见:便后流鲜血,每次流血量 20 ~ 30 mL,每日次数不等,伴少腹隐痛、头晕心慌,舌淡,无苔,脉沉数。肛门检查:胸膝位,约 4 点方向处有 1.5 cm × 1.5 cm × 1 cm 大小的痔核,充血水肿,有血迹。

中医诊断:内外痔。

西医诊断:混合痔。

辨证分型:脾气不足,失于统摄。

治法:温补脾肾。

拟方:灶中黄土 25 g,熟地 30 g,白术 18 g,炙甘草 18 g,熟附子 9 g,黄芩 6 g,阿胶 15 g(烊化),侧柏叶 9 g(炒)。共 7 剂,水煎服,每日 1 剂。

二诊(2013 年 1 月 15 日):服药 2 剂后出血大有好转,昨日大便 3 次,仅有 1 次少量流血,今日大便未流血,头晕心慌消失。改健脾养心之归脾丸以善后。

按语:《金匮要略》云:"下血,先便后血,此远血也,黄土汤主之。"灶中黄土性温入脾,合白术、附子以复中州之气,固出血之本;又用阿胶、熟地、甘草滋肾养血、补益阴血。又虑辛温之品致热出血,佐黄芩之苦寒制之,加用侧柏叶增强止血作用。遂收补气益阴、脾气统摄功用恢复之效。

医案 5

患者:张某,女,34 岁,已婚,护士。

初诊时间:2012 年 3 月 12 日。

主诉:便时肛门块物脱出伴疼痛 2 周。

症见:便时肛门块物脱出,不能还纳,疼痛,胀痛,偶有便血,量少,色鲜红,大便干燥,头晕,疲倦,右臂微痛,舌质红,苔黄腻,脉细数。

中医诊断:内外痔。

西医诊断:混合痔。

辨证分型:湿热下注。

治法:清利湿热。

拟方:茯苓 9 g,猪苓 6 g,赤苓 6 g,焦稻芽 9 g,薏苡仁 9 g,杭甘菊 6 g,海桐皮 6 g,槐角 9 g,当归 6 g,酒桑枝 6 g,丝瓜络 6 g,大蓟、小蓟各 6 g。共 7 剂,水煎服,每日 1 剂。

二诊(2012 年 3 月 19 日):患者症状全消。

按语:茯苓、猪苓、赤苓、薏苡仁渗湿宁心、利水以化湿热;当归、大蓟、小蓟养血、润肠止痛、破瘀生新;桑枝、丝瓜络通经活络、散风利关节;海桐皮祛风除湿;杭甘菊清热祛头风;焦稻芽消食导滞开胃;槐角化湿热疗痔疮。

医案 6

患者:林某,女,34 岁,已婚,干部。

初诊时间:2012 年 4 月 12 日。

主诉:肛门块物脱出伴疼痛 3 天。

症见:肛门块物脱出,用手可还纳,疼痛,刺痛,夜眠不安,烦躁,头胀痛,舌质红,苔浮黄,脉细弦。

中医诊断:内外痔。

西医诊断:混合痔。

辨证分型:湿热下注,肝阳上亢。

治法:清热利湿,养肝安神。

拟方:朱茯神 6 g,陈皮 6 g,制半夏 6 g,净槐米 9 g,地榆炭 9 g,大贝母 6 g,石决明 12 g,夜交藤 9 g,蒲公英 9 g,珍珠母 9 g。共 7 剂,水煎服,每日 1 剂。

按语:朱茯神、夜交藤补心安神定志以治失眠;陈皮、制半夏、大贝母理气和中、利湿散结、清热化痰;杭甘菊清风热,净槐米、地榆清热利湿,治肠风痔血;珍珠母、石决明平肝除风热,镇心坠痰以治头胀。

医案 7

患者:王某,男,39 岁,已婚,干部。

初诊时间:2014 年 11 月 9 日。

主诉:便时肛门块物脱出反复发作半年。

症见:大便时肛门块状物脱出,不能自行还纳,肛门疼痛,难忍,眠差,舌红,苔黄腻,脉弦数。

中医诊断:内外痔。

西医诊断:混合痔。

体格检查:膝胸位,肛旁3点方向、7点方向、9点方向、11点方向块状物脱出,3点方向、7点方向水肿,触痛,直肠指检阴性。诊断为混合痔。

治法:入院行手术治疗,术后恢复顺利,症状缓解。

按语:符老认为,不管什么原因、何种因素,其结果都是痔区血液回流障碍,曲张成痔,故而痔是由于痔区血管的改变而形成的一个病理实体,该实体内有曲张的动、静脉和肥厚的结缔组织,由于该理论所引出的治则取得了显著的疗效,所以临床上无症状的痔无须治疗。痔的治疗在于消除痔引起的出血、疼痛等症状,而不在于消除痔核本身,即针对每一例患者,选取不同的疗法,如无效则考虑手术治疗。中药治疗上可采用活血化瘀、扶正祛邪之法辨证指导。本例患者为痔反复发作,内痔则应考虑手术治疗,因病人每每采用药物、坐浴等疗法,效果均不明显,故应辨证施治为宜。

医案8

患者:辛某,男,39岁,已婚,干部。

初诊时间:2014年7月9日。

主诉:肛门块物脱出伴疼痛3⁺月。

主诉:肛门块物脱出伴疼痛3^+月。

症见:肛门部疼痛难忍,大便干燥带血,失眠,舌红,苔薄白,脉细。

中医诊断:内外痔。

西医诊断:混合痔。

辨证分型:湿热下注,心肾不交。

治法:清热利湿,养心安神。

拟方:地榆炭、远志、夜交藤各6 g,茯神、合欢皮、蒲公英各9 g,猪苓、赤苓、赤芍各6 g,朱砂安神丸9 g(冲服)。

二诊(2014年7月17日):肛门疼痛缓解,痔核缩小,水肿减轻。继守上方,另予苦参汤坐浴,7日后症状消失。

按语:Ⅰ期、Ⅱ期内痔以便血为主,很少引起疼痛,只有当内痔脱出嵌顿后气血壅滞,肿胀明显,组织代谢障碍时才会引起疼痛。结缔组织外痔一般多无疼痛症状,当外痔发炎或血栓形成时出现疼痛。符老指出,在从气滞血瘀、湿热下注论治时,应同时予以养心安神、平肝镇痛之法。地榆炭可化湿热,通大便,消痔,治肠风便血;肾阴不足、心阳浮越而心烦失眠,夜交藤、茯神、远志、合欢皮、朱砂安神丸可补心安神定志以治失眠;赤芍破瘀活血;猪苓、赤苓益心利水渗湿。阴不足者便燥而痔难愈,汤、丸合用药力更专,共奏清热、润肠、消肿止痛、凉血止血之功。

医案 9

患者:杜某,男,35 岁,已婚,干部。

初诊时间:2014 年 6 月 13 日。

主诉:便后滴血伴肛门疼痛反复发作 2$^+$年。

症见:便血,滴血,色鲜红,量少,无黏液血便及里急后重,小便自解通畅。肛门检查:膝胸位,直肠指检 3 点方向、7 点方向、12 点方向齿线上下扪及囊状物,未扪及狭窄、硬结等占位,指套无染血。

中医诊断:内外痔。

西医诊断:混合痔。

辨证分型:湿热下注。

治法:予患者在局麻下行混合痔外剥内扎术。术后体温正常,第 3 日午后有发热症状,微恶风寒,体温 37.9℃,纳差,头晕。因怀疑患者术后感染,予抗感染治疗,用药 5 日无效。体温波幅在 37.4~38.2℃。辨证:患者病延数日,低热持续,又症见神倦乏力、纳差、大便不畅、头晕、舌淡红、脉细数,病之本已非外感,应为脾胃虚弱所致。治宜益气生血,甘温除热。方用党参、黄芪各 30 g,陈皮、升麻、炙甘草各 6 g,柴胡 12 g,芍药、防风、白术各 9 g。水煎服,每日 1 剂。服药 3 剂,发热已退,饮食可,大便通畅,诸恙悉除。

按语:肛肠科疾病与脾胃密切相关。脾胃为后天之本,脾胃不健,中土气虚,症见消化不良、腹泻、痞满不舒。元气不足者,体质变弱,抵抗力下降,神疲倦怠,纳谷不香,四肢无力,头晕,气短,自汗畏寒,气虚发热等。脾胃气虚而致中气下陷,可有脱肛、腹胀等。脾胃气虚,统摄失司,脾不统血,往往出现便血。治以调补中气,可用补中益气汤。方中重用黄芪、党参,白术、甘草健脾和中;当归补血,助黄芪补气养血;陈皮理气贯中;升麻、柴胡升提阳气,疏泄邪热而助君药扶正祛邪。

医案 10

患者:张某,男,48 岁,已婚,务农。

初诊时间:2013 年 11 月 26 日。

主诉:便后肛门肿物脱出、间断便血4年,加重伴肛门疼痛2天。

症见:肛门肿物脱出、疼痛,还纳困难,便血,滴血或喷血,血色鲜红,量多,伴头晕乏力,舌质红,苔黄,脉数。肛门检查:膝胸位,肛缘11点至2点方向、5点至7点方向各见肿物脱出,皮肤黏膜覆盖,跨齿线上下,6点方向处黏膜外翻、糜烂。直肠指检示肛内未见异常。实验室检查未见异常。

中医诊断:内外痔。

西医诊断:混合痔。

辨证分型:湿热下注。

治法:清热利湿,消肿止痛。

拟方:荆芥30 g,防风30 g,银花20 g,侧柏叶15 g,枳壳20 g,芒硝10 g,苦参20 g,槐花15 g,蒲公英15 g,大黄6 g,陈皮10 g。上药水煎30 min,每剂取液1500 mL,坐浴20~30 min,每日1次。

二诊(2013年12月7日):治疗10余日后,肛门肿痛消失,无便血,便后肛门偶有肿物脱出,可自行还纳,恢复正常生活。

按语:痔是肛肠科常见病、多发病,中医学认为本病的发生主要与外感六淫、内伤七情、饮食不节、劳役失当、瘀血阻滞有关。因此,治疗上采用中药坐浴之法以达到清热解毒、活血化瘀、消肿止痛之功。方用大黄、芒硝清热解毒、软坚散结、消肿止痛;苦参、荆芥、防风祛风燥湿、杀虫止痛,三药合用治湿疮毒,外用不仅有抗菌消炎作用,还有止痒、收敛、减少渗出的功能;槐花有凉血、收敛止血的作用;蒲公英清热解毒、收敛生肌;侧柏叶凉血散结消肿;银花、陈皮、枳壳具有凉血行气止痛的功效。

医案 11

患者:唐某,男,49岁,已婚,工人。

初诊时间:2013年12月17日。

主诉:肛门块物脱出伴疼痛3[+]天。

症见:肛门块物脱出,不能还纳,疼痛较剧烈,大便难解,欲解不能,舌暗红,苔黄,脉弦涩。肛门检查:膝胸位,见7点至11点方向肛缘皮肤水肿,无破溃,质韧,触痛(+),直肠指检未查。

中医诊断:内外痔。

西医诊断:混合痔。

辨证分型:气血凝滞,瘀热互结。

治法:活血化瘀,消肿祛湿。

拟方:苦参 30 g,蒲公英 30 g,蛇床子 20 g,五倍子 30 g,地肤子 20 g,桃仁 10 g,金银花 20 g,陈皮 10 g,枳壳 10 g,川芎 10 g。便后熏洗坐浴 20 min,然后用蜂珍膏外敷患处,嘱切忌久坐,休息 1 周。

二诊(2013 年 12 月 22 日):5 日后复查,肿痛减退。肛门检查:膝胸位,见肛缘皮肤水肿明显缩小,嘱继续治疗,1 周后症状消失,恢复工作。

按语:痔,多由外感湿热、燥热邪气,内伤饮食、情志而来,起势急骤,疼痛剧烈,内服药物鞭长莫及,外用药物直截了当,祛湿消肿、活血化瘀,堪为所用。药中苦参、蒲公英、金银花清热解毒、止痛消肿,川芎、桃仁活血化瘀;地肤子、蛇床子、五倍子软坚散结;陈皮、枳壳行气止痛。诸药化气入络,洗而循表入里,配以消肿止痛外敷,共使肿痛减、痔消,甚为见效。

医案 12

患者:黄某,男,29 岁,未婚,职员。

初诊时间:2015 年 5 月 7 日。

主诉:便血 1+ 周。

症见:便血,点滴而下,色鲜红,每次 5~10 mL,舌红,苔薄白,脉滑。肛门镜检查:3、7、11 点方向齿线上下见囊状物,静脉曲张隆起,充血明显,未见溃疡及新生物。

中医诊断:内外痔。

西医诊断:混合痔。

辨证分型:湿热下注,血热妄行。

治法:清热化湿,凉血止血。

拟方:黄芩 10 g,黄柏 10 g,制大黄 5 g,赤芍 15 g,丹皮 10 g,生地 15 g,炒槐花 10 g,地榆炭 15 g,芦根 15 g,生甘草 3 g。水煎服,共 7 剂,每日 1 剂。

二诊(2015 年 5 月 15 日):服药 5 剂后便血即止,嘱戒酒辣之品,多食水果蔬菜,保持大便通畅。

按语:痔的病理因素虽有"痔疮形名亦多般,不外风热燥湿源"的认识,但就临床来看,最常见的仍是热邪致病。常见的热邪有风热、湿热、燥热、热毒等,尚有肠燥血热、阴虚火旺等致病者。朱丹溪谓"痔疮专以凉血为主",因而符老在治疗肛门疾病时,在辨证施治的同时,专重于清热凉血。临床上常以黄芩、黄柏、生地、大黄等清热凉血;辅以地榆、槐花、芦根等清热凉血止血;佐以当归、赤芍、枳壳、升麻调血散瘀顺气;荆芥、防风以疏风;郁李仁、火麻仁以润燥;车前子、茯苓以利湿。经过长期临床应用和观察,证明其对痔疮出血、疼痛总有效率高达90%以上。本案例中,患者平素嗜食酒辣之品,脾胃受损,运化失司,湿热内生,下注魄门,血热妄行,而以便血为主症,血色鲜红,点滴而下;舌红、脉滑、直肠黏膜充血均乃下焦湿热之象。符老治便血分实证、虚证辨治。青年人便血多为实证,乃血热妄行所致,故血色鲜红,点滴而下,无明显虚象。符老用三黄汤和凉血地黄汤加减治疗,以黄芩、黄柏、大黄为主药,清热化湿;大黄兼能凉血止血;赤芍、丹皮、生地凉血;炒槐花、地榆炭、芦根皆能凉血止血。此方也用于痔瘘术后,还可起到清热解毒、凉血止血的功效。

第六节 肛窦炎

医案 1

患者:杨某,男,57 岁,教师。

初诊时间:2014 年 1 月 14 日

主诉:肛门坠胀 20⁺年。

症见:肛门坠胀,分泌物易染内裤,肛门偶感疼痛,无发热瘙痒,久行后分泌物尤多,伴心烦易怒,口苦纳差,大便正常,小便淋漓,舌质红,苔黄腻,脉濡滑。肛门检查:肛周皮肤潮红,轻微糜烂,肛门镜下见(膝胸位)7 点方向处齿线红肿,肛乳头肥大 0.3 cm,色灰白,7 点方肛隐窝凹陷明显。直肠指检肛门紧缩,7 点方向轻度触痛。

中医诊断:肛门坠胀。

西医诊断:慢性肛窦炎。

辨证分型:湿热下注。

治法:清热解毒。

拟方:(熏洗方)苦参30 g,金银花20 g,野菊花20 g,黄柏10 g,赤芍10 g,蛇床子10 g,龙胆草10 g,地肤子10 g,乌梅10 g。同时配合内服方以治其本,用三黄汤加减:苦参20 g,黄柏10 g,黄芩10 g,金银花10 g,黄连10 g,白芷10 g,牛膝10 g,黄芪15 g,薏苡仁15 g,茯苓12 g,白术12 g,车前子12 g。水煎服,每日1剂。

二诊(2014年1月20日):两方并用5剂后,分泌物明显减少,潮红皮肤变暗。继进4剂,分泌物更少,肛周皮肤接近正常。

三诊(2014年1月25日):停止内服,再熏洗6剂,分泌物消失,皮色如常,痊愈。

按语:高秉钧《疡科心得集》云:在下部者,俱属湿火湿热,水性下趋故也。湿性重浊,常先伤于下,湿性黏滞易于化热。中医无肛窦炎病名,一般以症状归于“后重”“肠风”“痔疾”范畴。多因肺脾肾虚,久坐久行,素嗜肥甘厚味、辛辣刺激之物,着凉饮冷,致湿邪热毒流注肛门,而出现坠胀灼痛,久久不散。与清代余师愚《疫症条辨》中“疫症移热于大肠,里急后重,亦白相兼,或下恶垢,或下紫血”的描述近似。苦参,清利湿热邪毒,对急性期因肛窦积粪引起细菌繁殖,毒力正盛时消炎甚强。可配赤芍、地肤子、蛇床子、银花、野菊花等清热凉血之品,促使硬肿消散吸收。药液灌肠,直达病所,故收效较好。中药内服以清热解毒、健脾利湿为主,茯苓、白术、薏苡仁、黄芪健脾利湿;苦参、黄连、黄柏、黄芩、金银花清热解毒;牛膝、车前草引火下行、清利湿热,内服外用共奏奇功。

医案2

患者:叶某,女,64岁,已婚,退休。

初诊时间:2014年2月25日。

主诉:肛门坠痛4天。

症见:肛门坠痛,呈持续性,站立加重,卧位减轻,便血,舌质红,苔白,脉缓。肛门检查:膝胸位,直肠指检示6点方向齿线部触痛明显,肛门镜下见肛内较多脓血性分泌物,6点方向齿线部肛窦红肿充血,以止血钳触之,疼痛较剧。

中医诊断:肛门坠痛。

西医诊断:肛窦炎。

辨证分型:毒火炽盛。

治法:清热解毒,化瘀定痛。

拟方:金银花20 g,赤芍12 g,紫花地丁20 g,苦参20 g,鳖甲15 g,杭菊花10 g,败酱草20 g,白芷10 g,石斛10 g,大黄6 g。水煎服,每日1剂,共服7剂。配合苦参汤熏洗坐浴。

二诊(2014年3月5日):服药后诉坠痛消失。守方继服5剂而痊愈。

按语:一般认为肛窦炎是湿热为患,其中湿重者缠绵难愈;热重者易化毒侵入肌腠而成脓或成痈。此例即湿热蕴毒,将成肛痈(肛旁脓肿)之前兆。有资料报道,95%的肛窦炎可演化为肛旁脓肿,并最终演变成为肛瘘。也就是说,肛窦炎—肛旁脓肿—肛瘘是一个疾病的3个不同发展阶段,三者有前后因果的关系。因此,治疗肛窦炎实际上就是对肛瘘的早期治疗。本方以金银花、紫花地丁、苦参、菊花清热解毒;赤芍、鳖甲、白芷凉血活血化瘀;石斛、大黄滋阴润燥通便。同时配合外用药,调治及时,常可免于成痈手术之苦。

第七节 肛 瘘

医 案

患者:李某,男,48岁,已婚,工人。

初诊时间:2014年5月18日。

主诉:肛门包块时溃时闭反复发作3年。

症见:面容憔悴,脉细而无力,舌质淡,舌苔厚腻。肛门检查:膝胸位,3 点方向距肛门 5 cm 有一瘘口,瘘口四周皮肤呈暗红色,压之有稀薄脓水溢出,直肠环增厚且纤维化。

中医诊断:漏疮。

西医诊断:高位复杂性肛瘘。

辨证分型:气阴两虚。

治则:益气养阴。

拟方:太子参 30 g,生黄芪 15 g,黄连 10 g,土茯苓 15 g,金银花 30 g,连翘 10 g,天花粉 15 g,白芷 10 g,赤芍 10 g,白芍 10 g。共 10 剂,水煎服,每日 1 剂。同时予宁痔洗液坐浴,每日 2 次。

二诊(2014 年 6 月 7 日):治疗半月余,见患者气阴渐复,在继服汤剂巩固的同时,将局部伤口适当扩口,达到不蓄脓为准。检查局部无红肿,遂入院行手术治疗,扩大伤口,消除管腔,以探针找到肛瘘内口,行肛瘘挂线手术。

以上疗程 2 个月,伤口痊愈。再次复查,患者精神抖擞,容光焕发,体格强壮,伤口愈合良好。

按语:此例特点之一是患者整体状况不佳,身体虚弱,且瘘管蓄脓引流不畅。如当时手术,恐怕身体无法承受。故宜先补正祛邪,以益气养血、清热解毒汤药口服,是补正祛邪,使正气胜以抗邪;引流是祛邪扶正,引邪外出以固正,即所谓"祛邪而不伤正",二者不可偏废。

此例特点之二是肛瘘处于感染期,手术时潜在的窦道和内口复杂,处理不当会使伤口愈合缓慢,且复发率高。此例手术治疗:第一步需要扩口引流,扩口宜充分,足够大的外口才可保证引流通畅;第二步解决内口,正确地处理内口是手术成功的关键。

第八节 肛周白斑

医 案

患者:黄某,男,57 岁,已婚,干部。

初诊时间:2014 年 5 月 29 日。

主诉:肛周瘙痒不适 6⁺年。

症见:感肛门部皮肤粗糙,瘙痒难忍,夜间尤甚,舌红,少苔,脉细。

中医诊断:浸淫疮。

西医诊断:肛周白斑。

辨证分型:气血亏虚。

治法:补气益血,生肌敛疮,杀虫止痒。

拟方:黄芪 50 g,党参 30 g,当归 12 g,白术 15 g,肉桂 6 g,连翘 20 g,皂角刺 10 g,甘草 9 g。水煎服,每日 1 剂,连服 10 剂。苦参 20 g,黄柏 10 g,五倍子 15 g,蛇床子 15 g,地肤子 15 g,防风 10 g,陈皮 10 g,白鲜皮 10 g,石榴皮 10 g,苦楝皮 15 g,芒硝 10 g。水煎外洗,每日 2 次,连用 1 个月。

按语:白斑病较为顽固,多见于女性外阴,肛肠科少见。临床中医药治疗可采用补气益血、生肌敛疮之法,用药根据临床随证加减。本案例患者因工作压力大,时常精神紧张,近 6⁺年来自觉肛门周围瘙痒不适,经地方医院检查诊断为"肛门白斑",未予重视。近 3⁺月来患者感肛门部皮肤粗糙,瘙痒加重,严重影响工作与生活。患者于当地医院行火针治疗,每周 3 次连续治疗 2⁺月,症状缓解,遂出院。出院后 3 个月情况良好。近 1⁺月来症状发作,瘙痒较前明显,故而来求诊。初诊时予清热解毒、杀虫止痒诸药外用熏洗未见显效,另嘱其用外用洗剂外洗,每日 1 ~ 2

次,每次 3～5 min,治疗半个月来自觉症状开始缓解,经治疗 1⁺月后痊愈出院,嘱以后每日坚持洗 1 次。患者于今日在门诊检查,肛周皮色良好,未见红肿潮湿,症状消失,患者自述治疗后未再发作。

第九节　肠　痈

医　案

患者:柳某,女,45 岁,已婚,干部。

初诊时间:2014 年 6 月 8 日。

主诉:阑尾慢性穿孔 3⁺月。

症见:腹痛隐隐,大便秘结,患者于地方医院经大量使用抗生素抗感染治疗,病情已基本控制,时有右下腹隐痛不适,B 超检查示阑尾穿孔后右下腹脓肿形成,约有 2.6 cm×3.5 cm,面白,舌暗淡,脉弦。

中医诊断:肠痈。

西医诊断:慢性阑尾炎。

辨证分型:瘀毒内壅,化腐成脓。

治法:活血解毒排脓。

拟方:(薏苡附子败酱散合大黄牡丹汤加减)败酱草 30 g,薏苡仁 15 g,黄芪 15 g,附子 5 g,金银花 20 g,冬瓜仁 10 g,赤芍 10 g,皂角刺 10 g,大黄 9 g。水煎服,每日 1 剂,共 7 剂,忌食辛辣香燥之物,嘱清淡饮食。

二诊(2014 年 6 月 15 日):大便较前通畅,但右下腹时有隐痛,活动时加剧,脉弦紧。原方上加黄芪 20 g,以益气扶正、托里排毒。

三诊(2014 年 6 月 25 日):患者自述饮食后胃脘部不适,脉沉紧,B 超检查示阑尾脓肿约 2.0 cm×1.6 cm,较初诊时明显缩小,大便干,苔微黄,脉弦硬。原方加乌贼骨 15 g、玄明粉 6 g(冲服),共 4 剂。

四诊(2014 年 7 月 10 日):B 超复查示阑尾及周围未见异常,疾病痊愈。

按:该患者阑尾炎穿孔后经大量抗生素治疗,症状消失,但 B 超检查示有脓肿形成。于方中重用败酱草 30 g,连翘、金银花清热解毒为君;冬瓜仁、薏苡仁、赤芍、皂角刺活血散结为臣;大黄通腑泄热、消肿活血,附子温化散瘀,共为佐;黄芪益气扶正、消肿排脓为使。守方治疗,随证加减,食后胃脘部不适加乌贼骨制酸和胃,大便干燥加玄明粉,助大黄通腑,治疗 2 个月而痊愈。

第十节 肛门失禁

医 案

患者:宗某,男,58 岁,已婚,工人。

初诊时间:2014 年 8 月 10 日。

主诉:大便不能自控 3 个月。

症见:3 个月前于当地医院行肛瘘手术,术后从切口处流黄水,继则大便从切口溢出,难以自控。肛门检查:肛门右前侧有手术瘢痕,其侧上方有跨齿线肿物隆起。肛门皮肤神经敏感性检查:左侧皮肤对刺激的感觉稍差。直肠指检:肛管松弛。

中医诊断:肛门失禁。

西医诊断:肛瘘术后肛门失禁。

辨证分型:脾肾两虚。

治法:补肾健脾,升提固脱。

拟方:黄芪12 g,党参10 g,升麻12 g,柴胡6 g,当归6 g,炙甘草6 g,白芍12 g,白术10 g。水煎服,每日1剂,共7剂。嘱患者多做提肛运动。

二诊(2014年8月17日):服药后自诉稍有好转,干便时可以控制,稀便时难以控制,告知患者继续提肛锻炼,上方继服7剂后改补中益气丸口服,2个月后随诊,患者自诉症状已经缓解。

按语:本案为肛瘘术后肛门失禁。肛瘘手术后破坏了肛门括约肌,导致肛门失禁,大便不能自控。中医上,肾主二便,脾主肌肉,治疗当从补肾健脾、升提脾阳入手。同时,医者今后更应注意肛瘘手术应把肛门功能保护放在首位,避免给病人带来医源性伤害。

第十一节　肛门疼痛

医案1

患者:焦某,男,74岁,已婚,退休。

初诊时间:2014年10月5日。

主诉:肛门疼痛1$^+$月。

症见:肛门疼痛,夜间尤甚,刺痛或跳痛,大便尚可,小便可,时有嗳气,情志不舒,舌淡,苔白腻,脉弦。肛门检查:膝胸位,肛周触痛,皮色正常。直肠指检:直肠空虚,未扪及狭窄、硬结占位。

中医诊断:肛痛。

西医诊断:肛门疼痛。

辨证分型:气滞血瘀。

治法:疏肝理气止痛。

拟方:苦参20 g,银花10 g,黄柏6 g,紫花地丁6 g,当归10 g,柴胡10 g,白芍6 g,郁金6 g,茯苓20 g,白术10 g,元胡10 g。水煎服,每日1剂,共7剂。

二诊(2014年10月13日):诉肛门疼痛明显减轻。原方去茯苓、白术,继服7剂而愈。

按语:肛门疼痛是指肛门内及肛门直肠周围疼痛,为多种肛门直肠疾病所共有。其病因如肛裂、外痔、脓肿、异物损伤、手术之后等,但有一种为神经性肛门疼痛,经检查没有任何器质性病变,即神经官能症。中医辨证多为肝气郁结、气滞血瘀,不通则痛,治宜疏肝理气止痛。

医案2

患者:晏某,女,48岁,已婚,工人。

初诊时间:2014年9月27日。

主诉:痔PPH后2⁺年,肛门疼痛不适1⁺年。

症见:痔PPH后感肛门疼痛,坠痛不适,无便血,无黏液便,面色萎黄,纳差,大便偶有便血,小便可,舌淡,苔黄腻,脉弦细。

中医诊断:肛痛。

西医诊断:痔术后肛门疼痛。

辨证分型:气滞血瘀,夹杂热毒。

治法:清热泻火解毒,活血化瘀,理气止痛。

拟方:茯苓20 g,白术10 g,薏苡仁30 g,山楂10 g,神曲10 g,苦参20 g,五味子15 g,陈皮10 g,虎杖15 g,香附6 g,菟丝子15 g。水煎服,每日1剂,共7剂。

二诊(2014年10月7日):服药后症状缓解。肛门镜检查:直肠黏膜稍有充血,未见钛钉残留,未见溃疡、糜烂等。上方加元胡、白芷,继服7剂,理气止痛。

按语:符老指出,痔术后气血不畅,瘀血阻络,不通则痛。治当理气止痛。然胃肠之痛,多为脾胃虚弱,故而应健脾益气为主,方中茯苓、白术、薏苡仁、陈皮理气健脾、补脾虚,苦参、虎杖理气,再加以中药熏洗外用,共奏理气活血之效。

第十二节　肛门坠胀

医　案

患者:刘某某,女,58 岁,已婚,职员。

初诊时间:2010 年 5 月 18 日。

主诉:肛门坠胀 1$^+$月。

症见:近月余,肛门坠胀灼热,不疼痛,纳差,神疲乏力,舌边有齿痕,舌质紫,脉涩。电子结肠镜检查:直肠炎。

中医诊断:肛门坠胀。

西医诊断:直肠炎。

辨证分型:脾气亏虚。

治法:补中益气,升阳举陷。

拟方:太子参 15 g,黄芪 15 g,茯苓 20 g,白术 20 g,当归 10 g,升麻 6 g,柴胡 12 g,薏苡仁 20 g,银花 20 g,紫花地丁 15 g,杏仁 10 g,秦艽 9 g。水煎服,每日 1 剂,每日 3 次,连服 7 剂。

二诊(2010 年 5 月 25 日):诉肛门坠胀减轻,仍灼热,饮食和睡眠不佳,舌质淡,苔薄白,边有齿痕。组方:太子参 15 g,黄芪 15 g,升麻 10 g,柴胡 12 g,银花 20 g,赤芍 12 g,生地 12 g,夜交藤 15 g,何首乌 15 g,五味子 15 g。继服 7 剂,每日 1 剂,每日 3 次,水煎服。

按语:脾胃居中焦,为脏腑气机之本,若脾胃气机升降失常,可见清气不升,出现精神倦怠、肢体乏力、腹胀、肛门坠胀等。本案例患者为老年女性,年老体弱,机体阴阳气血不足。《素问·上古天真论》云:"女子……七七,任脉虚,太冲脉衰少,天癸竭,地道不通,故形坏而无子也。"本案例患者脾气亏虚而症见肛门坠胀、纳差、神疲乏力等,故治宜补中益气、升阳举陷。以补中益气汤加味治疗,方中黄芪补中益气、升阳,为主药;太子参、白术健脾益气,为辅药;陈皮理气,当归补血,均为佐药;升麻、柴胡助主药升提下陷之阳气,为使药。患者肛门内灼热,加用银花、紫花地丁、秦艽清热解毒。全方共奏补中益气、升阳举陷之功。二诊患者症状减轻,肛内灼热感仍有,且感睡眠差,故以原方加减,增强滋阴安神之力。此方特点:重在以补中益气汤为基础方,升阳举陷、健脾益气,治疗肛门坠胀。补中益气汤出自《脾胃论》,由黄芪、人参、白术、陈皮、当归、升麻、柴胡、炙甘草组成,具有健脾益气、升阳的功效。主治脾胃气虚,少气懒言,四肢乏力,身热有汗,饮食无味等。此处用于治疗脾气虚所致肛门坠胀。

第十三节 腹 胀

医案1

患者:秦某,女,60岁。

初诊时间:2014年6月16日。

主诉(母亲代诉):腹胀2个月。

症见:患儿自出生后即发现腹胀呈膨隆状,于当地医院做腹部平扫见腹部结肠胀气明显,结肠增宽,无积液。经服药及肛管排气治疗,腹胀未见明显改善。初诊时患儿腹部胀满,触诊硬,腹壁青筋暴露,肠鸣矢气,啼哭不安。询问其家属患儿每日大便3~4次,夹有未消化食物残渣,色黄,有热腥气,舌质红,苔薄白。

中医诊断:腹胀。

西医诊断:先天性巨结肠。

辨证分型:肝失疏泄,脾失健运,气滞胃肠。

治法:调和肝脾。

拟方:醋柴胡、白芍、枳壳、甘草、砂仁、金铃子、青陈皮、木香、乌药各 3 g,水煎服,每日 1 剂,分 3 次服。

二诊(2014 年 6 月 26 日):前方服 10 剂,矢气频作,腹胀明显减轻,腹壁青筋已不显露,大便每日 1~3 次,大便溏薄,色褐,有黏液及未消化食物,舌苔乳白。此为肝气和、脾运复的表现,继用原方加炒麦芽,嘱每隔 1 日服 1 剂,以巩固疗效。

按语:本病通过中医中药改善小儿排便功能,促进其自我恢复,避免西医手术治疗之苦。临床上重症病例应该积极手术治疗,无须手术治疗者应严格掌握适应证,辨证施治。先天性巨结肠又称肠管无神经节细胞症,是由于直肠或结肠远端肠管持续痉挛,粪便瘀滞近端结肠,使该段肠管肥厚、扩张,是小儿科常见的先天性肠道畸形。先天性巨结肠是以部分性或完全性结肠梗阻,合并肠壁内神经节细胞缺如为主要特征的一种婴幼儿常见的消化道畸形。对此病的认识和发展已有 200 余年的历史。1940 年,Tiffin 等人首先提出巨结肠是早期神经节缺乏的肠壁蠕动发生紊乱的结果。1950 年,Swenson 从病理上把神经节缺乏性巨结肠与其他类型的巨结肠区别开来,其特点为受累胃肠段远端肌间神经细胞缺如,使肠管产生痉挛性收缩、变窄、丧失蠕动能力致使近端肠管扩张,继发性代偿扩张肥厚。此病有明显的家族发病倾向,可能为多基因遗传,故应予重视,结合本病特点、临床经验等给予及时合适的治疗方案。

医案 2

患者:戴某某,女,41 岁,已婚,职员。

初诊时间:2011 年 1 月 25 日。

主诉:腹痛、腹泻或便秘反复发作 1⁺ 年。

症见:1⁺ 年前,开始腹痛、腹泻或便秘反复发作,便秘时大便干结如羊屎,腹泻时便质稀溏,日行 2~3 次,便前伴见腹部隐痛。近两日大便稀溏,下腹部隐痛,便后痛止,但感空洞不适,舌质淡,苔白,脉弦。

中医诊断:腹胀。

西医诊断:肠易激综合征(混合型)。

辨证分型:脾气亏虚,脾胃不和。

治法:健脾行气,平调寒热。

拟方:苦参 20 g,枳实 6 g,紫花地丁 15 g,黄连 6 g,当归 10 g,秦艽 15 g,茯苓 20 g,白术 15 g,香附 6 g,砂仁 15 g,山楂 30 g,神曲 15 g,火麻仁 10 g,延胡索 10 g,槟榔 15 g,陈皮 10 g,五味子 15 g,柏子仁 10 g,夜交藤 20 g。共 7 剂,每日 1 剂,每日 3 次,水煎服。

二诊(2011 年 1 月 25 日):患者诉腹部疼痛缓解,大便成形,日行 2 次,舌质淡,苔白,脉弦。继服上方 7 剂。

三诊(2011 年 2 月 2 日):患者诉症状较前明显缓解。

按语:患者 1 年多来反复腹部隐痛,症状在大便后缓解,腹痛的发生与大便有关,干结大便与稀溏大便交替出现,据此,西医诊断为肠易激综合征(混合型)。从中医学来分析,患者可能近半年来精神无力增加致肝气郁滞,横逆犯脾,木郁克土,致脾气亏虚;或可能平素饮食不节,日久伤脾,也致脾气亏虚,水湿不运,见腹泻;或日久化热,湿热内蕴,肠燥,大便传导失司,出现便秘。肝气郁结,肝脾不和,气机郁滞,不运则稀,故见腹痛。《灵枢·师传》:"胃中寒、肠中热则胀而且泄;胃中热、肠中寒则疾饥,小腹痛胀。"本患者时泄时秘,故为寒热错杂。方中符老以茯苓、白术健脾益气除湿,香附、砂仁、山楂、神曲疏肝行气,和胃导滞。上药合用,脾之清气上升,胃之浊气下降,则脾胃调和。苦参、紫花地丁、黄连苦寒,清热解毒燥湿,与健脾和胃之温热药合用,辛开苦降,平调寒热,肠胃得和。延胡索、当归、秦艽、枳实行气活血、养血止痛。方中五味子、柏子仁、夜交藤、香附合用,肝气得疏,又能安神定志助眠。此方共体现了以下几个观点:①混合型肠易激综合征多以寒热错杂入手,拟用辛开苦降之法;②仍以健脾和胃为立法基础;③从肝论治,肠易激综合征患者多与精神有关,加之病程长,反复发作,肝气郁滞日久,又难以入眠,方中加用疏肝行气药(如香附)与安神药(如五味子、柏子仁、夜交藤)。从这一病例的讨论中得出:调和脾胃是治疗肠道疾病的总则,目的是使肠道气机升降有道、行过有序,是保证胃肠道功能和通畅的主要措施。不仅是保护它们各自的功能,还协调了它们之间的关系,使之相互支持、相互融合而疏肝,调肝也是为了更好地保证脾胃功能的正常运行,因此,治疗中脾、胃、肝三者均要兼顾。

医案 3

患者:田某某,男,34 岁,已婚,职员。

初诊时间:2010 年 4 月 6 日。

主诉:腹胀 1^{+}月。

症见:近月余,时感腹胀,食后胀甚,按之软而不痛,面色少华,神疲乏力,大便 1~2 日 1 次,黏滞难下,排便不爽,腹痛;舌质淡,苔薄白,脉弦细。

中医诊断:腹胀。

西医诊断:肠炎。

辨证分型:脾虚气滞,虚实夹杂。

治法:健脾,行气消胀。

拟方:太子参 12 g,黄芪 12 g,白术 20 g,茯苓 20 g,薏苡仁 20 g,枳实 20 g,厚朴 15 g,炒麦芽 15 g,炒莱菔子 12 g,元胡 10 g,白芷 10 g,枣仁 15 g。水煎服,每日 1 剂,每日 3 次,连服 7 剂。

二诊(2010 年 4 月 13 日):患者诉大便得下,矢气得转,且下后腹中舒坦,气力精神转佳,脉细有力,舌质淡,苔薄白。前方莱菔子减为 6 g,继服 7 剂。

三诊(2010 年 4 月 20 日):患者诉症状消失,嘱饮食少食豆类及产气食物。

按语:腹胀多由脾胃功能失调所致,但凡损伤脾胃运化功能的因素均可引起腹胀。其发病原因多见于外邪犯胃,饮食不节或过食肥甘厚味、生冷不洁之物,情志不畅,劳逸不当等;另外禀赋不足,脾胃素虚,运化无权,也可直接导致脘腹胀满。腹胀的病机总属脾胃升降功能失常,气机不畅。脾胃同居中焦,为气机升降的枢纽。脾主运化,胃主受纳,共司饮食消化、吸收与输布,脾升则降,胃降则和,清升浊降则气机调畅。脾不升清,胃失和降,则气机壅滞而发腹胀。脾胃升降失职为腹胀发生的病机关键。故调理脾胃升降功能、行气消胀为其基本治疗原则。腹胀的病理性质有虚实之别,实者为实邪内阻(气滞、食积、痰湿等),虚者为脾胃虚弱(气虚),虚实夹杂则两者兼而有之。本案例患者腹胀,食后甚,按之软而不痛,面色少华,神疲乏力,大便黏滞难下,舌质淡,苔薄白,脉弦细,为脾虚气滞表现,故治宜健脾行气消胀,选用太子参、黄芪、茯苓、白术、薏苡仁健脾益气,炒莱菔子、枳实、厚朴行气消胀,针对患者腹痛加用元胡、白芷。

第十四节　腹　痛

医案1

患者:江某,男,33岁,已婚,工人。

初诊时间:2014年5月21日。

主诉:患腹痛半年。

症见:绕脐腹痛,喜按喜温,常屈身以缓之。痛则即有便意,但又不尽感,多夹黏液,多则7~8次,少则2~3次。2年前有急性痢疾史,宿疾有支气管炎,时咳,动则心烦,每日午后全身似觉冷气四彻、恶寒,必待汗后可止,舌红,苔薄白,脉弦有力。

中医诊断:腹痛。

西医诊断:慢性结肠炎。

辨证分型:阳郁厥逆。

治法:和解表里,疏通阳气。

拟方:柴胡15 g,白芍24 g,枳实9 g,甘草6 g,薤白18 g,附片6 g,海螵蛸5 g。每日1剂,每日3次,水煎服。

二诊(2014年5月24日):服3剂后,腹痛稍缓,便次减少。

三诊(2014年6月5日):连进十余剂后,腹痛已微,黏液净,诸症已解。

按语:本病系阳为阴郁不能宣达于外而致腹痛下利,方用四逆散。本方出自《伤寒论》:"少阴病,四逆,其人或咳,或悸,或小便不利,或腹中痛,或泄利下重者,四逆散主之。"午睡后自觉冷气感寒,即为阳气欲出与阴搏结的表现。本方和解表里、疏通阳气,加薤白以泄气滞,附子温阳补虚,海螵蛸治环脐腹痛。辨证论治,诸药和伍则病安。

医案 2

患者:陈某某,男,29 岁,已婚,职员。

初诊时间:2010 年 9 月 14 日。

主诉:反复腹隐痛 4$^+$月。

症见:反复腹隐痛 4$^+$月,时伴腹胀,大便日行 1~2 次,黏滞难下,大便后腹痛可缓解,舌质淡红,苔薄黄,脉弦。

中医诊断:腹痛。

西医诊断:肠易激综合征(未确定型)。

辨证分型:脾胃失和,气滞血瘀。

治法:健脾和胃,行气活血止痛。

拟方:茯苓 20 g,白术 15 g,香附 6 g,砂仁 10 g,陈皮 12 g,山楂 15 g,枳壳 12 g,厚朴 12 g,苦参 20 g,白芷 15 g,元胡 15 g。共 7 剂,每日 1 剂,每日 3 次,水煎服。

二诊(2010 年 9 月 21 日):患者诉腹痛仍未见明显减轻,舌质淡红,苔薄黄,脉弦,大便黄软成形,日行 1~2 次。继予上方 7 剂。腹痛症状略缓解。

三诊(2010 年 9 月 28 日):患者诉腹痛症状缓解。

按语:本案例患者以腹痛,大便黏滞难下,或伴腹胀为特点,属中医"腹痛"范畴。患者服用健脾和胃、活血行气、止痛的方药,有疗效,但非最佳。患者工作压力大,生活节奏快,易烦恼、易怒,情绪内伤,肝气久郁,肝木横克脾土或肝木不达,脾土为滞,肝脾不调,气机壅滞,不通则痛,故见腹痛、腹胀。肝气久郁,肝逆犯脾,致肝郁脾虚,脾失健运,升降失司,传导失司,而见大便黏滞难下。如叶天士所言:"肝病必犯土,是侮其所胜也,克脾则腹胀,便或溏或不爽。"因此,本案例患者单用健脾和胃之药,疗效不明显,可加重疏肝理气的力量。方中香附既养胃又疏肝气,如果加用柴胡疏肝解郁,又方用枳实、厚朴一升一降,使清升浊降、气机调畅。治疗肠易激综合征以腹痛、大便黏滞难下,或伴腹胀为特点的处方用药,单用健脾和胃、行气活血、止痛,疗效未达最佳,可加重疏肝解郁之药。

心、肝、脾、肺、肾是人体气机的总指挥,各司其职,又相互影响和协调,是一个精细工作的系统。心是人体血液运行的总动力,胃肠是人体精力虚衰的决定因素,肺气是人体气机运行的源泉,肝气则是人体神志清爽的重要保障,脾气是人体水气运行的把握者。它们的功能正常与否,决定了人生命活动的状态,因此中医在诊疗疾病的过程中,一定要高度重视五脏气行的规律,疏补得当,正常情况下疏导更显重要;且五脏气机相关相连,牵一发而动全身,一脏病五脏皆损,切记不可大意。

医案3

患者:李某某,女,75 岁,已婚,退休。

初诊时间:2010 年 5 月 4 日。

主诉:上腹部隐痛 1⁺ 月。

症见:近月余,上腹部隐痛,腹胀,大便每日 2 ~ 3 次,量少,不畅,舌质淡,苔腻,脉濡。

中医诊断:腹痛。

西医诊断:慢性肠炎。

辨证分型:脾虚气滞,虚实夹杂。

治法:清热利湿,通腑导滞,健脾益气。

拟方:苦参 20 g,紫花地丁 20 g,枳实 20 g,厚朴 20 g,茯苓 20 g,白术 20 g,槟榔 30 g,元胡 15 g,当归 12 g,秦艽 12 g,炒莱菔子 12 g,柴胡 12 g,香附 10 g,陈皮 10 g,女贞子 25 g,炒决明子 15 g。水煎服,每日 1 剂,每日 3 次,连服 7 剂。

按语:腹痛、腹胀是患者主症,当属中医"腹痛"范畴。因为腹部内有肝、胆、脾、胃、大肠、小肠、膀胱等脏腑,且足少阳、冲脉、任脉、带脉等经脉循行之处,若因外邪侵袭,或内有所伤,以致气血运行受阻,或气血不足以温养,均能产生腹痛。本案例患者年老体虚,脾气亏虚,运化无权,湿阻中焦,故出现腹胀。脾失运化,湿阻中焦,故大便黏滞不爽,日行 2 ~ 3 次。不通则痛,大便不通而见腹痛。治宜健脾燥湿、通腑泄热、止痛。方中茯苓、白术、陈皮、当归、柴胡健脾燥湿;枳实、厚朴、槟榔、炒莱菔子、炒决明子行气导滞通腑;元胡活血止痛。此方特点:攻补兼施,健脾与通腑并重。腹痛是结肠病常见、共有的一个症状,故其发病常与气滞、寒凝、血瘀、湿热等有关,临床需仔细辨别。与肛肠科有关的很多病都会有腹痛,如便秘、泄泻、脏结、肠痈等。因而,临床上千万注意切忌就腹痛论腹痛,只见腹痛,不见其他。殊不知在腹痛这个症状的后面隐藏着更危险的疾病。一定要掌握腹痛的性质、特点、部位,腹痛发生时的全身情况及伴随症状,认真仔细辨证分析,尽可能减少误诊或漏诊。

第十五节 直肠癌

医案1

患者:蔡某某,男,64 岁,已婚,退休职工。

初诊时间:2010 年 10 月 12 日。

主诉:黏液血便伴里急后重 1$^+$月。

症见:1$^+$月前,患者经病理活检确诊为直肠癌,未手术,已行放疗及化疗,黏液血便,里急后重,神疲乏力,肛门坠胀,舌红,苔黄腻,脉弦。

中医诊断:锁肛痔。

西医诊断:直肠癌。

辨证分型:脾肾亏虚,瘀毒互结。

治法:健脾胃,温肾,化瘀解毒。

拟方:太子参 20 g,黄芪 20 g,茯苓 20 g,白术 20 g,薏苡仁 20 g,当归 20 g,秦艽 10 g,何首乌 20 g,杜仲 12 g,银花 20 g,杏仁 10 g,苦参 15 g,白花蛇舌草 15 g,半枝莲 15 g,败酱草 15 g,猫爪草 15 g。共 7 剂,每日 1 剂,水煎服。

二诊(2010 年 10 月 19 日):患者诉服药后,黏液血便量略减,舌红,苔黄腻,脉弦。继服 14 剂。

三诊(2010 年 11 月 6 日):患者诉精神、胃纳及睡眠较前明显好转,黏液血便量明显减少。

按语:对于无法手术根治切除或放弃手术治疗的中晚期大肠癌患者,化疗为主要手段,还可配合放疗、中药治疗等。在这整个综合治疗过程中,据国内临床报道,中医药在改善症状、提高生活质量及延长生存期方面,有其独特的疗效和作用。本案例患者为老年男性,正气虚衰,脏腑俱虚,脾虚中焦不运,肾虚下焦不化,正气不行,气化失司,湿浊内聚,湿邪蕴久化热,下注浸淫肠道,气血运行不畅,湿热瘀滞凝结而成肿瘤;病久失治、难治,正气益虚,脾肾阳虚更甚。因此,为本虚标实之证,湿热瘀毒为病之标,脾虚肾亏、正气不足是病之本,病位在大肠。治宜攻补兼施。方中太子参、黄芪、当归、茯苓、白术、薏苡仁、何首乌、杜仲健脾温肾,以求脾肾阳气得以温煦,则气化不竭,源泉不尽。如此,脏腑功能调和,阴阳气血平衡,从而调动机体自身的免疫功能,以期控制大肠癌的发展速度。方中以银花、苦参、白花蛇舌草、半枝莲、败酱草、猫爪草清热解毒、泄浊散结,以祛除病邪。大肠癌的局部炎症、癌性毒素的释放在机体表现出热毒的征象,而清热解毒类中药有直接的抗菌、抗病毒作用,而且还有直接抑癌和清除癌性毒素的作用。本案例为大肠癌中晚期未手术患者,中药治疗目的是减轻症状、改善生活质量、控制大肠癌的发展、延长生存期。治疗原则:从脾、肾入手治疗,以清热解毒药治标,攻补兼施,于补中调和脏腑,阴阳气血平衡,激发患者本身协调能力,即所谓"阴平阳秘,精神乃治"。攻邪药中尤其用"四草"——败酱草、半枝莲、白花蛇舌草、猫爪草,据现代药理研究证明其均有抗肿瘤之功。

医案 2

患者:周某某,男,90 岁,丧偶,退休。

初诊时间:2010 年 5 月 11 日。

主诉:大便不畅伴出血 1 $^+$ 年。

症见:1 $^+$ 年前经病理活检确诊为直肠癌,近期大便不畅,2 日 1 次,伴出血,色淡红,腰膝酸痛,无腹胀,无腹痛,舌质淡红,苔白腻,脉弦。

中医诊断:锁肛痔。

西医诊断:直肠癌。

辨证分型:脾肾阳虚,瘀毒互结。

治法:温阳健脾,化瘀解毒。

拟方:茯苓 20 g,白术 20 g,何首乌 20 g,附片 15 g(先煎),大枣 3 枚,苦参 20 g,蒲公英 20 g,五味子 15 g,白花蛇舌草 15 g,半枝莲 15 g,败酱草 15 g,三七粉 6 g(另包),火麻仁 10 g,杏仁 10 g,大黄 10 g,郁李仁 10 g。共 4 剂,每日 1 剂,每日 3 次,水煎服。

二诊(2010年5月16日):患者诉服药后大便畅,此后上方化裁,去润肠通便药长期服用。

按语:直肠癌属于中医"锁肛痔"范畴。中医认为"阴平阳秘,精神乃治"。本病的形成以正气亏虚为本,加上饮食不节、七情所伤、外感邪毒而引起脏腑功能失调所致,脾气亏虚贯穿本病始终,病久不愈累及肾阳,致脾肾阳虚,且患者为老年高龄,脾肾本已亏虚,脾肾阳虚气化失司,湿浊内聚,湿邪蕴结体内,日久瘀而化热,湿热下注,浸淫肠道致气血运行不畅,湿热壅滞凝结,邪实更甚,故本病因虚致积,因积而益虚,益虚而积益甚。腰膝酸软、舌质淡、苔白腻、脉弦为脾肾阳虚之象。方中何首乌、附片、五味子、大枣、茯苓、白术温肾健脾、益气。现代药理学研究表明:附片可以抗炎;白术、茯苓可以促进免疫功能,调节消化功能,增强胃肠酶的分泌,增加肠道吸收功能,促进核糖核酸(RNA)及蛋白质的合成,提高细胞内钙激活的中性蛋白酶的含量及环腺苷酸/环岛甘酸的比值,抑制肿瘤的浸润和转移;三七活血化瘀,可调整机体免疫功能,降低血小板黏附聚集,降低纤维蛋白含量,促进纤维蛋白的溶解,增加血流量,改善微循环及高凝状态,使肿瘤细胞处于免疫监控之下。方中苦参、蒲公英、白花蛇舌草、半枝莲、败酱草清热解毒、抗肿瘤。火麻仁、杏仁、大黄、郁李仁润肠通便。本案例为锁肛痔,脾肾阳虚、瘀毒互结型。用药特点:攻补兼施、寒温并用,清热解毒除湿药＋温肾健脾药＋活血化瘀药,患者大便不畅故运用润肠通便药。

中医关于大肠癌的病因病机认识非常丰富,虽然有人认为它是不治之症,但不少古人为之努力。一般来说,现在关于大肠癌的病因认识有内外两个方面:内因——易感性:机体素质,免疫机能,遗传基因(分子生物学);外因——诱发因素:可以诱发癌症的因素,可能转变为良性肿瘤,可能癌变的疾病,可能诱发癌的物质等。中医的病因病机则认为:饮食不节、七情失和致气滞血瘀,湿热下注,气血痰相搏结,病位在血分、在脏、在里,属"脏结"范畴,这个认识精简易行,对临床治疗有指导意义。

医案 3

患者:刘某,女,76岁,已婚,务农。

初诊时间:2014年12月2日。

主诉:黏液脓血便2⁺月。

症见:黏液脓血便,每日大便 4 ~ 6 次,里急后重,神疲乏力,睡眠差,腰酸痛,舌质淡,苔黄腻,脉弦。病理检查已确诊为直肠癌,目前侵犯阴道。

中医诊断:锁肛痔。

西医诊断:直肠癌。

辨证分型:脾肾两虚,湿毒蕴结。

治法:健脾补肾,清热解毒除湿。

拟方:苦参 20 g,紫花地丁 20 g,蒲公英 20 g,白花蛇舌草 20 g,败酱草 20 g,半枝莲 20 g,太子参 20 g,黄芪 30 g,当归 10 g,何首乌 20 g,五味子 20 g,夜交藤 20 g。共 7 剂,每日 1 剂,每日 3 次,水煎服。

二诊(2014 年 12 月 10 日):服药后,黏液血便略有减轻。继予 10 剂,黏液血便次数及量明显减少,精神较前好转。继续门诊治疗。

按语:大肠癌的发病机理,中医认为,外感六淫、内伤情志或饮食不节,最终导致脾胃功能下降,水谷不化,内生湿浊,留滞肠道,进而郁久化热,湿热蕴结,气机不畅,脉络受阻,血瘀成积,积久不化,邪气亢盛,侵袭机体,转为内生癌毒,形成大肠癌。

本案例患者神疲乏力,为脾气亏虚的表现,病久脾阳虚损及肾阳,而见腰酸。舌苔黄腻、脉弦为湿热瘀毒内蕴之象。方中苦参、紫花地丁、蒲公英、白花蛇舌草、败酱草、半枝莲清热解毒除湿以治标。大肠癌的癌性毒素释放在机体都可表现出热毒的征象。据现代药理研究表明,清热解毒类抗癌中药不仅有直接抗菌、抗病毒作用,而且还有直接抗癌和清除癌性毒素的作用。方中选用太子参、黄芪、当归健脾益气养血;何首乌入肝、肾经,微温,补肾益精血。四药共奏益气扶正之功,以助驱邪外出。五味子归肺、肾、心经,与何首乌相配,益肾固精,与夜交藤相配安神助眠。

第十六节 虚 劳

医案 1

患者:彭某某,女,61 岁,已婚,退休。

初诊时间:2010 年 11 月 30 日。

主诉:直肠癌术后 5⁺年。

症见:患者直肠癌根治术后 5⁺年,术后定期辅助化疗并内服中药。化疗结束后一直坚持中药内服。此次就诊自诉:神疲乏力,少气懒言,腰酸,头痛,恶寒,鼻塞,咽喉干,舌质红,苔薄黄,脉浮。

中医诊断:虚劳。

西医诊断:直肠癌术后。

辨证分型:脾肾双亏,兼外感风热。

治法:健脾补肾,疏散风热。

拟方:黄精 15 g,茯苓 20 g,白术 10 g,薏苡仁 30 g,何首乌 15 g,五味子 20 g,枸杞 20 g,大枣 10 g,三七粉 6 g(另包),白花蛇舌草 20 g,半枝莲 20 g,败酱草 20 g,苦参 20 g,杭菊 6 g,银花 10 g。共 7 剂,每日 1 剂,每日 3 次,水煎服。

二诊(2010 年 12 月 7 日):患者诉服药后精神好转,头痛、恶寒减轻,舌质红,苔薄黄,脉浮。继予 7 剂。

三诊(2010 年 12 月 14 日):患者诉症状消失,按常规中药调理(直肠癌术后)。

按语:患者为直肠癌根治术后 5⁺年,且年老体弱,正气不足,脏腑俱虚,尤其脾气亏虚,肾亦虚亏。因此,直肠癌术后 5⁺年中药治疗,多从脾、肾入手,平衡机体脏腑阴阳气血,以达阴平阳秘,以防肿瘤复发。此案例符老以常用方滋补脾肾,预防肿瘤复发,方中黄精、白术、茯苓、大枣、薏苡仁健脾益气,五味子、何首乌、枸杞补肾。脾为后天之本,肾为先天之本,脾、肾的功能调和,机体自身免疫力方得以增强,其抗病能力也随之增强。加用三七粉活血,使机体气血通畅。苦参、败酱草、白花蛇舌草、半枝莲是符老喜用的抗大肠肿瘤之药,又能清热解毒,其中白花蛇舌草据现代药理研究还有增强机体免疫力之功。因患者外感风热故加入杭菊、银花疏散风热。本案例处方用药特点:①从脾、肾入手,加抗肿瘤药物,预防肿瘤复发。②外感风热,在基础方上加杭菊、银花。

直肠癌的辨证论治,病位在血分、在里、在脏,成积伤正而居之,是本虚标实之证。要充分发挥扶持脾肾的正常功能,必先祛毒邪,故此时应以祛邪为主,兼补气血,祛邪则应从血热、脏毒入手,从肝血入手,方能切其要害。所以,主张疏肝清血热为首要治法,软坚散结攻其顽疾或积,兼顾调和脾胃。

医案 2

患者:金某某,女,60 岁,已婚,退休。

初诊时间:2010 年 9 月 8 日。

主诉:直肠癌术后 1$^+$月。

症见:患者直肠癌术后 1$^+$月,刚化疗结束,自诉神疲乏力,胃纳、睡眠差,腰膝酸软,舌质淡紫,有红点,苔薄白,脉细。化验单提示:轻度贫血,白细胞减少。

中医诊断:虚劳。

西医诊断:直肠癌术后。

辨证分型:脾肾两虚,余毒内伏,湿瘀互结。

治法:健脾滋肾,扶正祛邪。

拟方:黄芪 10 g,太子参 20 g,白术 10 g,茯苓 20 g,薏苡仁 20 g,当归 10 g,秦艽 10 g,何首乌 15 g,枸杞 30 g,砂仁 20 g,焦三仙各 15 g,夜交藤 20 g,大枣 20 g,苦参 20 g,白花蛇舌草 15 g,半枝莲 15 g,银花 10 g,三七粉 6 g(另包)。共 7 剂,每日 1 剂,每日 3 次,水煎服。

二诊(2010 年 9 月 15 日):患者诉服药后精神好转,胃纳、睡眠可,舌质淡紫,苔薄白,脉细。继服药 14 剂。

三诊(2010 年 9 月 30 日):患者诉精神、胃纳、睡眠尚可。血常规检查示白细胞计数正常,血红蛋白正常。

按语:患者为老年女性,脾肾本虚,日久湿热毒瘀互结,转为内生癌毒,形成直肠癌,进行根治性手术,手术创伤对机体形成打击,耗损正气,脾肾气血更伤,余毒未尽,内伏于体。接着,术后进行常规辅助化疗,药物在攻除残余癌毒的同时,对机体五脏六腑的功能也造成伤害,进一步耗竭气血,阻碍脉络,损伤脾胃,耗伤正气,致正虚血瘀。患者化疗后白细胞计数下降,轻度贫血,从中医角度分析病因病机当为脾胃受损,气血亏虚。脾气虚则气血生化无源,肾精不足,则气血益虚,临床表现为白细胞、血红蛋白减少,伴见神疲乏力、腰膝酸软、正虚血瘀,故见舌质淡紫、有红点,苔薄白,脉细。综上分析,治宜健脾、益气滋肾、活血化瘀、清热解毒、抗肿瘤余毒。方中黄芪、太子参、当归、茯苓、白术、薏苡仁、焦三仙消食导滞和胃;何首乌、枸杞滋肾补肾;三七粉、当归、秦艽活血化瘀、养血通络;半枝莲、白花蛇舌草、苦参、银花清热解毒燥湿,以祛体内余毒;夜交藤、大枣安神助眠。符老从脾、肾入手,兼清热解毒、抗肿瘤、活血化瘀进行治疗。符老在癌毒发展变化的基础上提出分期辨证治疗,又根据邪气的类别特点提出了辨证治疗的原则,即行气活血、利湿解毒和以后的益气补血、软坚散结,尔后的辨证治疗就需要具体到病位和脏腑的治疗。

医案 3

患者:余某某,男,68 岁,已婚,退休。

初诊时间:2010 年 9 月 21 日。

主诉:直肠癌术后 5$^+$月。

症见:患者直肠癌根治术后 5$^+$月,自诉神疲乏力,少气懒言,腰膝酸软,大便困难,质略干,舌质红,苔黄腻,脉弦。

中医诊断:虚劳。

西医诊断:直肠癌术后。

辨证分型:脾肾俱虚,肠道积滞。

治法:温肾健脾,泻热通便。

拟方:太子参 12 g,黄芪 15 g,茯苓 20 g,白术 10 g,薏苡仁 20 g,何首乌 20 g,仙灵脾 20 g,当归 10 g,秦艽 10 g,银花 15 g,大黄 6 g(后下),枳实 10 g,赤芍 10 g,郁金 12 g,柴胡 12 g,白花蛇舌草 20 g,半枝莲 20 g。共 7 剂,每日 1 剂,每日 3 次,水煎服。

二诊(2010 年 9 月 28 日):患者诉服药后大便变软,精神好转,舌质红,苔薄黄,脉弦。继服7剂。

三诊(2010年10月8日):患者诉症状消失。

按语:患者为老年男性,正气亏虚,脏腑俱虚,加之手术创伤损伤气血,未能完全恢复,故脾胃气虚,气虚日久,肾阳亦虚,脾虚运化无力,肠道失司,肾阳虚则失其温煦作用,肠道积滞,日久郁热,见大便困难,质略干,舌质红,苔黄腻,脉弦。因患者为直肠癌术后,辨病结合辨证,治宜温肾健脾、泻热通便。符老仍以直肠癌术后常用基础方加减,以太子参、黄芪、白术、茯苓、薏苡仁健脾益气;何首乌、仙灵脾温补肾阳;赤芍、郁金、当归、秦艽相伍养血活血通络;山楂、神曲消食导滞和胃;大黄、枳实行气泻热通便;银花、白花蛇舌草、半枝莲清热解毒。现代药理学研究表明,白花蛇舌草能显著刺激小鼠单核细胞产生肿瘤坏死因子和白细胞介素-6,增强单核细胞对肿瘤细胞的吞噬作用,并通过刺激机体免疫系统抑制肿瘤的生长。方中柴胡、郁金相配疏肝解郁。本案例是直肠癌术后5⁺月,症见排便困难,证属脾肾阳虚、肠道积滞。用药特点:①温肾健脾抗肿瘤基础方为符老常用方加减。②活血化瘀药的应用。近年来大量病例研究中,证型和疾病分期与预后的研究表明:直肠癌血瘀证是淋巴转移的危险因素,活血化瘀治疗是预防肿瘤转移的新途径。③疏肝解郁药的应用。符老认为,肿瘤患者多忧愁郁闷,日久肺气郁结继而又易肺气横逆乘脾,故运用柴胡、郁金疏肝解郁。柴胡一药,在方中与枳实相伍,一升一降,可促进脾胃升清降浊之功。

直肠癌分期治疗中的辨证治疗针对血热、血瘀要清血热及清血分之热,从肝血入手,血行则气畅。针对湿困,除湿则从健脾入手,使湿化有源,利湿化痰,清升降浊有道。消除血毒、热毒、脏毒则是祛邪的重要一环,不清血热之毒,机体气血难以正常运行,故开始需急用苦参、银花、黄柏、白茅根、白花蛇舌草等清内热脏毒。

医案4

患者:孟某某,男,73岁,已婚,退休工人。

初诊时间:2010年8月23日。

主诉:腹胀1⁺月。

症见:于贵州省肿瘤医院行直肠癌根治手术,2010年7月2日因吻合口瘘行"横结肠造口术",未行辅助化疗。2010年8月23日于门诊就诊,求中药治疗,自诉神疲乏力,气短,睡眠差,口干,胃纳尚可,腰酸,舌质红,苔少,脉细数。

中医诊断:虚劳。

西医诊断:直肠癌术后。

辨证分型:脾肾亏虚,肝肾阴虚,余毒未清。

治法:健脾益气,滋补肺肾,扶正祛邪。

拟方:太子参15 g,黄芪10 g,何首乌20 g,仙灵脾20 g,枸杞30 g,当归10 g,三七粉6 g(另包),玄参6 g,生地6 g,秦艽10 g,五味子20 g,佛手15 g,大枣20 g,苦参15 g,白花蛇舌草20 g,半枝莲20 g。共7剂,每日1剂,每日3次,水煎服。服药后精神好转。

按语:本案例患者为老年男性,正气本衰,脏腑功能亏虚,脾肾亏损而发直肠肿瘤,行根治手术,气血更伤,而余毒未尽,手术后气血受伤更甚,终致气血两伤。故临床表现脾气亏虚证,神疲乏力,气短;肾阳不足之证,腰酸;肝肾阴虚证,口干;肾阴虚、心肾不交证,睡眠差;阴虚火旺证,口干,舌红,少苔,脉细数。故治宜健脾益气、滋补肝肾、扶正祛邪。符老用太子参、黄芪、大枣、当归健脾益气、补血安神;何首乌、仙灵脾、五味子、枸杞滋补肝肾;玄参、生地入肝、肾经,滋阴生津止渴;佛手,入肺、脾、肝经可疏肝理气、降胃气、升脾气、调畅气机,更助健脾益气。《灵枢·决气》曰"中焦取汁,变化而赤谓之血",今脾胃健,则气血生化有源;肾为先天之本,主骨生髓,藏精气,精能生血,精血同源,今肾阴肾阳得补,气血亏虚可调。方中用清热解毒抗肿瘤药,苦参、半枝莲、当归、秦艽养血活血通络,体内瘀毒渐清。本案例为直肠癌术后脾肾亏损、肝肾阴虚、余毒未尽之证,符老在其常用基础方上,加用玄参、生地、枸杞滋补肾阴为主,方中还加用佛手,功效疏肝气,且行肺胃气滞,虽一物而兼理肺、脾、肝三经之气滞,平和而无燥烈之弊。

直肠癌分期治疗中的辨证治疗主张直肠癌分期治疗,实际上是为辨证治疗划出阶段和范围,临证辨证依然是最基础的治则。针对气滞、气郁,重点在肝、脾、肺、肾,初期首先针对肝、脾,手术后加入肺气的调理,后期重在肾气的恢复,以减少早期转移的发生。

医案5

患者:朱某某,男,58岁,已婚,职员。

初诊时间:2010年5月6日。

主诉:结肠癌根治术后1⁺月。

症见:行结肠癌根治术 1⁺月,刚结束手术化疗。现自诉:神疲乏力,手指麻木,胸背疼痛,腰膝酸软疼痛,舌质淡紫,苔薄白,脉弦。

中医诊断:虚劳。

西医诊断:结肠癌根治术后。

辨证分型:脾肾阳虚,余毒未尽。

治法:温肾健脾,扶正祛邪。

拟方:银花 20 g,苦参 20 g,白花蛇舌草 15 g,半枝莲 15 g,茯苓 20 g,白术 20 g,香附 12 g,太子参 15 g,何首乌 15 g,仙灵脾 15 g,当归 12 g,秦艽 12 g,桃仁 10 g,全蝎 6 g,红花 6 g。共 7 剂,每日 1 剂,每日 3 次。

二诊(2010 年 5 月 13 日):患者诉服药后精神好转,手指麻木和胸背疼痛减轻,舌质淡紫,苔薄白,脉弦。继予 7 剂。

三诊(2010 年 5 月 20 日):患者诉症状消失。

按语:结肠癌从中医学来看,湿热瘀毒是病之标,脾虚肾亏、正气不足是病之本。脾虚贯穿本病始终,病久累及肾阳致脾肾阳虚。《景岳全书·积聚》云:"凡脾肾不足,及虚弱失调之人,多有积聚之病。盖脾虚则中焦不运,肾虚则下焦不化,正气不行,则邪滞得以居之。"今患者行根治手术,局部肿瘤虽除,体内余毒未尽,内伏于体,且手术创伤耗伤气血,耗损正气。术后再行常规辅助化疗,化疗药物在攻除残余癌毒的同时,其本身的毒性也对机体五脏六腑的功能造成损害,成为侵入机体之外来药毒。其毒可进一步壅遏气血,阻滞脉络,不通则痛;瘀阻脉络,经络失养,则见手指麻木、胸背痛等;脾气亏虚则神疲乏力,肾阳虚衰则腰膝酸软。综述分析,本案例患者是正虚邪未尽,正虚为脾肾阳虚,邪实乃是湿热瘀毒。故治宜温肾健脾,扶正以攻邪。方中茯苓、白术、太子参健脾益气;香附行气健胃,现代药理学研究表明其有健胃、祛除消化道积气作用,还有镇痛、抗炎等作用;何首乌、仙灵脾温补肾阳;银花、苦参、白花蛇舌草、半枝莲清热解毒抗癌;玄参与银花相伍取其解毒之功;当归、秦艽、桃仁、红花、全蝎共奏养血活血、通络止痛之功。本案例为结肠癌术后行辅助化疗后出现轻度神经系统受损症状。符老对病机的看法:本虚标实,虚者从脾、肾入手,实者从湿热瘀毒入手,化疗后神经毒性从瘀入手。用药特点:健脾益气常用太子参、茯苓、白术等,温肾常用何首乌、仙灵脾等,清热解毒、除湿抗肿瘤常用苦参、半枝莲、白花蛇舌草等,祛神经毒性从活血祛瘀通络入手,运用当归、秦艽、桃红、红花、全蝎等。

中医认为结肠癌是气、血、痰相搏结而成的脏结,此时的气已是气郁、气滞,此时的血已是血热、血瘀,此时的痰已是湿热结聚、重衰脏腑,治则是祛邪扶正为本。方法:①清热解毒——苦参、银花、茯苓、白术等;②行气、活血、化瘀——当归、秦艽、黄芪等;③软坚散结——皂角刺、黄芪、穿山甲、鳖甲等;④补益气血——当归、何首乌、人参、枸杞、大枣等(但不解百邪);⑤现代药理学研究有抗癌作用的中药——白花蛇舌草、败酱草、半枝莲、猫爪草等。目前还必与手术、放疗及化疗、生物治疗等方法相结合,中药治疗应该在治疗开始时就介入,直到最后,不要只局限于手术前后。

医案6

患者:金某某,女,58岁,已婚,职员。

初诊时间:2010年4月1日。

主诉:直肠癌术后3$^+$月。

症见:病理活检确诊为直肠癌,行根治术,伤口痊愈出院后除化疗外,一直在门诊坚持中药治疗。近月余,神疲乏力,睡眠差,胃纳可,大便日行2~3次,舌质淡,苔薄白,脉弱。

中医诊断:虚劳。

西医诊断:直肠癌术后。

辨证分型:中气亏虚。

治法:健脾益胃。

拟方:太子参15 g,黄芪15 g,茯苓20 g,白术20 g,当归12 g,秦艽10 g,焦三仙各20 g,乌梅30 g,夜交藤20 g,苦参20 g,银花20 g,败酱草15 g,半枝莲15 g,猫爪草15 g。共10剂,水煎服,每日1剂,每日3次。

二诊(2010年4月11日):患者诉精神好转,睡眠较前改善,大便日行1~2次,成形,此后定期门诊服中药。

按语:直肠癌是消化系统最常见的恶性肿瘤之一,发病率在全球范围内位于肿瘤第三位,在西方国家和中国经济发达地区已上升为第二位,直肠癌也是全球癌症导致死亡的主要原因之一。中医古典医籍对直肠癌的论述散在于多种病症范畴内,依据直肠癌的症状、体征等临床表现,中医学认为属"肠风""肠毒""便血""肠澼""肠积""锁肛痔""积聚""下利"等病证范畴。目前,直肠癌的治疗以手术切除为主,术后有 50% 的患者发生复发或转移。术后中药治疗配合化疗,大多数的临床研究表明具有减毒增效、提高生存质量等优势。直肠癌的形成大抵由于病人正气亏虚、邪毒侵袭导致气滞、血瘀、湿聚等病理变化所致。正如《疡医大全》所言:"积之成也,正气不足,而后邪气踞也。"本病总属本虚标实之证,脾胃气虚贯穿于直肠癌的始终,是直肠癌的基本病因、病机。本案例患者根治术后,虽去邪毒,然余邪尚存、正气未复。脾胃为气血生化之源、后天之本,故本案例患者实为虚实夹杂,以脾胃气虚为主,余毒为标,治宜健脾益气和胃,兼清余毒。方中以太子参、黄芪、茯苓、白术、当归健脾益气养血,焦三仙消食导滞和胃,苦参、银花、败酱草、半枝莲清热解毒、除湿祛邪毒。便次多、大便水样,加乌梅涩肠止泻,且现代药理学研究证实此药有抗癌作用;睡眠差加用夜交藤助其入眠。直肠癌西医公认的治疗方案是手术、放疗及化疗 + 近代的生物治疗,其疗效有进步,但根治仍然遥远。中药在此病的治疗中,应存建树,而且一定有更好的方法有待去挖掘、去发现。

医案 7

患者:程某某,女,58 岁,已婚,干部。

初诊时间:2013 年 9 月 17 日。

主诉:大便次数增多 3 个月,直肠癌根治术后 3 个月。

症见:术后常规予 5 - 氟尿嘧啶加亚叶酸钙化疗,神疲乏力,少气懒言,睡眠差,胃纳可,大便日行 4 ~ 5 次,每次量少,难以排出,舌质淡,苔薄白,脉弱。

中医诊断:虚劳。

西医诊断:直肠癌术后。

辨证分型:正气亏虚,余邪未清。

治法:健脾益气,清热解毒。

拟方:太子参 15 g,黄芪 15 g,茯苓 20 g,白术 20 g,当归 10 g,秦艽 10 g,苦参 20 g,银花 20 g,白花蛇舌草 20 g,败酱草 15 g,半枝莲 15 g,猫爪草 15 g,焦三仙各 20 g,夜交藤 20 g,乌梅 30 g。共 10 剂,每日 1 剂,每日 3 次,水煎服。

二诊(2013 年 9 月 24 日):服药后精神渐佳,胃纳、睡眠均可。守方继服10 剂。

按语:直肠癌是一种以局部病变为主的全身性疾病。其病变复杂,常见正虚邪实、虚实兼夹之证。中医学认为,直肠癌病因主要有素体虚弱、脾肾不足、饮食因素、起居不节、感受外邪、忧思抑郁等几个方面。现代医家参合前人认识和临床经验,发展了直肠癌的病因病机理论,提出了内虚学说、湿聚学说、热毒学说以及气滞血瘀学说。多数医家认为直肠癌的病因病机中气滞、血瘀、热毒、湿聚等邪属病之标,脾虚、肾亏等正气不足乃病之本,二者互为因果,常常因虚而致积,因积而致愈虚,形成恶性循环。本案例患者为行直肠癌根治术后,并进行西药化疗,治宜扶正攻邪兼顾,以巩固疗效。患者脾气虚弱,运化无权,症见神疲乏力、纳呆,舌质淡,苔薄白,脉弦。治当健脾益气以固本。所以此方用太子参、黄芪、茯苓、白术、当归健脾益气。另外,用苦参、银花清热解毒;运用抗癌药白花蛇舌草、败酱草、猫爪草、半枝莲、乌梅等清湿热瘀毒以祛邪;睡眠差用夜交藤;纳呆加用焦三仙。此方特点有二:一为健脾益气扶正,选用太子参、黄芪、茯苓、白术、当归;二是兼顾祛邪,选用具抗癌作用的白花蛇舌草、败酱草、猫爪草、半枝莲、乌梅等。直肠癌的辨证无论各家怎么说,本虚标实是病的本质。实邪总不离气滞、血瘀、积湿、热毒等。扶正重点以调和脾胃、益肺气、补肾元为主,只有五脏气机调和,血行通达,升降有序,化生充沛,元神得以固护才是祛邪治病的根本。临床治疗时,因中医药治疗目前只是辅助治疗的手段之一,首选还是手术,这也符合中医辨证施治的原则。本虚标实,手术切除癌肿是最有效的祛邪手段。中医药在固护正气的同时,重点是祛邪,配合手术治疗使毒邪受到最大的打击,内外并重,祛邪务尽。癌肿切除术后,正邪力量的对比发生了根本变化,机体状态示邪去正衰。此时的辨证治疗就应该是扶正为主,兼顾清余毒,使机体逐渐恢复。而中医治疗应分两个阶段进行,第一阶段结合手术以祛邪为重,兼护真元;第二阶段,则应以中医扶正固本为主,兼清余毒。

医案8

患者:宋某,男,66岁,已婚,退休。

初诊时间:2015年4月20日。

主诉:直肠癌术后3+年。

症见:一般情况可,饮食及睡眠可,偶有腹部不适,大便黄软,无便血及黏液脓血便,小便自解通畅,舌淡,苔薄,脉缓。既往有大肠息肉病史。

中医诊断:虚劳。

西医诊断:直肠癌术后;大肠息肉术后。

辨证分型:脾肾亏虚,湿毒内蕴。

治法:健脾补肾,清热利湿解毒。

拟方：太子参 15 g，茯苓 20 g，白术 10 g，灵芝 20 g，玄参 15 g，鳖甲 9 g（另煎），仙灵脾 20 g，杜仲 15 g，苦参 15 g，败酱草 15 g，白花蛇舌草 15 g，半枝莲 20 g，五味子 15 g，麦冬 6 g，三七粉 6 g（另包）。共 10 剂，水煎服，每日 2 次。

按语：患者为直肠癌术后，且并发大肠多发性息肉，又为老年男性，机体阴阳失衡，脏腑功能失调，脾肾亏虚为本，湿热瘀毒未清。故 3 年来，符老均以直肠癌术后常用基础方对其进行调理，扶正祛邪，攻补兼施。

目前中医对大肠息肉的病因病机尚未有统一的认识，有人认为其病理变化虽虚实夹杂，但以虚为主。由于老年人脾胃功能渐弱，加之饮食不节等诱因，脾失健运，经脉阻滞以致气机不利、瘀血浊气互相作用而生息肉。有人认为先天禀赋因素及饮食因素是结肠息肉的主要因素，饮食肥甘厚腻之品易生湿热，湿热下注大肠，传导失司，代谢产物不能及时排出而蓄积于内，湿聚为痰，热炼津为痰，故湿热壅聚，久能生痰，病理代谢产物——痰、热与浊气等互结为息肉。又有人认为结肠多发性息肉可因忧思恼怒，导致肝郁气滞，脾失健运，升降失司，湿热邪毒内侵，致痰湿内生。总之，大多数认为"脾虚"是本病的病机重点，而湿热、湿浊、痰浊等由此而引起的瘀浊、瘀血则是本病的中医学病因。

中医中无大肠息肉的记载，但"息肉"一词最早见于 2000 多年前的《黄帝内经》，其《灵枢·水胀》曰："肠覃何如？岐伯曰：寒气客于肠外，与卫气相搏，气不得荣，固有所系，癖而内着，恶气乃起，瘜肉乃生。"明确提出了久病入络，络脉受阻，息肉乃生，虚为息肉之病机。

《灵枢·五变》谓："人之善病肠中积聚者……则肠胃恶，恶则邪气留之，积聚乃伤，肠胃之间，寒温不次，邪气稍至，蓄积留止，大聚乃起。"《景岳全书·积聚》云："凡脾肾不足及虚弱失调之人多有积聚之病。盖脾虚则中焦不运，肾虚则下焦不化，正气不行则邪滞得以居之。"故大肠多发性息肉其病机多与脾肾亏虚有关。治宜健脾滋肾，如此脾运化水湿功能正常，肾气化有度，体内水道通畅，气血运行通畅，则无湿热瘀积之虞。

符老方中太子参、茯苓、白术、灵芝健脾益气，使水湿运化、气血生化有源；仙灵脾、杜仲、玄参、鳖甲、麦冬、五味子滋补肾阴及肾阳、清虚热。现代药理学研究证实补肝肾、补气血的中药能够提高人体的免疫功能。根据现代医学分析，结肠多发性息肉初期大多属良性肿瘤，随着息肉的进行性增大，息肉腺体细胞往往开始逐渐变性、变软，先是异型增生，逐步由轻度向中度发展，最后则重度异型增生，即癌前病变。结肠多发性息肉,根本原因是患者大肠黏膜免疫系统出现障碍,人体对肠道肿瘤的抑制失去控制,导致息肉发生增大,细胞变性,最后导致癌变。方中符老除用补肾的中药调节、增强人体的免疫功能,还用了对消化道恶性肿瘤有抑制作用的中药白花蛇舌草、败酱草、苦参,抑制肠道息肉的异型增生。另外,活血化瘀药三七粉调理瘀滞的气血,使其畅通而积去。

脾为生化之源,脾胃调和是生命活动的基础。肾为先天之本,温煦诸脏,犹如万物与阳光的关系。诸脏的功能必须有肾精的支持才能正常活动。但在存邪不去、脾胃不和的情况下,先补肾往往不能奏效,特别是邪毒深重时,肾气受毒邪之围,中毒已深。此时补肾有火上浇油之弊,不可取,解毒祛毒是关键。药后,待机体中毒改善后或术后毒癌切除,邪去之际,重以健脾和胃、滋补肾阴才是辨证施治的正常渠道。

医案 9

患者:余某,男,68 岁,退休干部。

初诊时间:2015 年 2 月 17 日。

主诉:直肠癌术后 5$^+$月,大便困难 2$^+$月。

症见:神疲乏力,少气懒言,腰膝酸软,大便困难,质略干,2~3 日 1 次,无便血,无黏液便,小便自解通畅,舌质红,苔黄腻,脉弦。

中医诊断:虚劳。

西医诊断:直肠癌术后。

辨证分型:脾肾阴虚,肠道积滞。

治法:温肾健脾,泻热通便。

拟方:太子参 12 g,黄芪 15 g,茯苓 20 g,白术 10 g,薏苡仁 20 g,何首乌 20 g,仙灵脾 20 g,当归 10 g,秦艽 10 g,银花 15 g,大黄 6 g(后下),枳实 10 g,赤芍 10 g,郁金 12 g,柴胡 12 g,白花蛇舌草 20 g,半枝莲 20 g。共 7 剂,每日 1 剂,每日 3 次,水煎服。

二诊(2015 年 2 月 24 日):服药后,大便变软,精神好转。继服 7 剂,症状消失。

按语:患者为老年男性,正气亏损,脏腑俱虚,加之手术创伤损伤气血,未能完全恢复,故脾肾亏虚,气虚日久,肾阳亏虚。脾虚运化无力,肠道失司,肾阳虚则失其温煦作用,肠道积滞,日久郁热,见大便困难、舌质红、苔黄腻、脉弦。因患者为直肠癌术后,治以温肾健脾、泄热通便。符老仍以大肠癌术后常用基础方加减,以太子参、黄芪、白术、茯苓、薏苡仁健脾益气;何首乌、仙灵脾温补肾阳;赤芍、郁金、当归、秦艽相配,养血活血通络;山楂、神曲消食导滞和胃;大黄、枳实行气泻热通便;银花、白花蛇舌草、半枝莲清热解毒。现代药理学研究表明白花蛇舌草能显著刺激小鼠单核细胞产生肿瘤坏死因子和白细胞的吞噬功能,从而提高小鼠的免疫调节作用,并通过刺激体内免疫系统抵抗肿瘤的发生。方中柴胡、郁金相配疏肝解郁。本案例是直肠癌术后5⁺月,症见排便困难,证属脾肾阳虚、肠道积滞。用药特点:①温肾健脾抗肿瘤基础方加减。②活血化瘀药的运用。近年来大量病例研究中,证型和疾病分期与预后的研究表明,直肠癌血瘀证是淋巴转移的危险因素,活血化瘀治疗是预防肿瘤转移的途径。③疏肝解郁药的应用。符老认为,肿瘤患者多忧愁郁闷,日久肝气郁结,继而又易逆乘脾土,故选用柴胡、郁金疏肝解郁。柴胡一药,与枳实相配,一升一降,又可促脾胃升清降浊之功。

医案 10

患者:罗某,男,66 岁,已婚,务农。

初诊时间:2015 年 1 月 20 日。

主诉:大便次数增多 4 个月。

症见:大便次数多,日行 5～6 次,细条形,神疲,腰酸,舌质紫暗,苔薄黄,脉弦。

中医诊断:虚劳。

西医诊断:结肠癌术后。

辨证分型:脾胃阳虚,余毒未尽。

治法:温肾健脾,扶正祛邪。

拟方:太子参 12 g,黄芪 12 g,焦三仙各 10 g,仙灵脾 12 g,何首乌 12 g,菟丝子 12 g,当归 12 g,五味子 12 g,秦艽 12 g,猫爪草 20 g,半枝莲 20 g,败酱草 20 g,白花蛇舌草 20 g,苦参 20 g,桃仁 15 g。共 7 剂,每日 1 剂,每日 3 次,水煎服。

二诊(2015 年 1 月 28 日):服药后,精神好转,腰不酸,大便次数减少,日行 3～4 次。继服 7 剂,大便日行 1～2 次。

按语:患者为老年男性,正气不足,脏腑俱虚,结肠癌的病理基础为脾气亏虚,日久累及肾阳,脾肾皆虚;行手术治疗后,手术创伤更耗损气血,脾肾更为虚损,故神疲、腰酸,脾虚运化失职,则大便次数多,日行 5 ~ 6 次。脾肾阳虚,气化失司,湿浊内聚,日久郁而化热,湿热下注,浸淫肠道致气血运行不畅,湿热瘀滞凝结而成肠癌。行手术治疗切除后,余毒不尽,加之手术创伤,耗损气血,气血皆虚,虚而易致瘀,故舌质暗紫,苔黄。综上所述,治宜温肾健脾、扶正祛邪。方中太子参、黄芪、焦三仙健脾益气、消食导滞和胃;何首乌、仙灵脾、菟丝子、五味子温补肾阳,诸药共奏温肾健脾之功以治本。以苦参、猫爪草、半枝莲、败酱草、白花蛇舌草清热解毒除湿;桃仁、当归、秦艽养血活血、化瘀通络。对于结肠癌,符老主张分期治疗:

(1)术前期治疗:此时机体处于邪盛正衰的状态,应以祛邪为主,兼顾扶正。

(2)围手术期治疗:此时机体因手术的原因,邪正双方力量对比发生了明显的变化,机体处于邪受重创、正气亦受损的状态,是邪去正衰的对比,是正气恢复的大好时机,应该重在扶正,兼祛余毒。

(3)术后期治疗:与放疗及化疗、生物治疗并重,重在继续扶正和清余毒,疏肝理气,活血生血,健脾养胃,综合调理,恢复元气,提高机体的免疫能力。

第十七节　肛周湿疹

医案 1

患者:黎某某,男,67 岁,已婚,退休。

初诊时间:2010 年 7 月 6 日。

主诉:肛周瘙痒 3[+] 年。

症见:反复肛周瘙痒 3[+] 年,夜间尤甚,既往饮酒,舌淡苔薄白,脉细弱。肛门检查:膝胸位,肛周皮肤表面粗糙,肥厚,苔藓样变,色素脱失,皲裂。

中医诊断:湿疡。

西医诊断:肛周湿疹(慢性期)。

辨证分型:血虚风燥,湿热下注。

治法:养血活血,清热除湿,祛风止痒。

拟方:苦参20 g,蛇床子20 g,黄柏20 g,蒲公英20 g,百部20 g,地肤子20 g,白鲜皮20 g,五倍子20 g,桃仁20 g,红花20 g,当归15 g,川芎10 g。共7剂,每日1剂,每日2次,水煎熏洗。

二诊(2010年7月14日):症状及体征均有缓解,再给药14剂后症状消失。

按语:患者为老年男性,病程长,反复发作,以肛周瘙痒为主症,局部体征见肛周皮肤表面粗糙、肥厚,苔藓样改变,皮肤色素脱失,皲裂,舌淡,苔薄白,脉细弱。综合舌、脉、体征特点,属中医"湿疮"范畴,证属血虚风燥、湿热下注之虚实夹杂型。患者平素饮酒,加之年老脾肾本虚,日久脾肾更虚,难以运化水湿,下注肛门,日久湿热内蕴,久病失治,血虚风燥,加之"久病必瘀",风湿毒邪日久入络,邪瘀阻滞,肌肤失养更甚,则见皮厚如革、干枯皲裂。方中用苦参、黄柏、白鲜皮、蒲公英清热除湿;百部、地肤子杀虫止痒;同时加强养血活血,药用桃仁、红花、当归、川芎。本案例病程日久,耗伤阴血,肌肤失养,血虚生风,风盛则痒。符老仍以苦参、黄柏、白鲜皮、百部、地肤子等为基础,重用桃仁、红花、当归、川芎养血活血化瘀、祛风止痒。

此案例见肛周皮肤粗糙、厚韧、苔藓样变、皲裂、色淡、不见明显渗出,症状以瘙痒为主,为"血虚生风"之症见。老年人多为精血不旺,肝血不足,肌肤无以为养,再则脾肾不和,升降无度,气机不畅,则出现上述症状。

医案 2

患者:陈某某,女,36岁,已婚,职员。

初诊时间:2010年5月4日。

主诉:反复肛周瘙痒1⁺周。

症见:反复肛周瘙痒1⁺周。肛门检查:膝胸位,肛周皮肤潮红,皱褶肥厚,局部皮温较高,见渗液,舌质红,苔黄,脉弦。既往嗜食辛辣刺激性食物,工作压力大。

中医诊断:湿疡。

西医诊断:肛周湿疹(急性期)。

辨证分型:湿热内蕴。

治法:清热利湿,祛风止痒。

拟方:苦参 30 g,黄柏 20 g,紫花地丁 20 g,蒲公英 20 g,蛇床子 20 g,地肤皮 20 g,白鲜皮 20 g,萆薢 20 g,防风 10 g,川椒 10 g,当归 10 g,枳实 15 g,虎杖 15 g,百部15 g,苦楝皮 15 g。共 7 剂,每日 1 剂,水煎坐浴,每日 2 次,每次 20 min。

二诊(2010 年 5 月 11 日):患者诉肛门瘙痒明显减轻,继予前方 7 剂外洗。

三诊(2010 年 5 月 18 日):患者诉瘙痒消失,肛周皮色恢复正常,无潮湿,用药期间清淡饮食,未用油膏。

按语:患者为中年女性,病程短,以肛周瘙痒为主症,局部检查见肛周潮红,渗液、皱褶肥厚,局部皮温高,舌质红,苔黄。根据患者症、舌、脉及局部体征特点,属中医"湿疡"范畴,证属湿热内蕴、热重于湿。全方以清热利湿、祛风止痒为法,重用清热药。方中苦参、白鲜皮、黄柏清热燥湿,紫花地丁、蒲公英、虎杖清热解毒,加强清热之力;萆薢祛风除湿;蛇床子祛风除湿、杀虫止痒;川椒、地肤皮、百部杀虫止痒;苦楝皮杀虫止痒;防风祛风止痒;当归、枳壳行气养血活血之功。全方共奏清热利湿、祛风止痒、活血。本案例为湿疹湿热内蕴型,且热甚于湿,在清热利湿基础上重用清热药,如虎杖、苦参、紫花地丁、蒲公英等。对于急性期肛周湿疹,符老选用了防风、蛇床子祛风止痒,体现风邪贯穿此疾病始终的特点。方中还选用了活血行气药当归、枳壳,因风邪夹湿、夹热,留滞经络致瘀,而"血行风自灭",所以加用行气活血药可增强止痒之功。

此案例为肛门湿疹急性发作,辨证为热重于湿是恰当的,治法重清热,因此方中重用苦参,加用紫花地丁、蒲公英、虎杖以增强清热之功。再则急性期诸邪中风邪更甚,因此病人表现奇痒难忍,此时祛风也是重要治法,故加用荆芥、防风等品,并加用归尾、枳壳、陈皮以期活血行气、通络止痒,更重用蛇床子祛风止痒,故临床此方往往有效。

医案 3

患者:唐某某,男,36 岁,已婚,职员。

初诊时间:2015 年 5 月 6 日。

主诉:肛周潮湿瘙痒半个月。

症见:半个月反复肛周潮湿瘙痒,既往有饮酒史,喜食辛辣,舌尖红,苔黄,脉弦。肛门检查:膝胸位,肛周皮肤色红,潮湿,见皮损、抓痕,皮肤增厚。

中医诊断:湿疡。

西医诊断:肛门湿疹。

辨证分型:湿热内蕴,湿重于热。

治法:清热除湿,祛风止痒。

拟方:苦参 20 g,蛇床子 20 g,百部 30 g,白鲜皮 30 g,石榴皮 20 g,苦楝皮 20 g,车前草 20 g,皂角刺 15 g,陈皮 15 g,川椒 6 g,荆芥 15 g,防风 15 g,芒硝 6 g。共 7 剂,每日 1 剂,每日 2 次,水煎坐浴,每次 20 min。

二诊(2015 年 5 月 13 日):门诊时见瘙痒症减轻,肛周皮色正常,无红肿,轻微潮湿。继开 7 剂原方药。

三诊(2015 年 5 月 20 日):患者诉偶感瘙痒,肛周干爽。继开 7 剂巩固疗效,治疗期间嘱患者勿用热水、肥皂擦洗,外洗中药在煮完后晾温再用,禁止用高温中药熏洗,本案例未用外用油膏。

按语:肛周湿疹是肛门周围皮肤黏膜的真皮浅层及表皮炎症,病因复杂,以局部皮肤潮红、丘疹、渗液、糜烂、剧烈瘙痒,或皮肤表面粗糙、肥厚,苔藓样变,色素脱失,皲裂为主要临床表现,常由变态反应、疾病因素、神经功能障碍及内分泌功能失调等原因引起。患者瘙痒剧烈,往往影响到睡眠和情绪,从而影响生活质量。目前,本病尚无特效根治方法,在中医学中肛周湿疹属肛门湿疡范畴,称为"浸淫疮""血风疮",其发病多与风、湿、热等因素有关,为外感风邪,风、湿、热邪相搏,浸淫肌肤而成。湿邪是其主要因素,而风邪多贯穿病程始终。风盛则痒,痒甚则表明风邪较重。风为阳邪,易挟湿挟热,病初起即肛周湿痒急性期或慢性肛周湿疹急性发作期,所感湿热两邪更以热邪为重;随病情发展,热邪渐退、湿邪留恋,故亚急性期多以湿邪为重。病人脾虚血燥,肌肤失养,加之久病入络,故慢性期风邪除外感风邪,还兼见血燥生风,或肝肾阴虚,风从内生。本案例患者发病半个月,以肛周瘙痒、潮湿为主症,检查见肛周渗液、色红、有皮损及抓痕、肛周皮肤褶皱肥厚。证属湿热内蕴,湿重于热,为肛周湿疹亚急性期。故治宜清热利湿、祛风燥湿止痒。方中重用白鲜皮、苦参清热燥湿、祛风,再加蛇床子、陈皮、车前草加强除湿之力,荆芥、防风祛风止痒。上药共奏清热利湿、燥湿祛风止痒之功。此方以除湿为主,清热次之,在苦参、白鲜皮基础上,加用了陈皮、车前草、蛇床子、荆芥、防风等祛风燥湿之品。还体现了风邪贯穿肛周湿疹整个病程的病机特点。西医认为其发病与内分泌代谢紊乱、变态反应等因素有关,与真菌感染有关等。治疗常以激素类药物为主,但临床治疗实践证明抗生素、激素治疗均无明显治疗效果,易反弹甚至加重病情。而中医的病机认为,湿疹是风、湿、热邪为患。符老认为肛门部为下阴范畴,阴湿为重,故祛湿应是主要治法。湿性困裹,以致血络不畅,腠理闭塞,皮肤呼吸受阻,排泄障碍,气行不畅,郁郁生热、生风,因而以除湿为主,兼以祛风清热为法,临床疗效满意。

医案4

患者:张某某,女,43 岁,已婚,职员。

初诊时间:2010 年 4 月 27 日。

主诉:肛周瘙痒 1⁺月。

症见:肛周瘙痒 1⁺月,夜间尤甚,肛门皮肤潮湿,色红,有抓痕,舌质红,苔黄腻,脉弦。

中医诊断:肛周湿疡。

西医诊断:肛周湿疹。

辨证分型:湿热下注。

治法:清热利湿,祛风止痒。

拟方:苦参30 g,黄柏20 g,紫花地丁 15 g,蒲公英 15 g,蛇床子 15 g,地肤皮 15 g,苦楝皮 15 g,石榴皮 15 g,芒硝 10 g,白鲜皮 15 g,陈皮 10 g,川椒 10 g,防风 10 g。水煎洗,每日 1 剂,每日 3 次,连用 7 剂,痒止。

按语:本案例患者以肛周瘙痒,夜间尤甚为主症,查肛周皮肤有抓痕、色红,属中医"湿疡"范畴。此病祖国医学很早就有记载:"此病……由脾胃湿热,外受风邪,相搏而成。"表明肛门湿疹与湿热有关。如风盛则瘙痒不止,湿盛则糜烂流水,风湿互结,发为风湿病,即湿疹。此患者病程短,伴肛门潮湿、皮肤红、舌质红、苔黄、脉弦,为一派湿热下注的表现。病机当为脾失健运,湿热蕴阻,下注肛门,外受风邪侵袭,充于腠里,浸淫肌肤所致。故运用清热除湿、止痒祛风之药水煎坐浴。方中苦参、黄柏、紫花地丁、蒲公英清热解毒除湿,蛇床子、苦楝皮、地肤皮、石榴皮、白鲜皮、川椒清热除湿止痒,陈皮燥湿健脾,防风祛风胜湿。全方共奏清热利湿、祛风止痒之功。此方特点:多用皮类药,清热除湿止痒。

肛门湿疹,病因病机已清楚,主要是脾胃失和、内生湿热、下注肛门,外受风邪相搏而发病。治疗以健脾除湿、养胃清热、祛风止痒为法。代表方常用归脾丸和香砂养胃丸合方,外以苦参汤加减或萆薢胜湿汤加减,坐浴熏洗,往往奏效。其中往往重用苦楝皮、石榴皮、陈皮、蝉衣、防风、芒硝、川椒等,效果更佳,一般 1~3 个月可愈。

第十八节　肛　痈

医案 1

患者:张某,男,30 岁,已婚,干部。

初诊时间:2014 年 11 月 7 日。

主诉:肛周疼痛 3⁺天。

症见:肛周疼痛,胀痛不适,睡眠差,小便自解,大便难解,舌红,苔黄腻,脉弦数。

中医诊断:肛痈。

西医诊断:肛周脓肿。

辨证分型:热毒蕴结。

治法:急诊入院诊断行肛周脓肿切开引流术,症状缓解。

按语:肛周脓肿一旦形成,则必须切开排脓,千万不可在成脓后坚持单一的消炎治疗。因肛门周围有不同肌束围成的肛门周围间隙,而且皮肤坚韧,脓液易沿肌间隙的深部扩散,使病情恶化。临床上,符老认为手术切口要保证引流通畅,避免存在无效腔,黏膜下脓肿要将脓肿下缘完全打开。对于低位脓肿,要争取找到原发病灶,切除彻底,以免形成肛瘘。对于高位脓肿,不能一次打开,否则会引起肛门失禁,最好分次手术,以保证肛门功能为前提,待炎症消退再行肛瘘手术。另外,正确判断内口位置是脓肿根治术的关键,可以采取直肠检查等办法,确立内口的位置。中药治疗上可采用活血化瘀、扶正祛邪之法。

医案 2

患者:丁某某,女,40 岁,已婚,职员。

初诊时间:2010 年 4 月 20 日。

主诉:肛旁肿痛 1$^+$ 周。

症见:1$^+$ 周前肛旁肿痛,流脓但不畅,伴神疲易累、纳呆,舌质红,苔黄,脉弦。

中医诊断:肛痈。

西医诊断:肛周脓肿。

辨证分型:湿热下注。

治法:托毒溃脓。

拟方:黄芪 12 g,当归 6 g,川芎 6 g,皂角刺 6 g,甲珠 3 g,苦参 20 g,紫花地丁 10 g,银花 10 g,元胡 10 g,秦艽 10 g,冬瓜仁 6 g。水煎服,每日 1 剂,每日 3 次,连服 5 剂。

二诊(2010 年 4 月 13 日):患者脓毒渐尽,拟住院手术以根治。

按语:此病属中医"肛痈",又称"盘肛痈""悬痈""坐马痈"等。肛门为足太阴膀胱经所主,湿热容易聚于膀胱。故此处生痈,多由湿热下注而成,或因肛裂、内痔感染毒邪而发。本病早期多为实证、热证,治宜清热解毒、凉血祛瘀、软坚散结;中期脓成邪留,治宜扶正托毒;后期毒尽体虚,治宜补养气血、健脾渗湿、滋补肝肾。最终根治,仍需手术。此患者为中年女性,脓成溃破,但脓出不畅,脾气亏虚,也即是说,正虚难以托毒,内已成脓,外不易溃,故治宜托毒溃脓。方中黄芪益气托毒,为主药。甲珠、皂角刺消散通透、软坚溃破,为平补药。当归、川芎养血活血,为佐药。加用苦参、紫花地丁、银花以增强清热解毒、除湿之功,冬瓜仁增强排脓之力,元胡、秦艽共奏活血止痛之效。全方祛邪中兼以扶正,以托毒排脓,使毒随脓泄,祛腐生新。

此方特点:以透脓散为基础方加味扶正溃脓,祛邪中兼扶正。肛痈的治疗有虚实之分,但扶正固本的理念要贯穿在治疗的全过程中。据其病情发展有脓前期、成脓起、溃后期的特征,溃后又有形成肛瘘之可能,故治疗应根据其病情变化分期辨证。成脓前期:证候特点是邪气初起,正气未衰,治则应为祛邪为主,不忘扶正,治以消法为主。成脓期:此时,邪盛正衰,脓已成,治则扶正祛邪并重,消、托、补三法并用。溃脓期:此时,邪去正衰,治则扶正为主,兼清余毒。

医案3

患者:李某,男性,42 岁,已婚,干部。

初诊时间:2012 年 7 月 10 日。

主诉:肛旁包块伴肿痛反复发作 2 个月。

症见:2 个月前突发肛门左侧有一鸽蛋大小包块,肿胀疼痛,经抗生素静脉滴注治疗,疼痛稍减,肿块未消,每因劳累则肿痛又起,无恶寒发热,无里急后重及黏液脓血便,无便血,大便日解 1 次,小便黄清,舌淡,苔白微腻,脉沉细。肛门检查:膝胸位,10 ~ 12 点方向肛缘旁见一肿块约 5 cm × 5 cm,皮色不变,质硬无应指感,触痛明显。

中医诊断:肛痈。

西医诊断:肛周脓肿。

辨证分型:阳虚湿蕴,经络阻塞,气血凝滞。

治法:益气活血,温阳托毒,消肿散结。

拟方:党参 12 g,太子参 12 g,沙参 12 g,鳖甲 9 g,黄芪 30 g,皂角刺 9 g,白芍 12 g,肉桂 9 g,川芎 9 g,当归 9 g,白术 12 g,茯苓 12 g,薏苡仁 20 g。共 14 剂,水煎服。

外敷药:炒草乌 9 g,独活 12 g,赤芍 12 g,白芷 12 g,石菖蒲 12 g,当归 9 g,玄参 9 g。上述药物研粉以香油调之,外敷肿块。

二诊(2012 年 7 月 24 日):服药 2 周后肛旁肿块逐渐缩小,肿痛已止,2 天前自行破溃出脓,大便日行 1 次,质不干,舌淡红,苔薄白,脉弦细。肛门检查:取膝胸位,11 点方向肛缘旁见一肿块约 2 cm × 2 cm,中有一溃口,按之有少许脓液流出,触痛轻。治同前法加强益气养阴之力。方药:上方去肉桂,加五味子 20 g,菟丝子 20 g。又治疗 2 周后,肛周肿块已消,脓出已尽。

按语:本案例患者在脓肿初期使用抗生素进行治疗,致使脓液无法排出,局部包裹,逐渐形成一个木硬肿块,消之不散,亦不作脓,这是实证转为阴证的表现,因此病程较长,迁延不愈。根据中医辨证论治,此病证属阳虚湿蕴、经络阻塞、气血凝滞,故治宜益气活血、温阳托毒、消肿散结。内服方中用党参、太子参、黄芪补气,沙参、鳖甲滋阴,肉桂温阳,当归、川芎、白芍活血散结,皂角刺透脓,白术、茯苓、薏苡仁健脾利湿。外用方中炒草乌、独活温经通阳止痛,赤芍、当归活血散结定痛,白芷、石菖蒲化湿止痛,玄参滋阴以制诸药之燥。

根据符老临床经验,肛周脓肿辨清寒热虚实后,一旦脓肿成熟,则需切开引流,遵循"有脓必切"的原则,否则若因害怕刀刃之苦,而不行手术治疗,则会导致脓肿进一步蔓延扩大,加重病情,产生严重后果,到时悔之晚矣。

第十九节　肛　裂

医案1

患者:杨某,女,39岁,已婚,职工。

初诊时间:2013年10月29日。

主诉:肛门灼痛伴便血1周。

症见:便时肛门灼痛,便鲜血,滴血。便后灼痛持续半日方缓,脉沉细,舌质红,苔黄少津。肛门检查:截石位,肛管6点方向见新鲜裂伤;直肠指检见直肠黏膜光滑,未触及硬性肿物。

中医诊断:钩肠痔。

西医诊断:肛裂。

辨证分型:肠燥津亏,热伤血络。

治法:养阴凉血,化瘀止痛。

拟方:当归尾10 g,延胡索10 g,没药10 g,金银花30 g,连翘10 g,地榆炭8 g,桃仁10 g,侧柏叶15 g,苦参30 g。共7剂,水煎外洗,每日1剂,每日2次,配合龙珠软膏外敷。同时予患者麻仁软胶囊,润肠通便,软化大便。

二诊(2013年11月8日):用药后诉肛门疼痛明显缓解,便血减少。上方继服7天,后复查肛裂已愈合。

按语:新鲜性肛裂不需手术治疗可以痊愈,重点在调理大便使其软化及改善创面血液循环,促进创面愈合。方中金银花、连翘、苦参清热润肠;侧柏叶、地榆炭凉血止血;当归尾、乳香、没药、延胡索化瘀止痛;桃仁活血化瘀;配合龙珠软膏生肌愈合创口,内外兼治起效。新鲜性肛裂疗效巩固,在于保持大便软化。

医案 2

患者:何某某,男,38 岁,干部,已婚。

初诊时间:2008 年 11 月 18 日 。

主诉:反复便时肛门周期性疼痛半年。

症见:反复便时肛门周期性疼痛,伴便时滴鲜血少许,大便干结,舌质红,苔薄黄,脉弦。肛门检查:膝胸位,6 点方向肛管皮肤破裂,呈一纵型陈旧性肛裂。

中医诊断:钩肠痔。

西医诊断:陈旧性肛裂。

辨证分型:血热肠燥,气滞血瘀。

治法:养血润燥,通络止痛。

拟方:延胡索 15 g,槐花 15 g,制乳香 8 g,制没药 8 g,炒白芍 30 g,五灵脂 20 g(包煎),黄芩 10 g,生地 5 g,火麻仁 20 g,炙甘草 10 g。每日 1 剂,每日 3 次,连服 5剂。症状减轻,继服 7 剂,患者裂口愈合。

按语:中医认为肛裂多为饮食不节,嗜食辛辣厚味,致湿热内生,热结于肠;或阴虚津亏而致大便秘结,排便努挣,肛管裂伤。便秘是肛裂主要诱因,瘀血凝滞,经脉瘀阻是肛裂日久不愈的重要病因,润肠通便是治疗肛裂的基础措施。本方生地、黄芩、槐花、火麻仁清热止血、养阴润燥;延胡索、制乳香、制没药、五灵脂活血化瘀、通络止痛;炒白芍、炙甘草酸甘化阴、缓急止痛。诸药合用可通便,使肛裂症状得除,瘀血祛而新血生,裂口愈合。

解除肛门括约肌痉挛,是治疗肛裂的关键,高肛压是因括约肌痉挛而致,低血流又是高肛压引起,因此要破此症状,唯有解除肛门拘挛。

第二十节　直肠息肉

医案 1

患者:李某,男,26 岁,未婚,学生。

初诊时间:2014 年 6 月 24 日。

主诉:结肠息肉电切术后 2^{+}月。

症见:感腹胀、纳谷不香,舌淡,苔黄,脉弦,二便调,未述其余不适。

中医诊断:脏结。

西医诊断:结肠息肉电切术后。

辨证分型:脾胃虚弱。

治法:健脾和胃,软坚散结。

拟方:茯苓 20 g,白术 10 g,银花 10 g,山楂 20 g,神曲 10 g,香附 6 g,砂仁 9 g,陈皮 10 g,皂角刺 15 g,鳖甲 15 g,玄明粉 6 g,仙灵脾 15 g,败酱草 15 g,白花蛇舌草 15 g,苦参 15 g,杏仁 10 g。水煎服,每日 1 剂,共 7 剂。

二诊(2014 年 7 月 2 日):服药后诉腹胀减轻,饮食正常。继服上方 10 剂症状消失。

按语:方中茯苓、白术、山楂、神曲健脾和胃,护后天之本;香附、砂仁、陈皮理气健脾;皂角刺、鳖甲软坚散结;败酱草、白花蛇舌草清热解毒。此方兼顾标本,脾肾双补,共奏健脾软坚之功。

医案 2

患者:绍某,男,66 岁,已婚,退休职工。

初诊时间:2013 年 11 月 19 日。

主诉:便血 6⁺年。

症见:便血,色鲜红或暗红夹杂,量少,无肛门疼痛,大便每日 1～2 次,小便自解通畅。肛门检查:距肛门 5～9 cm 直肠壁可见大小不等、形状不一、分布不均颗粒样增生,表面充血、水肿,黏膜表面有淡黄色黏液。大肠镜示大肠多发性息肉,病理活检示炎性息肉。

中医诊断:息肉痔。

西医诊断:直肠多发性息肉。

辨证分型:热毒壅结。

治法:清热解毒,收敛止血。

拟方:黄柏 15 g,大黄 15 g,五倍子 15 g,白及粉 3 g,苦参 15 g,仙鹤草 15 g。保留灌肠半个余月。

二诊(2013 年 12 月 4 日):便血及黏液显著减少。继续用灌肠法 3 周后,大肠镜复查息肉表面充血减少,水肿消退,蘸之不出血。再坚持用灌肠法治疗 2 周后,症状消失。随访至今未见复发。

按语:直肠低位息肉中医以"息肉痔""珊瑚痔""樱桃痔"命名,而高位息肉常以症、因命名,如"便血""肠风"等,临床内治颇为不易。本案例以清热解毒、收敛止血立法,遵方用药,用大黄、黄柏、苦参清热利湿、逐瘀解毒;五倍子苦涩,苦以清热,涩能敛疮止血;白及、仙鹤草凉血消肿,收敛生肌。诸药合用保留灌肠治疗,使药物直接作用于病变部位,避免了胃肠道消化液及酶类对药物的影响和破坏,不仅收到了良好效果,也扩大了中医内治与外治的使用范围。

第二十一节 脱 肛

医案 1

患者:万某,女,7 岁。

初诊时间:2015 年 1 月 17 日初诊。

主诉:便时肛门块物脱出反复发作半年。

症见:患儿体质虚弱,因长期腹泻而致脱肛半年,近 2 个月来症状加重,常常不能用手拖回,腹泻每日 2 ~ 3 次,每次便后均有块状物脱出肛外,纳差,面白,舌淡,苔少,脉弱。

中医诊断:脱肛(气虚下陷)。

西医诊断:直肠脱垂。

辨证分型:气虚下陷证。

治法:补中益气,升阳举陷。

拟方:黄芪 20 g,太子参 20 g,当归 10 g,白芍 10 g,柴胡 9 g,生姜 3 片,大枣 5 枚,水煎服,每日 1 剂,共 7 剂。另予石榴皮 5 g,白芍 3 g,五倍子 4 g,蒲公英 10 g,煎汤外洗,治疗半月而愈。

按语:现代医学认为,小儿直肠脱垂多为不完全脱垂,发病高峰为 6 个月至 2 岁。主要原因是其骶骨弯曲发育不完善,小儿脊髓发育较慢,骶骨曲尚未形成,骶骨盆腔支持组织发育不全,不能对直肠承担支持作用,当长期增加腹压时,容易引起直肠黏膜或直肠全层脱垂。加上长期便秘、腹泻、慢性咳嗽等均可使腹压持续增高导致直肠脱出。《诸病源候论》云:"脱肛者,肛门脱出者。大肠虚而伤于寒,痢而用气,其气下冲,则肛门脱出,因谓脱肛也。"此外,肺虚则肠下,肺与脱肛关系最密切,阳虚则气陷,脾阳虚中气下陷不能收摄固脱,出而不入。可见直肠脱垂与肺、脾二脏虚损有关。中医重在健脾益气,升阳举陷,配合中药外洗,内外合治共奏涩肠固脱之功。

医案2

患者:贺某,男,68岁,已婚,退休。

初诊时间:2014年12月12日。

主诉:便时肛门块物脱出反复发作4$^+$年。

症见:大便时直肠脱出5 cm,需用手托回,反复发作4$^+$年,伴见腰酸耳鸣、尿频,舌淡边有齿痕,苔白,脉沉迟。

中医诊断:脱肛。

西医诊断:直肠脱垂。

辨证分型:肾气不足。

治法:补肾益气。

拟方:炙黄芪30 g,党参30 g,补骨脂12 g,龟板胶12 g,升麻15 g,柴胡15 g,枸杞9 g,巴戟天10 g,五倍子12 g,肉桂9 g,白术12 g。水煎服,每日1剂,共14剂。另用五倍子9 g,白矾20 g,煎汤熏洗患处。

二诊(2014年12月25日):服药14剂后,腰酸耳鸣减轻,小便次数减少。再予10剂后痊愈。

按语:肾为先天之本,寄真阴而寓元阳,肾司二阴,肾气虚衰,二阴失其所司,在前阴则见阳痿失精,后阴则见泄露脱肛。治当补益气血,此方补中益气汤加肉桂、枸杞、巴戟天、补骨脂、龟板胶,以增强补肾之功。

医案3

患者:张某,女,30岁,已婚,职员。

初诊时间:2014年12月5日。

主诉:便时肛门块物脱出反复发作3年。

症见:便后直肠脱垂,可用手托回,伴心慌气短、四肢乏力、目眩盗汗,舌淡,苔薄白,脉细。

中医诊断:脱肛。

西医诊断:直肠脱垂。

辨证分型:气血亏虚、中气下陷。

治法:补中益气,养血安神。

拟方:炙黄芪 30 g,党参 15 g,升麻 15 g,柴胡 15 g,陈皮 10 g,白术 9 g,当归 9 g,熟地 15 g,白芍 15 g,五味子 6 g,炒枣仁 15 g。水煎服,每日 1 剂,共 10 剂。

二诊(2014 年 12 月 16 日):服药后直肠脱垂减轻。上方继服 1 月余后症状消失。

按语:脾胃为后天之本,脾胃弱,气血生化不足,诸脏失养,又忧思恼怒,肝气郁结,思虑过度,耗伤心血,脾胃气机失调,终致气机下陷。若伴见心肝血虚证,治宜补中益气、养血安神、升提补中为法。

医案 4

患者:楚某,女,30 岁,未婚,职员。

初诊时间:2014 年 6 月 5 日。

主诉:便时肛门块物脱出反复发作 5⁺月。

症见:患者因大便秘结致肛门块物脱出,可自行回纳,于久站、久蹲后脱出,近半月来自觉肛门部疼痛,面白少华,舌质淡,苔薄白,脉细无力,腹部胀满,触软。肛门检查:肛缘可见环形直肠黏膜皱襞脱出约 3 cm,呈"菜花"样外翻,肛门部潮湿,有黏液样分泌物,肛门水肿充血。

中医诊断:脱肛。

西医诊断:肛管脱垂。

辨证分型:脾虚不固。

治法:补气健脾,升阳举陷。

拟方:黄芪 30 g,党参 15 g,升麻 15 g,柴胡 15 g,陈皮 9 g,白术 9 g,当归 9 g,山药 18 g,煅牡蛎 30 g,炙甘草 6 g,水煎服,每日 2 剂。另予五倍子 20 g,煅龙骨 20 g,煅牡蛎 20 g,苦参 20 g,黄柏 10 g,芒硝 10 g,冰片 6 g,研末外洗肛门部。服药 20 剂后痊愈。

按语:中医认为,"脾为气血生化之源,脾主升清。脾胃之气虚弱,气血生化乏源,则四肢百骸失养,气虚日久中阳下陷,固摄失司则大肠脱出"。此法意在补气健脾、升中举陷,重用黄芪、党参、柴胡、升麻补中益气、升阳举陷,以山药、牡蛎健脾固摄。

医案 5

患者:王某,男,60 岁,离异,退休。

初诊时间:2013 年 9 月 10 日。

主诉:便时肛内有肿物脱出伴疼痛 1 天。

症见:便时肛内肿物脱出,不能自行还纳,肛门疼痛,坐卧不安,伴有咳嗽、喘满,苔黄而腻,脉弦。肛门检查:肛管环状外翻,水肿,触痛,黏膜脱出,色红,表面有分泌物附着。

中医诊断:脱肛。

西医诊断:肛管脱垂。

辨证分型:中气下陷,肺热下注。

治法:补中益气,辛凉泻肺,缓急止痛。

拟方:茯苓 20 g,白术 10 g,薏苡仁 30 g,黄芩 10 g,升麻 10 g,柴胡 10 g,太子参 10 g,黄芪 10 g,陈皮 10 g,甘草 6 g,银花 15 g,杏仁 10 g,虎杖 15 g,白芍 10 g。共 7 剂,水煎服,每日 1 剂。

二诊(2013 年 9 月 18 日):服药 3 剂后,肛门疼痛缓解,4 剂后,肛管自行回纳,水肿消退大半,嘱其淡盐水坐浴而善后。

按语:肺与大肠相表里,肺系疾病常可通过经络的传导导致肛肠疾病,故临床上常常见到慢性久咳的患者,由于腹压增加而脱肛。治疗时,可采取下病取上、肠病治肺的方法。本方以补中益气汤为主配以清泄肺热之品,而达补中益气、辛凉泻肺、升阳举陷之功。方中茯苓、白术、薏苡仁健脾利湿;太子参、黄芪、升麻益气升提;佐以芍药、陈皮、甘草缓急止痛;柴胡既能发散风热,又能升举阳气,配合银花、黄芩、虎杖清肺泄热。诸药合用能使气道通畅,肠之经脉调和,肛之脱出渐入。

医案 6

患者:王某,男,25 岁,未婚,学生。

初诊时间:2013 年 12 月 31 日。

主诉:便时肛门块物脱出反复发作 2$^+$ 年,加重 1$^+$ 月。

症见:便时肛门块物脱出,需用手托扶还纳,伴见消瘦乏力、食少便溏,舌质淡,苔薄白,脉细无力。肛门检查:蹲位排便时可见直肠脱垂约 4 cm,呈纺锤状,色红。

中医诊断:脱肛。

西医诊断:直肠脱垂。

辨证分型:脾虚气陷,中气不足。

治法:补气健脾,升阳举陷。

拟方:黄芪20 g,太子参20 g,升麻15 g,柴胡15 g,陈皮9 g,焦白术15 g,当归9 g,山药20 g,乌梅15 g,炙甘草6 g。共10剂,水煎服,每日1剂。外用苦参汤坐浴,每日1次。

二诊(2014年1月11日):服药后诉便时直肠脱垂较前减轻,可自行还纳,频率减少。继续服药20剂后,症状明显减轻,每次大便直肠脱出约1 cm,2个月后再诊症状消失。

按语:直肠脱垂是直肠黏膜、肛管、直肠全层和部分乙状结肠向下移位而脱出肛门外的一种疾病。可采取内服或外用药物治疗、针灸、注射硬化剂和手术治疗。内服或外用药物及针灸治疗可以增强盆腔内的张力,增强对直肠的支持固定作用,对轻度直肠脱垂,尤其对儿童患者可收到较好疗效,但对于中度、重度直肠脱垂效果欠佳。本案例直肠脱垂程度轻,故选择药物治疗。古人曰:"脾为气血生化之源",脾主升清,若脾胃之气虚,气血生化无源,则四肢百骸失其所养,气虚久则陷,故收摄失司而见大肠脱出。故治疗宜补气健脾、升阳举陷,方中重用黄芪、太子参、柴胡、升麻补中益气、升提举陷,山药、乌梅健脾固涩。

第二十二节　肛周湿疹

医案

患者:男性,55岁,已婚,工人。

初诊时间:2009 年 3 月 11 日。

主诉:肛旁赘生物 1⁺月。

症见:肛周无瘙痒,无疼痛,时感神疲,少气懒言,舌质淡,苔黄腻,脉细弱。肛门检查:膝胸位,肛周见散在粟米样赘生物,量少。

中医诊断:肛周湿疣。

西医诊断:肛周湿疣。

辨证分型:湿热夹毒,气血亏虚。

治法:益气养血,清热燥湿,祛邪解毒。

治疗:以益气养血、清热燥湿、祛邪解毒之中药内服,同时配以外治方。

拟方:黄芪 30 g,当归 10 g,川楝子 12 g,莪术 12 g,川牛膝 12 g,白术 20 g,露蜂房 15 g,丹参 20 g,薏苡仁 20 g,土茯苓 20 g,板蓝根 15 g,甘草 6 g。每日 1 剂,煎汁 300 mL,分 2 次服。

外治方:香附、木贼、板蓝根、夏枯草、露蜂房、桃仁、莪术、苦参、蒲公英、黄柏、土茯苓、蛇床子各 30 g,每日 1 剂,煎汁 1000 mL,熏洗泡浴局部,每次 10 min,每日 3~4 次。

连用 2 周,未见复发;继用半年,仍未见复发,停药。

按语:中医认为湿疣的病机为房室不洁或间接接触污秽之物,湿热淫毒从外侵入外阴皮肤黏膜,导致肝经郁热,气血不和,湿热毒邪搏结而成。由于湿毒为阴邪,其性黏滞,缠绵难去,容易耗伤正气,造成正虚邪恋。治应以益气养血扶正为主,化瘀行滞、清热燥湿、化浊祛邪为辅。内服药:黄芪、白术、当归益气养血、固卫御邪为主;丹参、川楝子、莪术、川牛膝化瘀行滞为辅;蒲公英、板蓝根、露蜂房、薏苡仁、土茯苓清热解毒、燥湿化浊为佐;川楝子、川牛膝并行引经之功。外用药能燥湿解毒,祛邪洁阴。现代药理学研究表明,黄芪、白术、薏苡仁、当归、丹参有较强的调整和加强机体免疫功能的作用,而香附、苦参、板蓝根、土茯苓等均有较强的抗病毒作用。

湿疣近几年的发病率明显升高,是病毒性感染,传染性很强,病因是风、湿、热、毒邪合而为患,中医药治疗是首选。表皮或黏膜处的赘生物可切除、可电灼,是治标,祛除体内的病毒才是治本。此病应治本重于治标,否则很容易复发。

第二十三节　肛周瘙痒症

医案1

患者:文某某,男,75 岁,已婚,退休。

初诊时间:2010 年 7 月 6 日。

主诉:肛门周围瘙痒 2 年。

症见:2 年前出现肛门周围瘙痒,如蚁走虫咬,夜间尤甚,自用痔疮膏外用,时止时发。肛周皮肤肤色无改变,皮肤褶皱无明显加深、增厚,舌质淡红,苔白腻,脉弦。

中医诊断:痒风。

西医诊断:肛门瘙痒症。

辨证分型:风湿夹热。

治法:清热燥湿,祛风止痒。

拟方:苦参 10 g,五倍子 20 g,荆芥 12 g,防风 12 g,蛇床子 20 g,地肤子 20 g,白鲜皮 20 g,萆薢 20 g,蝉衣 10 g,银花 20 g,连翘 20 g,枳壳 15 g,桃仁 10 g,郁李仁10 g,川椒 10 g。共 7 剂,水煎熏洗,每日 1 剂,每日 2 次。

二诊(2010 年 7 月 13 日):患者诉瘙痒减轻。继投 7 剂,痒止。

按语:本案例患者为老年男性,平素以肛周瘙痒为主症,属中医"痒风"范畴。患者平素嗜酒,日久损伤脾胃,加之年老体弱,脾胃本亏,运化无力,湿热内蕴。"正气存内,邪不可干",今正气已虚,易外感风邪,风、湿、热相杂,致其瘙痒,故证属风湿夹热。肛门瘙痒症是神经功能障碍性皮肤病,西医病名称瘙痒。因其病因复杂,目前尚不完全清楚,一般认为多与某些内部疾病有关,如神经衰弱、大脑动脉硬化、糖尿病、月经病、内分泌失调有关,西医治疗多用抗组胺药、钙剂、维生素等药物,远期疗效不理想。中医学称本病为"痒风""谷道痒"。《诸病源候论》记载:"风瘙痒者是体虚受风,风入腠理,与气血相搏,而俱往来,在于皮肤之间。邪气微,不能冲击微痛,故但瘙痒也。"风痒多因湿热内蕴兼外感风邪,风、湿、热邪郁于皮肤,不得疏泄所致;或因素体血虚或气血不足,肌失濡养生风、生燥所致。本案例属风湿夹热,方中苦参苦寒,清热燥湿、杀虫;蛇床子辛、苦、温,燥湿祛风、杀虫止痒;地肤子辛、苦、寒,清热利湿、祛风止痒;白鲜皮苦寒,清热燥湿、祛风解毒;萆薢祛风除湿;蝉衣、银花、连翘、杏仁宣肺疏风散热;荆芥、防风祛风止痒,川椒杀虫止痒。病久必瘀血,故用枳壳、桃仁行气活血。全方共奏清热燥湿、杀虫止痒、行气活血之功。肛周湿疹、肛周瘙痒临床极易混淆,湿疹常发有丘疹、红斑、渗出、糜烂,以后继发瘙痒;肛周瘙痒常以发痒为主,无渗出液,搔、抓破后,继发渗出、出血、糜烂。本案例为风湿夹热型痒风,即瘙痒症。

医案 2

患者:纪某,男,34 岁,已婚,干部。

初诊时间:2012 年 7 月 10 日。

主诉:间断性肛门瘙痒 2$^+$ 年。

症见:肛门瘙痒,夜间尤甚,发作时奇痒难耐。曾用过激素等中西药物内服,外涂,效果不佳。肛门检查:肛周皮肤粗糙肥厚,呈灰白色,弹性差,有辐射状皱襞纹,未见有肛门湿疹、痔疮、肛瘘、肛裂等肛肠病变。

中医诊断:痒风。

西医诊断:原发性肛门瘙痒。

辨证分型:湿热下注。

治法:清热利湿,杀虫止痒。

拟方:龙胆草、车前子、木通、黄芩、栀子、生地各 10 g,泽泻 12 g,柴胡、甘草各 6 g。水煎服,每天 1 剂,7 天为 1 个疗程。坐浴方药组成:苦参 20 g,黄柏、地肤子、蛇床子各 15 g,五倍子、明矾各 10 g,冰片 3 g,用水 200 mL 煎 30 min,肛门坐浴,熏洗患处。早、晚各 1 次,7 天为 1 个疗程。

二诊(2012 年 7 月 18 日):1 个疗程后症状明显减轻,2 个疗程后症状完全消失,随访 2 年未再复发。

按语:肛门皮肤病虽发于人体体表,但与脏腑气血密切相关,即所谓"有诸内必形诸外"。因此,肛门皮肤病的治疗一般多必须内治与外治并重。肛门瘙痒症虽病在皮肤,实则是由于肝胆实火致风、湿、热邪客于肌肤,风胜夹湿,湿热下注,阻于肛门周围皮肤所致。应用龙胆泻肝汤以泻肝胆实火,清下焦湿热,起到治本的目的。方中龙胆草上泻肝胆实火,下清下焦湿热,合黄芩、栀子苦寒泻火;泽泻、木通、车前子清热利湿,使湿热从水道排出;加入当归、生地滋阴养血,以防邪去而伤正。应用此方以治内的同时,加用中药坐浴以治外。坐浴方中的黄柏、苦参清热燥湿、泻火解毒;明矾、冰片燥湿杀虫止痒。现代研究证实,冰片、明矾对多种杆菌及球菌有抑制作用,配合具有收敛作用的五倍子、燥湿杀虫作用的地肤子及蛇床子,全方共奏清热解毒、抑菌杀虫、祛湿止痒的功效。内服方与坐浴方合用,取得了较理想的治疗效果。

第六章

评 语 录

在跟师学习中,符中柱教授对我们的学习心得和体会逐条地批阅、写评语,在这些评语中明确反映了符老的医德修养、学术思想和丰富的临床经验。这些精辟的见解,对我们思想素质的培养和临床诊疗水平的提高有重要意义,摘录如下。

一、医德、医道、医理

(1)《大医精诚》是我们每一个医生的为医之道,应具有相应的医德,特别是其中"不得多语调笑,谈谑喧哗,道说是非,议论人物,炫耀声名,诋毁诸医,自矜己德"一段更是要遵循的法则,我的弟子应当成为这方面的表率!

学术方面要有发展、要有突破,必须扎下坚实的基础,学习、复习4部经典著作和有关的基础知识是非常必要的,难在实施和坚持。十年如一日,何况三年?

(2)"五法"是先辈提倡的学习之法,可借鉴不可硬套。其一,写出心得体会,特别是结合临床病例写出笔记,是一个知识积累的过程,是非常重要和必需的过程;其二,在临床中,学会思考,培养良好的思维方法,使自己的思维合理、科学,具有很强的逻辑性是关键,只有理性思维、逻辑思维才能使你具有很强的鉴别能力,才能在临床千丝万缕的病情表现中去合理分析、去鉴别,最后得出较为科学的结论,一旦培养起这种思维方法,往往有事半功倍的效果。

(3)"三人行,必有我师",此话千真万确,善于学习别人的长处,常常可以补己之短,虚心使人进步就是这个道理,博采各家之长,不断丰富自己,最终形成自己的特色,自成一体,就不是虚的了。继承传统,积极吸收先进成果、先进观点,在实践中去反复验证、融会贯通,最终变成自己的知识,这是一个不变的道理。

(4)祖国医学是医学领域中一朵奇葩,中医思想主要是经验总结、是几千年医疗实践经验不断总结、不断发展而形成的,这与医学是一门应用科学的特征是相符合的,无需顾虑,不用担心。特别是中药,主要为植物药,这是药物研究的主要方向,是医学深入发展的需要,有很强的生命力。

中医药生存的关键是发展,一定要不断接受新成果、新方法、新理论,吐故纳新,真正做到不断发展,弘扬中医药的特色,自立做强,做科学,就一定有旺盛的生命力。

(5)大肠诸多疾病均与湿热有关,而中医"脾胃论"相关的理法方药在此大有用武之地,是中医药在肛肠病领域大放光彩的一个方面。我们应为此而做大量的工作,先收集资料,再做分析、分类,再整理出相应的治则及方法,制定临床治疗观察计划,经过一年左右的实践,参考近代研究成果,最终形成具有特色的、有关大肠湿热病证的诊疗规范,此工作请你从现在开始着手,3个月内提出研究计划,讨论后开始执行。

(6)李东垣是"脾胃论"的创始人,其观点对肛肠病的病因病机、辨证治疗均有重要影响。其中关于肛痈的阐述和认识最为完整和深刻,至今仍有重要的临床意义。只是我们继承得很不够,有必要系统整理和充分应用。

关于病因病机认识,李东垣认为:"元气不足,营气逆行","营气为本,本逆不行,为湿气所坏,而为疮疡也",适用于肛痈病因病机的认识。

关于治疗,李东垣有两个特点:一是扶正为主,主张"益气升陷,内托发散";二是早期治疗,在肛痈初起即顾护脾胃、益气升陷、调和营卫、消托并施,使邪不内陷。这是我们"治痈防漏"的理论依据,可以此为题立项做临床研究。可见中医治疗肛痈,消、托、补三法并用是主要治则。

(7)《外科精要》确实是最早的中医外科专著。此书充分表达了陈自明治疗外科疾病,"重整体,重脾胃,内外合一,内外兼治"的学术思想,在治痈疽方面更有独到的见解和丰富的经验,其对痈的虚实辨证,仍是我们今天用于肛痈的辨证依据,如"肿高焮痛者,邪气实也","漫肿微痛者,真气虚也","肿痛烦躁,脉洪数实,是为五实","脉细皮寒,泄利肠鸣,是为五虚"。

用中医整体观认识肛肠疾病,作为临床辨证施治的理论基础,治疗中处处、时时不忘扶正,顾护脾胃后天之本,祛邪时亦不伤正或少伤正,急则治标为主,缓则扶正为主。内外合一,攻防有度,内外兼治,这些医学思想和治病原则是治病之道,应牢记善用。

(8)中医理论,博大精深。张仲景在伤寒论里,对下利(泄泻及痢疾)提出了"寒热错杂,表里同病"是其病机的观点,并分别出方共9首,在严密的辨证后分别出方,有很权威的影响力,这都对我们临床治疗慢性结肠炎有指导意义。

(9)"虚虚实实",虚者泻之则更虚,实者补之则更盛,皆为误治。应"虚者补之,实则泻之",这是张仲景在临床中总结出来的经验,也是他善用辨证论治的典范。"反治法"亦是另一典范。我们不仅要学习他的治法和学术思想,更要学习他优秀的辨证思维,融会贯通,举一反三,灵活运用,会有更大的收获。但凡治病,首辨虚实。

(10)痰饮病,顽疾,难去,当以温药主之。这是我们通常的认识,细究之,只要辨证准确,治法得当,还是不难的。

第一,了解其病因病机。痰饮发病主要原因与肺、脾、肾三脏阳气不足有密切关系。肺主肃降,脾主运化,肾主水,三者阳气衰虚,则水湿宣发、运化、通达失调,内停于里,因此治痰饮首先要举肺、脾、肾之阳,温若用好有助生阳气,宣发腠理,通调水道之功。

第二,正确使用温药。温药助阳,取其温运温化之功,故必须有度,要掌握温而不燥、温而不腻的原则,应据证合理使用,充分发挥温药化饮的功用。

(11)"内外治殊途同归之旨,乃道之大气也",这是中医外科治病的指导思想,也是中医的主要特点之一,在外科治疗的全过程必经处的体会,内外兼治,其疗效是优于单一的、局部的外科治疗。你可以针对肛瘘这个病,设计一个课题,设两个临床试验组,一组为内外兼治组,另一组单用外治法,比较两组的疗效(包括症状变化、伤口愈合情况等),用试验结果证明中医外科内外兼治的优点,治疗肛瘘中医具有明显的优势,在此基础上发扬光大,出路就是内外兼治。"祛邪是手段,扶正是目的,祛邪是为了扶正",这个理念务必贯穿在治病的全过程。

(12)俗话说,"读书破万卷"是有道理的,我们外科医师,要加强理论学习,多读书,多读基础理论书,多读内科书,更要随时了解学术动态、新技术、新理论,只有这样做了,才能有进步。我们是医师而不是剃头匠,谁说中医没有手术,谁说中医没有解剖,有书为证,有历史为证。手术治法是中医外治法之一,不是西医的专利,落后了,有历史的原因,更多的是至今乃大行其道的各种歪理,中医外科必经发展并强大。脾胃论是中医基础理论的精华部分,是中医关于人体生理功能的精髓阐述,要熟读,反复读,反复用。

(13)复习脾胃论有关论述,深有体会,顾护脾胃后天之本是肛肠专科医师应常修之技,重点是要与临床实践中的实例结合,带着问题学,试用理论去指导实践,反复印证,深入分析,力作小结、心得。

例如:中医整体现对各临床专业的影响;内外兼治在中医外科的作用;"肺与大肠相表里"理论对治疗大肠疾病的影响;"胃主降"理论在便秘病机分析和治疗中的提示,等一条一条、一个一个地去研究,是一定会有成绩的。认真地、实实在在地把相关的中医理论、病因病机认识应用到实际中去,去重复,去印证,有效的、可重复的、可以印证的肯定下来,无效的、找不到印证地放到一边去。同时把有效的部分在分析和总结的基础上,探讨其中的规律,制定诊疗规程和疗效标准,我们一定要走中医科学化、现代化的路。这是可能的,就看你在不在意,敢不敢去做,更何况现在机会来了,整个世界在探索中过来了,提倡回归原生态、回归自然,人与自然和谐相处,"天人合一"这不正是我们中医所提倡的吗? 大医之道,天地人一体,正气为本!

(14)要把中医外科和肛肠专科多联系,抓住中医整体观,以中医脾胃论的论述来指导临床诊疗,并总结经验和观察效果,这应该是我们今后临床工作的指导思想和基本做法。

例如:元气是人体之本,脾胃又是元气之源,脾胃不和则元气损,元气衰则病生,这就是中医整体观的鲜明表现,也是中医外科必须内外兼治的理论依据。痔的下血及脱出、肛瘘的发生与伤口难愈、肛裂的疼痛与裂口不愈、大肠癌的发生与不治,哪一种病不与元气有关? 不扶正,单靠外科的祛邪是只治标不治本的,标本兼治、内外兼治才是我们的特色,才是我们的正道!

(15)"百病皆由脾胃衰而生",可见脾胃在治疗疾病中的重要地位,但脾胃在人体中不是孤立的,其与他脏及六腑有着非常密切的关系,相互支持、相互协调、相互影响。所以,我在诊疗疾病中常常兼顾与其关系密切的脏腑,"脾胃病则百病生"是客观存在的,不能孤立地看待问题。

(16)为医之道,为医之德,为医之法,是要经常想、经常反思、经常省视的内容。我认为孙思邈《大医精诚》就是我们医师的行为准则,特别是他的"为医之法",是我们医师必须遵循的原则。现实中要做到是要有一定修养的,正常的竞争是需要的,要上进、要强、要出类拔萃是进步的动力,但它必须是自己努力、刻苦去争取的,而不是用非正常手段获取的,对违反自然之法的行为,我们必须唾弃,不让它有生存的环境。

(17)顺其自然,取得人与自然的统一是中医治病防病的精髓。"冬病夏治"是调节机体、预防疾病的一种方法,重点是预防。不遵守自然规律处事,就要犯错误,行医也是如此。

(18)我完全同意换位思考的方法,确实要做到"急病人之所急,痛病人之所痛",懒惰和自私是为医大敌,很多纠纷就出于此。对病人提出的每一个要求,都应有一个交代,不恰当的要求应动之以情、晓之以理。一般人相处都应以礼相待,何况对病人、更多一点热情、更多一点关爱、更多一点温暖,实属应该。

（19）任何事物都有它的另一面，所以我们观察、认识时，一定要全面，要有预见性。手术治疗时要想到顺利的一面，更要考虑到可能出现的困难及意外；其他治疗要想到有效的一面，也要想到无效时下一步措施是什么，就不会茫然不知所措。

（20）"路漫漫其修远兮"，年轻人特别是年轻医生，能看清这个现实问题，非常重要，说明你是清醒的。半个月内，发生 3 次吻合失败，同一种国际品牌器械，不同的医生操作，这不是偶然事件，总的原因不外乎两个：一是对器械的操作方法不熟悉，错误操作，或不规范操作，这种情况在我们医师中经常发生，发生后总是强调器械质量问题，不愿意从自身检查。二是吻合肠管两端的条件不符合要求，裸化不够，张力太大，分离不到位，以致吻合端厚薄不均，超过器械设计的范围。关键是端正态度，客观分析原因，问题是可以解决的。

（21）刮痧是中医传统疗法之一，我每次感冒总要刮痧，出现一个现象，自从用此法后，再次感冒的时间延长了，这次我有 2～3 年没有大的伤风感冒了，我就想为什么？其他的作用我认为无意义，唯皮下出血而后消散吸收，在症状高峰期也是正邪抗争最激烈之时，机体对毒素产生的抗体也是最多的时候，刮痧不是一种更微妙的免疫治疗吗？

（22）"经方（此处意指张仲景所著《伤寒论》《金匮要略》中使用过的"医经之方"）现代运用的临床与基础研究"此课题的目的是回答经方是否过时这个问题，我觉得经方并没有过时，尽管现代环境、气候、饮食、起居、身体素质与古代有很大不同，但经方仍然可以治现代病，有新方的补充也很正常，我认为这个问题不需要争论，我更关心的是基础研究方面有没有新成果？

（23）医疗费用昂贵问题不完全在医生，现在大多数医院还是在生死存亡线上挣扎，经济效益的追求是没有办法克服的。我们大多数医生素质是高的，是以病人的利益为中心的，但环境并不支持，我们只能凭良心，凭一个医生应有的职业道德去做事。

（24）抗生素主要是抑制细菌，在细菌大量繁殖时，有菌血症时，细菌内、外毒素将直接损害多种器官，当然也会破坏机体的免疫系统。青霉素自发明至今挽救了不知多少人的性命，这是不争的事实。目前完全不用抗生素依据不够，慎用、不滥用是对的。

（25）我们身边有些医生是知识不够，有些是责任心不强，有些是不规矩，有些是不道德，最危险、最可恨的是最后一种。有可能你在某一方面成功了，但却是在牺牲病人的生命和健康的代价下换来的,到死你心里都不会安宁! 医生有两样不能少,一是职业道德,二是职业素质,一切以病人的健康和生命为第一位!

(26)注意"水道"不仅是内科用语,还应注意"第三间隙"。这是一个庞大的"水库"。生理状态下,它只是一个正常的滋养、润滑、交换的环境。病理情况下它的影响就很大了! 仅仅注意汗与尿量是远远不够的,这样认识"肺与大肠"相表里的关联就合理了。

(27)《金匮要略·虚劳》描述之症,主要指的是过劳体虚,特别是阳虚,治则主要也是建中补气,把临床中的一些体征与症状相联系是正确的学习手段,但一定不要牵强! 如皮下瘀斑和眼睑瘀斑、血性腹水,那是感染、中毒。手术损伤,多种原因而致与此处之虚劳没有直接关联。"少腹满"应指的是一种症状、感觉、满胀感,并不指腹水。另"目瞑"何解? 应作视力模糊、昏暗解。至于畏光,长期在病房、闭目养神的情况下,别说室外,强光下谁都不适应,何况是久病体弱、重症的病人。我历来的观点,无论中医还是西医,无论经典还是新作,指定的标准只有一个,对与错! 对地写下、发展,错的丢弃!

(28)这是一个生活时代和生命意义的问题,吃、喝、玩、乐是生活中人人都需要的,是生活中的一部分,是生命存在的必需和色彩,但绝不是全部。事业的成功才是生活的基础和生命的意义。而成功不在大小,成功就行。碌碌无为,混一辈子,你也活下去了,但不堪回首。而把自己的工作做好,胜任自己的职业,在事业上有所进取,无论大小,做到这一点,会让你感到欣慰、满足和幸福。会产生对社会负责而应有的坦然,这样的生活才有滋味,生命才有意义,所以我一直主张:你既然是一个医生,就要能看好病。要能看好病你就必须要有一定的专业理论知识和技能,同时主动积累经验,不断丰富自己的专业知识。列举的两个病例,都反映出一个问题,知识量不够,后果是严重的,不要找理由原谅自己,而是要问自己以后会不会再犯类似的错误。

(29)很赞同"不论做了多少台手术,都要把每一次手术当成第一次手术"的态度,我的习惯是每次大手术前一定要再复习一次相关的资料。包括手术步骤、要点、解剖、术中可能出现的问题及相应的处置办法,然后静心思考一遍。经验是这样积累的,才能胸中有数,提高手术的安全性和成功率,还是一次印证术前讨论分析意见、看法的机会,逐渐提高自己的分析能力和判断能力。术后还要对手术过程做一个回顾,顺利的、不顺利的都应总结。存在问题是否有其他的解决办法,不能手术过后万事大吉,时间长了,模糊了,等于没有大的收获。有些东西书本上不一定有,自己发现的、总结的、积极写下的更实用,而且常会得到正确的结论。诊断上不要只靠实验室检查,三基(即基本理论,基本知识、基本技能)熟悉了、掌握了会更可靠、更简便、更实用。

(30)中医外治法是外科治法中的主要治疗手段,历史上中医外治法滞后是客观存在的一个现实问题。因此,必须充分向现代医学外科学习,不应闭关自守,要承认差距并穷追急赶,跟上甚至超越西医的一些领域,也不是没有可能,如中医外治法的整体观点、强调祛邪而不伤正等观点,对肛肠微创外科的建设有奠基的意义。

二、方 药

(1)宁痔洗液:本方因组方合理,又经数年临床试用,疗效稳定,已成为专病用药及疗法,前期论文已刊出,应进入课题研究阶段,特别应突出中药健脾利湿的治疗机制和功效。实践中本方常重用陈皮、苦楝皮、石榴皮等重在收涩杀虫之药,且效果更好,应查阅相关资料补充对此类药物功能主治、药理药效的知识。

(2)茯苓、白术、薏苡仁、山药其主要功效为健脾利水;枳实、厚朴则为行气化湿、消积导滞。诸多便秘者,均因脾胃虚损,以致气机不利,清不升,浊不降,因此治疗便秘之本在于和胃健脾,使清浊各行其道,各至其位,便秘之疾病已去多半。再针对病中伴行他证,如腑实,则清腑实热、散肠道热结;虚热证,则敛阴散结(苦参、麦冬、生地、鳖甲等),往往有效,故健脾应该是治便秘的大法。

有些药在运用中不必拘束,不然还会制约药性,因为有的是可取的,有的无意义,如白术,如果炒焦还能有原来的药效吗? 只能以奢入药了。

(3)秦艽,主治风湿疼痛,有祛风除湿、舒筋活络、消肿止痛之功,是风湿疼痛的常用药,如"大秦艽汤"我不单独用此药,都与归尾合用,目的是活血化瘀、除湿止痛。所以,我常常在血栓性外痔、嵌顿性内痔、钩肠痔方中加入"归尾,秦艽,枳壳",其效我有数。

(4)夜交藤我常用于女性病例的便秘,主要目的是养心安神、益阴润下。这在便秘病人中很重要,便秘病人往往焦躁不安,而这种情绪又会加重便秘,夜交藤与五味子二者兼治,是较好的选择。茯神也是我常用之药,多用于便秘病人,取其健脾补中,包括枳实治其宁心安神作用更强。

（5）五味子是一良药，我好用之，主要取其可补五脏之气、收湿止痢、宁心安神的功效。方中常与其他药配伍，相辅相成，我的认识为大凡气机不调五脏均需治之，只是侧重点不同而已，而五味子正是唯一的一味可调五脏之气的良药，正合我意。另外它还有宁心安神之功，在便秘、溃疡性结肠炎的病因中，情志因素占相当大的分量，常常因情志原因发病或因情志原因久治不愈，因而我好用之。它的收湿功效，与他药的配伍可收湿而不留滞，很是难得。

（6）草决明与石决明是完全不同的两种药物，草决明是豆科植物，而石决明是贝壳类外壳，石决明功效是平肝潜阳、清肝明目，而草决明主要功能是润肠通便、清热明目。

我用草决明主要是用其清热润下的功能，因此便秘（实秘或虚秘夹实者）我多用。其他疾病中如肠炎、大肠癌等则取其清热之功而用之。

（7）附子是一热药，功能是补火助阳，对一些久病大病、气血虚衰、脾胃常虚的病人往往有满意的疗效。多数病人，反映服用后肢体温暖，不怕冷，精神好，这是对症了，辨证准确后大胆使用，但量不可过 12 g，且应先煎 1 h 以上。

此药是大辛大热之品，有毒，用对了有奇效，用错了，如虚实夹杂或阴虚大热者应慎之，只能用于虚寒证，切记！

（9）中药的作用是肯定的，药性、药效需要深入分析研究，搞清楚药物的真正有效成分是什么，单方是怎样，复方又是怎样，先煎后下药物成分又会是怎样的变化，把中药的性、味、归经与现代化的药理学结合起来，这样就会清楚很多。

（10）虎杖是我们肛肠科常用中药之一，贵州俗称"酸汤杆"，野生常见，外形似嫩竹，分节，表皮青绿色，上散布红白色小斑点，质脆，易折断，多汁，味酸，能解渴提神开胃。"黄虎白草汤"取其清热解毒、收涩敛痔之功，另外它治疗烧烫伤效果也很好。

（11）人参、黄芪均具有扶正补气之功，且经药理研究证实其有提高机体免疫力、抑制肿瘤生长、抗癌作用，故在诸药中当首选。但其性多热，故多用太子参、黄芪量少而为之。和胃健脾为大法，凡肠胃之病我均以其治本，故不可少。尤其是大肠癌湿热为大患，利湿更应重点考虑，盖因湿困不除，诸疾难愈。

（12）药对实际是一种配伍单元，其由两药相辅相成、协同作用，有提供药物功效的好处和补充药物功效的作用，兼顾兼治，功效倍增。

三、手　术

（1）PPH 的体会：痔的治疗发展很快，利用先进的器械治疗痔，因有操作简单、有一定疗效、术后疼痛轻等优点，现已成风，但此时我们反而应该冷静下来。因为，我们发现 PPH 不是微创，切下的组织深达直肠外纵肌，这是什么概念，这意味着做痔的手术用的是肠切除、肠吻合的代价，这是不能接受的。PPH 术后的两大并发症——直肠狭窄和肛门坠胀又是很难避免的，可见 PPH 这种治疗方法不是微创。

但 PPH 也不是一无是处，我们可以在它的基础上进行改良，如 TST 手术，在肛门镜上做了简单的改良，收效很好，但我不满足，还想进一步改良，设计了"分段弧形切割钉合器"，这需要我们进一步努力。

（2）TST 手术的运用体会：PPH 应尽可能不用，TST 手术术后反应轻，最大优点是不会出现肛门狭窄，其次切除肠壁的深度，经切下的标本观察，基本上只切到黏膜下层，最深也只达到内环肌层，这种损伤是可以接受的。因此，TST 手术黏膜不是环状切除，是分区域切除，充分保留了手术区域间的黏膜桥，同时切除深度明显浅于 PPH。故术后有以下优点：①不会出现直肠肛管狭窄；②继发性出血明显下降；③肛门坠胀发生率明显低于 PPH；④术后疼痛明显低于 PPH。故我主张淘汰PPH，而更多地采用 TST 治痔。

（3）腹腔镜的运用体会：腹腔镜手术是外科手术的一次新的、突破性的进步，是外科手术微创化的典范，我非常推荐与欣赏，希望大家能尽快掌握，在学习和掌握此技能的初期出现种种问题是难免的，不能因此止步不前。

我对此方法的学习有几点意见：①重新复习解剖学，特别是局部解剖学知识，要达到熟悉的程度，做到手术区域和相关区域的解剖结构清清楚楚，包括常见的解剖变异和病理改变的影响，这是基础中的基础。②尽快做到两个适应——视觉适应和手适应，视觉适应做到腹腔镜下的视觉和开腹直视下的视觉一致，而且应更清晰；手适应要训练到器械只是你的手和手指的延长，是你手的一部分，是一个补充，要有肉手一样的感觉。③要把术后病人的康复和减少术后并发症作为疗效的判定标准，所有可能出现严重并发症的因素在手术前、手术中、手术后均要作为预防的重点，这个理念必须坚持。

（4）腹腔镜手术是一个新技术，也是微创外科发展的一个趋势，有微创、术野清晰、操作精细等优点，是我们中医外科、肛肠科应该掌握和大力发展的一种新技术。

学习和应用以至熟练地掌握它有几个条件是必须具备和引起我们注意的,包括熟悉腹腔镜的结构、熟练腹腔镜的操作方法、熟记腹腔镜的操作常规、掌握使用中常见故障的排除能力等。

四、慢性结肠炎

(1)慢性结肠炎是一种疑症、顽症,因病因不明,临床治疗多盲目且疗效很差,要究其病因,目前医学诸多成果及现代手段仍无法负担。因此,在中医药中发掘、摸索,用中医辨证分析病因病机,按症候、证型分类,在临床中去验证,总结出一整套诊疗方法,是我们的职责。

(2)溃疡性结肠炎按中医临床辨证多为湿热下注大肠,以致经脉壅阻而发病,因此临床治疗多以清热燥湿为主,随证加减,往往能有满意的疗效。只是病例尚少,需进一步观察和收集资料,希望能从中探索出一定的规律。

据临床经验,清热燥湿更应以燥湿为主,故重点亦从健脾着手,辅以清热。其中“度”的掌握应循序渐进,根据用药后症候变化,随时调整,并总结出最有效的方药。

(3)在学习“治久痢”相关文献时,应讨论慢性肠炎这一顽症,中医的痢、泄泻等与现在的慢性肠炎有什么关系?中医治痢的理论及方药适不适用于慢性肠炎?我认为慢性肠炎可以归入中医的痢,其“久痢虚多实少,治久痢以扶正培本”和久痢正虚邪陷,虚实夹杂,提倡治久痢扶正不忘祛邪,“可下则下,可清则清,可补则补”的治疗原则也适用于慢性肠炎的治疗。我们可以拓宽思路,暂时不管关于肠炎病因病理的研究,按中医的病因病机认识,辨证施治,探索出一条可行之路,不能因为慢性肠炎病因研究无进展,而停留在目前治疗无方的状态。

(4)广阅则博识,此话不假。《黄帝内经》对泄泻已有详尽的描述,且分类甚明细,特别宝贵的是每一类的病因病机及证候特点均细细列下,为我们临床辨证提出了标准,意义重大。

我想,我们就以此标准,用于慢性肠炎的临床辨证,再结合张仲景《伤寒论》及吴鞠通《温病条辨》等各家的辨证论治的观点及方药,做一批病例的临床观察,看是否有所获。

(5)这一部分重点阐述了饮食不节,可导致泄泻;五脏受损,功能失调可致泄泻。各自的病因不同,症候亦不同,但都对我们临床辨证施治有指导和借鉴之处。

只是我们要认真阅读,取其精华之处,取其可行之部,取其与慢性结肠炎有关之说,用于临床观察及研究。有眉目后再扩大范围,以免求全反而无功也。

(6)溃疡性结肠炎属中医泄泻之类,是一顽症,难治之。现在此病在年轻人中多见,且症状重,病因不明确,治疗就很难有针对性,效果也不好,而我更同意是变态反应、免疫功能缺陷一说,故中医药治疗更合适。中医我们从调和脾胃入手,兼调肝气,以辅佐脾胃,再加上宁心安神之品,往往有效,且疗效较稳重。溃疡性结肠炎辨证结果是湿热下注大肠,清热除湿是基本法则,加上润肺、清肝、安神,符合中医整体观的大法则,而方药中五味子不可少。

(7)肠易激综合征的临床表现是症状明显,而无明显的体征改变,很像"癔症",我更多的认为是"应激反应",可能与神经或神经介质改变有关,但也无依据。分析而后,临床上我主张试用针灸疗法配合安神解痉药物和生活心理安慰等综合治疗,有一定疗效。就此症,我建议设计一课题,做一点分子生物学研究,在中医药治疗此病中寻找新的途径。比如:"中药五味子对神经组织中乙酰胆碱含量的影响"等课题,应该是存有价值的,中医药的临床基础研究是十分迫切的事。

(8)肠易激综合征,中医无病名,但可以存证,此证据分析与精神因素和机体的应激状态有关。我同意这个观点,但我认为精神因素是第一位的,在治疗此类病人时,总能发现其情志方面的异常,如易激动、易郁闷不乐、易多疑、易紧张,故在辨证时一定要注意病人情志表现的特征。治疗上我们注重综合调理五脏之气,重点调心、肝之气,心主神,肝主筋,直接关系到此证。心神要安稳,肝气要疏泄,按此原则治疗往往能奏奇效。

(9)溃疡性结肠炎是一个世界难题,难在病因不明。个人观点多与个人免疫功能障碍有关,因此在临床治疗中多用补益气血,提高机体免疫力和修复能力,同时按脏毒以祛邪为目标,治疗中除健脾养胃补益后天之本、生化气血之源外,还主要疏肝理气以条畅情志,才能提高治疗效果。

五、便 秘

(1)大家都在说,社会进步了,人民生活水平提高了,人们富裕了,国家强大了。但从医疗的观点上看,有些方面反而是不文明了,如生活习惯坏了、饮食卫生更差了、人口老龄化了。我认为这是工业化文明带来的"并发症",我们中医治病强调治本、标本兼治,但对社会病我们也仅仅是治标,而改善或恢复人的自然存在条件才是治本。人口老龄化，其他疾病暂且不说，只说便秘，它已不只是一个症，现在已作为一种病来对待，老年性便秘是当前很突出的一个疾病，已是一个顽疾。当前把便秘分为慢传输型和出口梗阻型两大类，其中慢传输型是老年性便秘的主要证型，多与老年人气血不足、脾胃失调有关，因而中医治疗老年性便秘大有可为！

（2）热结旁流在临床上是常见之证。病人日日有便下，但为少量秽臭污水，若只观其表象，常误以为下利，但与纳差、胃饱胀、反逆、腹胀、腹痛诸症不符，然本证实为燥屎内结之腑实证是也。所谓"反治法"用大承气汤奏效，实是仲景已识病之本源，而敢为之。可见有识之士总是知识广博而善思敢为。理者，规律也，合理则自然，符合规律，为之则通达顺畅。

（3）中医治疗便秘绝非单纯攻下，而是强调整体辨证，便秘辨证无非为实秘、虚秘两大类。实秘多为肠腑实热，燥热内结，拥塞不通所致。虚秘则为气阴两虚，推动无力（慢传输）所致。故治便秘需审证度治，先辨虚实，特别是虚实夹杂都应兼而治之。

（4）老年性便秘根据"六癸竭"的生理疾病特点，温阳养阴应该是治本的法则，同时调护脾胃兼以润燥通下之品，往往可以取得较好的疗效。我们可以详细地收集、整理相关资料，确定一个课题，中心是针对"六癸竭"这个病因特点，设计一个温补肾阳、滋养肾阴的方药和临床试验方案，以形成一套成熟的治疗老年性便秘的中医方法，争取在慢传输型便秘的治疗上有所突破。

老年性便秘，门诊所见颇多，病因主要是气血两虚，老年人气血不足，肠道失濡养，气机不利故而肠燥又大便无力以致便秘。因此，治疗上多以益气养血、润肠通便为主，但有一个情况过去多被忽视，不少老年人肛门括约肌处于痉挛状态，肛门常处于紧闭状态，这个现象提示老年人便秘不是单纯的慢传输，还有出口梗阻的存在。

六、大肠癌

（1）大肠癌是现今威胁人们健康和生命的重症，治疗的主要目的是最大限度地减轻病人的痛苦和尽可能延长病人的生命。这里有两个内容：一是尽可能早的诊断，早期诊断几乎可以使治疗更简单有效，如良性肿瘤；二是正确的治疗。这两点都是不容易做到的，但是我们又必须做到。正确的治疗尤为重要：包括合理及时的手术治疗；放疗及化疗；生物治疗；术前、术后的中药治疗。

其中中药的干预是相当重要的,不要轻视。我们的经验是,中医药的参与一定能够提高病人的生存时间,特别是晚期不能承受手术和标准放疗、化疗的病人(带瘤生存),更应该始终考虑中医治疗,治则根据病因病机而定。根据气滞、血瘀、湿毒、热毒、结块的病因特点,针对性组方且应以"本虚标实"的病因特点为主要治则,根据正邪力量对比在病程中的改变来分期辨证施治,而不能一概而论,死板机械地用药。

大肠癌的治疗,中医参与对患者生存时间、生存质量是有积极影响的。一般有2种情况:一是可以手术治疗的患者,另一种是带瘤生存的患者,他们的治疗是不同的。可以手术者,中医药在术前、术后参与;带瘤生存者,则全程介入。可手术者按术前、术后分期辨证施治;带瘤者则按病情变化和转归适时辨证施治,扶正祛邪是总则。

(2)中医认为,大凡恶性肿瘤多为气、血、痰相搏结,病位在里、在脏,邪盛正衰,故治法应以扶正祛邪并重。中药扶正是强项,方药多,但祛邪毒以软坚散结、清血毒等方法显得较为乏力,故中药治疗恶性肿瘤,目前仍停留在术前及术后辅助治疗的状态中,我们要在祛邪方面努力发掘,希望能在这方面有所建树,发掘出毒性小、疗效明显、抑制肿瘤细胞生长或杀灭肿瘤细胞的中药。

(3)目前,临床常用的标准治则是清热解毒、活血化瘀、软坚散结、补益气血,在此基础上加用一些中药药理研究证实有抗癌作用的中药,如灵芝、黄芪、白花蛇舌草、半枝莲、败酱草、苦参等。经临床运用,确有一定作用,在我的病人中,有2例因晚期直肠癌已不能手术治疗并拒绝放疗及化疗,单独按以上治则组方,中药内服,在已近衰竭的情况如下,病情得到缓解,延长生命时间近1年。但这仅仅是临床的典型个例,我们应按标准,制定科学的观察指标,系统地观察,提高中药内服治疗大肠癌术后的5年生存率。

(4)大肠癌目前有资料表明其发病率在消化道癌肿中已上升到第一位,死亡率仅次于心血管疾病。目前治疗是早期发现、早期手术,术后配合放疗、化疗及生物治疗的模式,中药治疗也是重要的辅助治疗手段之一。中医关于癌的病机认识:气、血、痰相搏结,病位在里、在脏,属于脏结的范畴。因此,中医药治疗主要应分为两个阶段进行,即术前、术后两个阶段,术前癌肿尚在体内,则应以行气活血、清热除湿、软坚散结祛邪为主;术后人体正邪力量对比发生根本变化,癌肿已除去,给机体正气的恢复、抵抗残留肿瘤、逐渐恢复健康创造了有利条件,故我们应抓住机会,术后尽早开始中药治疗,中医药有条件比放疗、化疗更早介入,治则应是以扶正为主,兼以清除余毒。

根据中医药使用方便、副作用小、安全性高、有提升正气的优势,我认为术前、术后中医药应是不可缺少的、重要的辅助治疗和基础治疗,而且应及时的早期介入。另外,除辨证用药外,中药中具有抗肿瘤的药物,如灵芝、人参、黄芪、当归、白花蛇舌草、半枝莲、败酱草等药物则随证选用,以保证中药的治疗效果,这也是标本兼治、内外兼治中医整体观的一个典型实例。

(5)大肠癌属脏结范畴,病因病机为毒、血、热相搏结而成疾,治法就应针对血热、痰湿、脏毒而行,白花蛇舌草、败酱草、半枝莲等药均有清热解毒、活血化瘀、除湿消肿之功,特别是解毒之功更优于其他的清热解毒药,主要是解脏毒。而银花、连翘、生地、菊花一类清热、解表热是其主要功效,清脏毒、清血热则远远不如上述之草。再则白花蛇舌草、败酱草、半枝莲等药经现代药理研究证实都不同程度具有抑制肿瘤生长的作用,诸药合用更有奇效,我视为治疗大肠癌之要药,每方必用,再结合病人体质随时调整用量。另外,白花蛇舌草、败酱草,半枝莲等药主要是祛邪,在扶正中再运用人参、黄芪、五味子等益气生血,同时又有抗肿瘤、提高机体免疫力类药物,其疗效可以肯定。在大肠癌术前、术后,或对带癌生存者来说都应按此理法组方用药,我用于部分病例,证明是有效的,只是我们缺乏更多系统观察和临床对比研究,不能提出此方、此法对大肠癌患者5年生存率的影响的临床实验依据。

(6)中药治疗大肠癌肯定有效,但当前在治疗癌症中的地位还只是一个辅助方法,其原因有两点:其一是我们对单味药的药性研究太少、太肤浅;其二是对方剂的研究更少,提不出科学可行的药理实验研究的依据。临床上就不敢把它们相等对待,这种状况应该打破,但我们必须实实在在地做事,希望你们能够钻研一下,出点这方面的成果,深入系统地研究,会有成绩的。我希望充分发挥年轻人勇于创新的优点,特别要克服自身不足,继续挖掘,要有创新。

(7)大肠癌术后患者,大多气血亏虚,肾元不足,血虚表现特别突出,用人参类可以补气,但过于燥热,对血气两虚者不太适宜。此时选用黄精既可宜气,又能与枸杞、山萸肉相伍补血、滋生阴血;何首乌补肝肾、益精血、润肠通便,可改善身体的生命状态,益寿延年,是常用的补益药;五味子是我喜欢用的一味药,取其敛肺、益肾、生精、安神之功,常用于大肠癌术前、术后,也常用于脏结的病人,是取其性味酸涩有收敛之功,还有安神的作用。

（8）大肠癌是一重症，是消化道常见的恶性肿瘤之一，对人体的危害极大，治疗上难度较大，根治目前还谈不上。它的辨证结果多是本虚标实，虚在气血，实在毒瘤。临床上根据病情发展大体分为3期（早、中、晚3期），但无论哪一期，恶瘤内生已说明机体本虚，邪毒侵入犯病，分期只是说明疾病的程度，各期应分别辨证，才能准确治疗。

我还主张在治疗过程中也要分期辨证，可分为手术前期、围手术期、手术后期，根据正邪力量对比的改变而采用不同的治疗，一方到底是僵化的手段，不可取。各期中健脾养胃，调和脾胃功能，使升降有序，气血精液充足，化生有源，是基本大法，但绝不是唯一的；各期中五脏六腑受损程度不一样，功能状态也不一样，正邪对比也不一样，千万不可概而论之，形而上学。

（9）这个病例是很有反思意义的，关键是医者接诊后选择的"切入点"，准确地切入关系着病人病情的变化方向，一定要找出主要的证候特点，及时准确处理，才是清晰思维的表现，不断培养这种头脑是好医生的成长之路。"至虚有盛候"很有意思，"回光返照"算不算？实际上这是某一器官受到伤害的初期表现，脑的损害在所有损害（直接损伤除外）中往往是在最后的，此病例没有高颅压的表现，脑水肿诊断不够，考虑脑衰竭更确切一点。

（10）这种锲而不舍的精神值得学习，什么事都要问个为什么，学医更是如此，要对病人负责，病人为大！任何时候、任何情况下都应以病人的病情为重，不要心存杂念，自己解释不了的、自己没有把握的情况是经常出现的，很正常，关键是自己的态度。此病人出现腹腔内感染是必然的，在衰竭的情况下全身及血象的反应是病情变化的象征，用白细胞的"趋向性"解释并结合衰竭状态来考虑是有道理的。

（11）中医药是医学中的一朵奇葩，是有生命力的，但必须发展，不发展，不走科学化之路就不会有生命力，任何学科都一样。这个病人主要问题如下：重症久病，身心重创；造口远端结肠多处损伤，不同程度狭窄；远端结肠久废而萎，既有器质性病变的肠管狭窄，又有功能障碍。可见器质性改变无路可走，只有促进功能恢复才是当时最主要的治疗。在中医疏导治则的指导下，采用药物、针灸、推拿等手段，取得疗效。从中我也体会到，术后吻合口有狭窄，加上远端肠管形态及功能的萎缩低下，似乎只有牺牲远端肠管及肛门，但事实说明中医在治疗此类病证时有独到之处，未来的医学趋势无论怎样发展，中医仍会占有一席之地。

（12）不断地学习及经常的复习，特别是带着临床工作中遇到的问题学习和复习更是我们经常要做的事,最怕的是麻木不仁,长期搁置。我希望你们能培养出一个良好的学习态度和习惯,能比我更细、更深入、更严谨。

(13)查阅资料写读书笔记,是良好的学习方法,看了资料,我得到两点:一是白斑与白化概念不同,不能混淆;二是外阴白斑仍视为癌前病变,4%发生鳞状上皮癌的发病率已经是相当高了,不容忽视。我们是专科医师,但我们的知识可不能只是专科。

(14)病例复习有以下教训,CT提示与临床体格检查不符,不能主观臆断,否定别人的判断。不符的原因,术中探查结果说明体格检查时不够全面和细致,对病变范围估计不足。在术中理智地做到"不放弃",是在认真探查的前提下决定的,同时医师一定要为患者着想,尽最大可能争取最好结果。

(15)切忌糊里糊涂地手术!主要责任在老师,要求不严,讲解不认真。从主观上说,还是先把教科书上的理论知识掌握好,实践中反复运用验证,从书到实践再到书再到实践,只有这样的循环,才能真正掌握,更主要的是要善于积累、总结,把这些都变成自己的,你就会有一个飞跃。

(16)一个好的医生,一定要会归纳、总结、分析,善于抓住每一种疾病的临床特征,要能在错综复杂的临床表现中去寻找、认识它们,这样你的诊断能力会有很大提高。比如直肠腺瘤在不同的病人身上,有不同的临床表现,包括它的病位、大小及病人的感受、表述等都会影响到你的判断,但它们一定会有共同的症状及体征,如:肠道占位的肿块,易出血,往往表现为便血,会恶变,常有黏液便等。总之,学习方法和工作方法是非常重要的,有时有事半功倍的效果。

(17)此例病人在左半结肠切除术后第14天发生左下腹巨大肿块,但无腹膜刺激征,白细胞计数升高,大便正常,经调整抗生素及局部外用金黄散后逐渐康复。当时分析,多考虑吻合口瘘,但瘘口小,大网膜及时包裹,使瘘口封堵,并使感染局限,为治疗提供了时间和基本条件,否则决不是调整抗生素及局部外用金黄散能解决问题的。治病主要是防患于未然,各种情况都要想到,并制定多套方案,仅仅对症治疗是医之大患!

七、痔

(1)PPH是在尽可能少地切除肛管皮肤和尽可能少地损害外括约肌皮下层和肛垫的思想指导下,设计的一种新的手术方法,是微创外科治疗理念在肛肠病手术中应用的良好体现,也是我应用了 20 年的成熟手术方法。自本方法推广使用后,取得了良好的临床效果,术后原发性出血下降到几乎为 0,术后肛门狭窄下降到 0.5%,且扩肛后基本可以消除,同时也大大降低了术后疼痛和缩短了伤口愈合时间。这种方法是应推广的方法,而且方法成熟,临床验证时间长,资料丰富,应尽快立项,申报成果。

(2)大多数学者的意见是 90% 以上的患者可以非手术治疗,只有不到 10% 的痔患者需要外科治疗。因此,我认为痔的治疗总原则:不治疗没有症状的痔;治疗的目的是减轻或消除其主要症状,而非根治术;以保守疗法为主,只有保守治疗失败后,才考虑手术;根据痔的不同情况,选择不同的治疗方法。而且手术治疗要求尽可能少地破坏正常的肛垫组织,尽可能多地保留肛管黏膜和皮肤(特别是 ATZ 上皮区)。因此现在我特别强调微创,用最尖端的外科手段,以解除主要症状为治疗目的。千万不要企图完全消除痔核,以为可以根治,相反这样必然导致过度治疗,结果是并发症一大堆,给病人造成很大的痛苦,甚至影响以后的生活质量,这不是我们医师所希望的。

(3)我提倡建设微创肛肠外科,而且早在 20 世纪 90 年代就已经开始努力,当时正值痔手术处在混乱期,各种痔手术在"彻底根治"错误观念的影响下,滥用手术、过度治疗的现象十分普遍。术后严重并发症,如大出血、肛门狭窄、部分失禁、剧痛十分严重,医生们彷徨了,目睹此景,对我刺激很大,因此着手解决这些问题。首先是痔手术,设计了小"V"形切口 Treitz 肌保存术,其优点已经很明显了,望你们继续努力。

(4)(便血)我们对自己的研究仍处于九牛一毛的状态,因此医学上不能处理的问题还很多很多,不必过于悲观,也正因为这样,你们才有更多的机会,更广阔的天地,任你们展翅翱翔。值得注意的是,但凡出血病人,我们要注意全身出血性疾病的存在,特别是现在的白血病,术前除了常规的化验检查外,还应了解相关的病史,提高警惕,不要只盯住伤口。

八、肛 瘘

(1)肛瘘的治疗当今仍是一个世界性的难题,西医仍是传统的手术切开或切除。无论哪一种手术方法,总有两个问题困扰着大家:一个是复发率高,一个是术后不同程度的肛门失禁,而且这是手术方法无法避免的问题。经过多年的临床经验,我们的体会是:术前尽可能弄清楚瘘管走行分布情况,确定手术路径。另外,设计可以避免损伤括约肌的手术方法,已有的常用方法如传统的挂线术、切开及开窗引流术、拖线术等,这些方法减轻了括约肌的损伤,可使术后肛门失禁的情况减轻或减少。总之,这些方法均是经肛门入路的,不可避免地损伤括约肌,为此,我们首先在后高位肛瘘(典型的是后马蹄瘘)上设计了新的手术路径——经后入路(骶尾部入路)治疗后高位肛瘘。其优点:直接暴露内口,手术途径短捷,可直视下处理括约肌间病灶,不直接损伤括约肌,直视下修补内口等。外口及直肠环下远端瘘管可简单切开、清创,甚至旷置,换药处理,这种手术入路和方法可最有效地处理病灶、修补内口,基本上不损害括约肌,理论上可提高治疗率、减少复发率和避免肛门失禁。

现在我们已在选择符合诊断标准的病例采用后入路方法治疗,从部分病例术后恢复情况看,本入路是可行的,下一步将扩大病例数,积累经验,完善手术方法。可以预期,后入路是治疗后高位肛瘘的一种新的、可行的手术方法。

(2)挂线疗法是中医几千年一直沿用至今的特色疗法,"以线带刀,水逐线流,肠肌随长,鹅管自消",即切开引流、边切割边愈合,且始终保证了括约肌的完整性,而达到治病不伤功能的目的。这是与西医完全不同的一种方法,只是要更全面地做大量观察,验证其边切割边愈合是否真实可靠。

肛瘘是肛肠科难症,其中高位复杂性肛瘘的难点是手术必经之路是直肠环,术中直肠环必须保护,内口及近端瘘管准确处理往往不易办到。对此,我们已经有了较好的解决方法,而且符合微创原则:利用核磁共振检查或腔内 B 超检查,术前了解瘘管的走行及内口的位置与直肠环的关系。采用中医挂线或经骶尾部入路手术。更重要的是充分发扬中医外治法的优势,分期辨证论治,治痈防漏,把肛痈控制在成脓前期或成脓期,不再发展到溃后成瘘期,也就是不会形成瘘管,这是最理想的。

(3)高位复杂性肛瘘是难治之症,且目前手术是唯一有效的手段,中医切开挂线运用至今仍是标准手术。为此,我们采用挂线开窗引流术,既可治愈,又可减轻术后疼痛和减少失禁,是目前成熟的手术方式。同时,我们还设计了经骶尾部入路后高位肛瘘切除术的新方法,但需进一步研究及论证。

(4)《论肛周脓肿脉与症的矛盾》讨论了脉与症的关系,并与临床实例结合,说明用了心并有所得。脉症不合在临床上是常见的,其中的原因受很多因素的影响,是个大题目。在这里很难深入讨论,脉症只是体征之一,单一脉症来进行辨证我认为不够严谨,也太片面,舌症更客观,应该相结合。所谓"舍脉从症,舍症从脉"只不过是一种诊断思想,也就是说,再不尊重事实,可就要犯大错误了。还有,所举结核的病例,仍不能充分说明问题,结核的诊断仅仅用一个病例的治疗结果来作为依据是不够的,为什么不用中医药的治法呢?科学地认识问题不在"刚愎自大"之列。

九、肛 裂

(1)原发性慢性肛裂,现代基础实验研究一致认为:其病理基础是高肛压、低血流,直接原因是内括约肌痉挛,结果是肛管皮肤皮下组织缺血性溃疡。中医传统观点认为:肛裂的病因是因津液亏虚或脏腑热结以致肠失濡润,大便干结,便秘,暴力排便致使皮肤受损,湿热蕴结肌肤毒染而发病。

这使得"肝阴不足,筋脉不利"的辨证观点更深入、更符合肛裂成因的病理变化,并在此基础上,组方配置愈裂膏,临床观察疗效满意,已具有深入研究的条件,应选为课题继续系统收集资料,加强临床观察。

(2)肛裂分为两类(病理):新鲜肛裂也是肛裂早期,仅仅是肛管因某种原因(便秘或干结、暴力排便等)导致肛管裂伤,仅有出血和疼痛,没有慢性溃疡及相应的多种病理改变;若不能及时有效治疗,裂口不愈并生感染,病程迁延,以致裂口成慢性溃疡,疼痛加重,肛门痉挛,则不可自愈,成为典型的肛裂。

肛裂基本的病因病机是"高肛压,低血流",因此降低或解除肛门括约肌痉挛和改善局部血液循环是治疗肛裂的治则,中医的活血化瘀、行气通络显得尤为重要。

陈旧性肛裂的病因现在的观点是较合理和科学的,因此,治疗的要点是解除结肠括约肌痉挛。最符合微创理念的方法有2个:①内括约肌部分切断术(侧切术);②化学性括约肌部分切断(硝酸甘油外敷)。另外,中医也有3个治则:①行气活血通络;②生肌敛口通便;③疏肝养阴、舒筋解痉,这样的方案是较全面合理的。

十、脱 肛

(1)脱肛包括直肠脱垂和肛管脱垂。脱肛与"痢"的关系:先"痢"后脱肛则"痢"为其因;先脱后"痢"则"痢"为其果。但此"痢"非彼痢也。此"痢"指直肠久脱,黏膜损害、糜烂,弥散大量小血栓,甚至溃疡合并感染,静脉回流受阻等而出现血便,黏液增多,感染则可能出现脓便,因而有先脱后"痢"一说。但李东垣也注意到"白多赤少"的征象,实为直肠脱垂,往往多是黏液便。

李东垣治痔、瘘,有方8首,其中以秦艽为主方5首。可见秦艽一药是李东垣治痔瘘的要药。可把这5个方子收集起来,认真作逐一方解,分析其中的用药规律,找到秦艽起到的作用,讨论一下是否有进一步作临床研究的需要和可能。

(2)直肠脱垂的治疗:脱肛一症,总归气血不足所致,常见为中气下陷及肺气虚、肠塞脱垂、肾虚及肾不纳气等3种,补气升血为总治则,参与辨证类型治疗更有把握。内治法主要是扶正;小儿外治法我主张以注射法为主或轻度脱垂以注射法为首选,直肠周围+黏膜点状注射,也可选择套扎术、TST等,重度脱垂的经典手术是经腹直肠悬吊和直肠前壁折叠缝合法,治疗无困难。

十一、其 他

(1)直肠阴道瘘是较特殊的一种肛瘘,有先天性与后天获得两种,治疗的难点为一次成功率低及多次手术不愈者较多见。为解决此难题,我们在认真复习局部解剖特点后提出了经阴道后壁重叠修补的新手术方法,用于治疗中低位直肠阴道瘘(后天性),取得了成功,有必要总结经验。

(2)直肠腺瘤:一个好的医生,一定要会归纳、总结、分析,善于抓住每一种疾病的临床特征,要能在错综复杂的临床表现中去寻找、认识它们,这样诊断能力会有很大提高。比如直肠腺瘤在不同的病人身上,有不同的临床表现,包括它的病位、大小及病人的感受等都会影响到你的判断,但它们一定会有共同的症状及体征,如:肠道占位的肿块易出血,往往表现为便血、会恶变、常有黏液便等。总之,学习方法和工作方法是非常重要的,有时有事半功倍的效果。

(3)骶前囊肿:肛旁包块,特别是靠近正中线,一定要注意与骶尾部的关系,除了肛周脓肿,还有骶尾部囊肿、畸胎瘤、恶性肿瘤等需鉴别。在这个病例中,没有清晰的诊断思维,思想方法混乱,导致后面多次手术。所以诊断和鉴别诊断是非常重要的,以后一定要总结经验,吸取教训,不要再次犯同样的错误。

(4)先天无肛畸形:救治此患儿前,有短暂的思想斗争,一边是医生救死扶伤的职责,一边是是是非非,最后还是责任占上风。我认真查视婴儿全身情况和局部体征,注意到患儿垂危,无胎粪,是低位闭锁,手术对患儿损伤不大,但能救命,立即决定手术。手术很谨慎,先在机体见一皮下绿线,局麻下从此处远端剪开一小口,见有胎粪流出,证实术前判断,再在肛门部位前方纵型切开闭锁肛门,小指扩张,大量胎粪涌出,适当控制速度及量,以免腹压骤降加重休克,术后患儿很快康复。

(5)急性坏死性筋膜炎,因发病急,病势快,死亡率高,现已引起我们的高度重视,2014年上半年我们就收治此类病人7例,死亡1例,有3例危重病人经我们的及时抢救和手术,从死亡线上拉了回来。需要提醒的是此类病人有1/3有严重的糖尿病,我们救治的体会:①及时正确诊断,此病以筋膜坏死发黑、脓液稀臭(恶臭),并有不同程度的全身中毒症状,为主要诊断依据;②积极切开引流,充分清除坏死筋膜,发现红肿或单纯肿胀即可切开,不能等其成脓;③尽快脓液培养,选择有效抗生素,足量使用;④大剂量抗坏死治疗,首选维生素C;⑤中药清热解毒、透脓脱毒、行气活血逐瘀是治则。

(6)肛隐窝炎(肛窦炎)为肛肠科一种容易被忽视的常见病,原因是症状不明显,常常只以肛门坠胀不适为主要表现,其次是其体征较隐蔽,不宜被查出,所以临床上我们常诊断不明,犯治标不治本的错误。为克服和纠正这种错误的认识,我们应该强调该病的诊断和它对健康的危害。

首先明确诊断依据:症状——肛门坠胀、刺痛;体征——肛窦周围组织炎症表现,渗液或脓性渗出,肛乳头肥大。以内外兼治、标本同治为主,分证型而治,中药保留灌肠,局部切开引流。

(7)肛周湿疹的治疗:肛周湿疹近年门诊常见,我们抓住其病因病机特点——风、湿、热邪客于肌肤而发病。症见痒痛、潮湿和苔藓样皮损。以苦参汤加减和萆薢渗湿汤合方,再辅以祛风、止痒、杀虫之品,组成了我们自己的经验方,用于临床,疗效奇好是一个成功的方药,但停药后易复发,这是我们下一步深入研究的重点。

(8)中药熏洗是中医的传统方法,至今仍在广泛使用,是一种有效的特色疗法,尤其在肛肠科有重要的临床价值。它具有行气活血化瘀、清热利水、消肿止痛、祛腐生肌、收敛、杀虫止痒等功效。我们的宁痔洗液、黄虎白草汤均为代表,要发扬。

(9)就工作中遇到的问题,及时总结分析,如果没有跟师学习,你会自觉地做这件事吗?这可是一个好的学习方法,希望你以后也能坚持,使之成为你的工作习惯。有些处理方法是经验总结和长期操作的感觉,但都离不开基础知识。

十二、术后并发症

(1)直肠癌拖出术后远端肠管坏死患者的治疗过程给了我们3个教训:①拖出术易出现坏死及脱开;②造口术后选择了不恰当的还纳术;③选择了可靠的还纳术

却未充分了解废用远端肠管的功能状态。解决的方法:拖出坏死多为张力及括约肌压榨所致,可行减少张力及括约肌松解。造口术口原位还纳多数会造成再膨出,特别注意远、近端肠管固定。最重要的是造口远端肠管是否通畅,功能是否恢复,是造口肠管还纳的先决条件。

（2）患者中年男性,于腹腔镜 Dixon 术后 26 天出现神经系统中毒症状,30 天死于全身多器官衰竭。回顾治疗全过程,有经验值得总结。死亡原因,还是要考虑因吻合口瘘合并腹腔、盆腔严重感染以致败血症(高热、腹膜炎、皮下瘀斑、骶前化脓、腹水等)。治疗上的反思:总体印象,不果断,不及时,首先确定吻合口漏,应立即行造口术,选择回肠末端是最佳位置,同时应放置引流管。病势是吻合口漏致感染再导致败血症,最后因多器官衰竭而死亡。

第七章

符中柱教授讲义选录

便 血

便血是生活中一种非常常见的现象,我们曾经的统计结果显示人群中起码有60%的人发生过,这种不正常现象如此普遍,值得大家高度关注。了解、学习、宣传有关便血的医学知识是我们医师的职责,也是大家维护自身健康的一件大事。

与便血相关的医学常识大致有以下5个方面的内容:便血的定义(什么叫便血);便血的病因(为什么会便血);便血的分类(便血有哪些类型,有什么特征);便血的鉴别与诊断(便血与哪些疾病有关);便血的预防与治疗(治疗原则,主要是预防知识)。

一、便血的定义(什么叫便血)

"从肛门排出血液或血性大便就叫便血"。中医称便血为"下血"或"后血",《灵枢·百病始生》说"血内溢则后血",意思是血从内脏(主要指胃肠道)溢出则发生便血,"后血"指的就是便血。临床表现的便血,可以全是血,也可以是大便带血或血与大便混杂(血性大便)。

二、便血的原因(为什么会便血)

1. 中医病因病机

中医认为"气血失调,脏腑本虚"是引起下血的本因(见表7-1),六淫邪气乘虚致病。

风:风伤肠络而下血(血色鲜红)。

燥:血热而肠燥,以致阴津亏虚,大肠失润,粪便干结,便时努挣,伤及肛门而下血(血色鲜红)。

湿:湿性重着而与热结,下注大肠,壅阻经脉而下血(血色暗、浑浊)。

热:灼伤肠络,迫血妄行而下血(血色红)。

气虚:气虚无力摄血而下血(血色淡)。

血虚：血为气之母，气血相依，血虚则气虚，无以摄血而下血（血色淡）。

表 7 - 1　便血的病因、病机

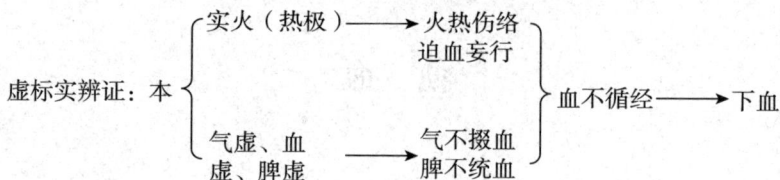

虚标实辨证：本 ┤ 实火（热极）——→ 火热伤络 迫血妄行 ├ 血不循经——→ 下血

气虚、血 虚、脾虚 ——→ 气不摄血 脾不统血

2.西医学观点

现代医学认为，便血是多种疾病都可能具有的一个症状，是疾病的病理损害导致了消化道出血。便血只是一个症，不是病，引起便血的是病，所以治疗重点应该是原发病，从根本上解决出血的问题，而不是单纯地去止血。

三、便血的分类（血便的性质、特征）

中医根据便出血液的颜色把下血（便血）分为近血和远血两种，血色鲜红为近血，血色暗红为远血；上消化道出血为远血，下消化道出血为近血。

便血的常见类型(7 种)：鲜血；暗红色血；血水（洗肉水样）；黏液血；脓血；果酱色血；黑便。

1.上、下消化道的解剖学界定

十二指肠悬韧带到咽部是上消化道，包括十二指肠、胃、胆、胰、食道；十二指肠悬韧带以下到肛门是下消化道，包括小肠、结肠、直肠（广肠）、肛门（魄门）。

2.消化道出血的特征

(1)上消化道出血引起的便血（远血）多是暗红色的或黑色的（柏油样）。这是因为上消化道出血一般量多，存留在消化道的时间长，血液容易受到各种消化酶的分解破坏，其中的铁离子与肠道中的硫化物易形成硫化铁，硫化铁是黑色的，产生的硫化铁越多，血色就越暗，甚至呈黑色，所以上消化道出血的便血多是暗红色或黑色的。

(2)下消化道出血引起的便血（近血）多是红色的或鲜红色的，越接近肛门血色越鲜红。因为出血后血的行程短，在肠道中停留的时间也短，排出快，所以下消化道的便血接近鲜血。

(3)例外：如溃疡病、食道静脉曲张破裂大出血时，病势凶猛，引起胃肠道的强烈反应，蠕动亢进，排出很快，这时的便血可能就有鲜血，甚至反逆而上出现呕血。

下消化道出血如果病人既往有便秘或年老体弱、气血虚衰,少量出血对肠道无明显刺激,血在肠道中潴留,时间长了也会成暗红色血。

四、便血与哪些疾病有关

可能引起便血的疾病很多,常见的有 30 余种,我们把它们分为以下 3 类。

（1）消化道疾病与外伤（17 种）,详见表 7 - 2

表 7 - 2　消化道疾病与外伤引起的便血

	病　名	病　理	便血特征
常见病	痔	血管损伤	鲜血,滴射状,量少
	瘘		鲜血或脓血、量少
	裂		鲜血,大便带血
肿瘤	胃癌	癌性溃疡	暗红色血,有时量大
	大肠癌	癌性溃疡	黏液血,量不大
	息肉	黏膜损伤	鲜血或暗红色血
炎症性疾病	溃疡性结肠炎	炎性溃疡	黏液血,量少
	坏死性肠炎	炎性坏死	暗红色,量多
溃疡病	胃十二指肠溃疡	溃疡	暗红色血或黑便,量大
感染性疾病	痢疾	感染性溃疡	脓血(桃花粪)
	阿米巴痢疾	组织溶解	果酱色,中等
	肠结核	结核性溃疡	暗红色,量少
梗阻性疾病	绞窄性肠梗阻	肠壁坏死	鲜血或暗红色血,血便与大便不混杂
	肠套叠		大量渗出,血水(洗肉水),黏液多
外伤	胃肠挫裂伤	血管损伤	鲜血或暗红色血
	肠管或直肠损伤		鲜血,量多或少

（2）全身性疾病（11 种），详见表 7-3。

表 7-3　全身性疾病引起的便血

病　名		病　理	便血特征
血液病	白血病	出血或凝血功能障碍	暗红色血或鲜血，量多或少，黑便
	再生障碍性贫血		全身多器官出血
	紫　癜		全身多器官出血
	血友病		全身多器官出血
传染病	伤寒、副伤寒	病理性穿孔	暗红色血或赤小豆汤样，量多
	流行性出血热	病理性紊乱	黑便，量不多，可出现咯血、呕血、血尿等多器官出血
	败血症	凝血障碍	黑便、量少
寄生虫病	钩虫病	虫体破坏黏膜	血便，一般量少
	血吸虫病		黏液脓血
中　毒	食物中毒	感染、凝血障碍	脓血，一般量少
	药物中毒	变态反应、溃疡、凝血障碍	暗红色或鲜血，量中

（3）血管性疾病（4 种），详见表 7-4。

表 7-4　血管性疾病引起的便血

病　名		病　理	便血特征
血　管	毛细血管扩张症	血管扩张破裂（家族性、遗传性）	鲜血、紫红色血块、黑便伴有咯血、尿血、月经过多等全身症状
	胃肠血管瘤		
	胃动脉硬化	血管破裂	鲜血或黑便，一般量多
	食道静脉扩张	血管破裂	鲜血或黑便，一般量多
		门静脉高压，血管破裂	黑便，呕血，量大，无胃痛史
			暗红色血或黑便，量大

以上列出了 30 余种与便血有关的常见病，有消化道本身的疾病，有全身性疾病和血管性疾病，它们分别属于不同的系统，都会出现便血的症状。我们单凭便血一个症状不可能寻找到相关的疾病，还得把便血的性质、方式、量、血与大便的关

系、便血时的伴随症状等因素综合起来分析,才能锁定目标,才能把便血与相关的疾病联系起来,才能大致搞清楚便血可能是哪一种疾病引起的。

五、便血的治疗与预防

1．治　疗

(1)针对便血的治疗。

便血对人体健康的危害是很大的,尤其是消化道大出血(400 mL以上)是急性大量的出血,可引起休克,威胁到生命安全;即便是少量出血,如痔出血,时间长了也可致人贫血。因此,当出现便血时,急则治标,要立即对便血作处理,详见表7-5。

表7-5　便血的主体治法

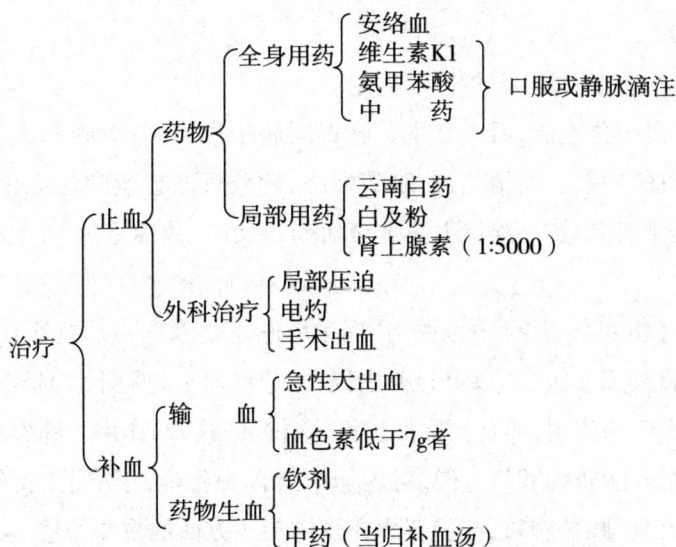

- 治疗
  - 止血
    - 药物
      - 全身用药：安络血、维生素K1、氨甲苯酸、中药 → 口服或静脉滴注
      - 局部用药：云南白药、白及粉、肾上腺素（1:5000）
    - 外科治疗：局部压迫、电灼、手术出血
  - 补血
    - 输血：急性大出血、血色素低于7g者
    - 药物生血：铁剂、中药（当归补血汤）

(2)针对引起便血疾病的治疗。

需要具体到每一个引起便血的疾病进行治疗,如常见的痔、肛裂、大肠息肉、大肠癌、溃疡病、血液系统的白血病及再生障碍性贫血等。总之,针对原发病进行治疗才能从根本上消除便血。

(3)中医药辨证论治。

便血属于中医"血证"的范畴。《血证论》提出:止血、消瘀、宁血、补血治血四法。古人治血证着重于治火、治气、治血,故清热降火、益气补血是治疗血证的重要治则,临床上常用的凉血止血、收敛止血、活血止血等止血之法,有很好的疗效。

介绍几种安全、有效、简单实用的止血方药和方法:①三七(活血化瘀、止血)研粉,温开水冲服,每次 3 g,每日 2 次,可治瘀阻出血不止。②白茅根(凉血止血、活血止血)30 g,开水冲泡当茶饮,可治风热下血,且有利尿功效,亦能治热淋、血淋。③白茅根 20 g、槐花 6 g(凉血止血、活血止血),开水冲泡当茶饮能止血,还能清肝热及大肠湿热。④仙鹤草 115 g、生地榆 10 g、槐花 10 g(凉血止血、收敛止血),煎水喝,每次 100 mL,每日 3 次,可治热证便血、月经过多等,仙鹤草性平和,用时可不分寒热虚实,作为家庭用止血药较方便。⑤白及 20 g、紫珠 20 g(清热解毒、收敛止血),研末加少许蜂蜜调膏外敷,可治外伤出血及痔、肛裂出血。紫珠有很强的抑菌作用,可防止感染。

2. 预　防

预防疾病有两个基本条件:一是良好的生活习惯(饮食、起居);二是良好的心理素质(情志)。

(1)顾护脾胃,养成良好的生活习惯。

脾胃为气血生化之源,后天之本。脾胃同居中焦,具有腐熟和运化水谷、化生精微、生成气血的功效。两精相传,脏腑经络、四肢百骸皆赖脾胃运化转输的水谷精微化生气血津液来滋养,维持人体生命活动的功能,故称之为"生化之源""后天之本"。

张仲景在《伤寒杂病论》中也提出"四季脾旺不受邪"。反之,则如李东垣认为"百病皆由脾胃衰而生也"。以上经典之说,充分肯定了脾胃不仅具有运化水谷、营养机体、维持生命的作用,而且具有保护机体、抗邪防病的作用。脾胃健旺,五脏之气皆能充养,对外能防御邪气入侵,对内能维持自身稳定,正所谓"正气内存,邪不可干"。由此可见,顾护脾胃、健脾养胃在预防疾病方面的重要作用。

如何顾护脾胃呢? 良好的生活习惯是关键因素。

脾性欲甘,喜燥恶湿,饮食起居就要顺应它的这种特性。起居方面分睡眠和居室。睡眠:做到早睡早起,不熬夜,不恋床。居室:整洁、通风、干燥、冷暖适度。

饮食方面,首先一日三餐,早上吃好、中午吃饱、晚上吃少。还可进行食疗,即食物中加入茯苓、党参、砂仁、山楂、山药、陈皮、桃仁、薏苡仁、枸杞、大枣等健脾养胃之品(但不是全部同时用,根据自身情况及时令节气分别使用)。如茯苓、山药、薏苡仁四季可用,党参、大枣或枸杞煨汤适宜冬天食用,卤制食物中加入砂仁、陈皮既能调味又能健脾,常食山楂、刺梨、西红柿开胃消食。

需要强调的是一定要注意饮食的卫生,多吃新鲜的、易消化的食物,切忌暴饮暴食,远离肥甘厚腻,合理节制才能顾护好您的脾胃,才会一定程度上成为"无病之人"。

需要注意的是,过度饮食伤脾胃,过度节食伤气血。

(2)疏肝理气调情志。

情志是指人的内在精神活动,《黄帝内经》认为人有喜、怒、忧、思、悲、恐、惊7种情志。《校注医醇賸义》说:"夫喜怒忧思悲恐惊,人人共有之境。若当喜而喜,当怒而怒,当忧而忧,是即喜怒哀乐发而皆中节也。此天下之至和,尚何伤之有?惟未事而先意将迎,既去而尚多留恋,则不在喜怒忧思之境中,而此心无复有坦荡之日,虽欲不伤,庸可得乎。"肝为刚脏,主疏泄,喜条达而恶抑郁,所以肝具有调畅情志的功能。肝气平和,疏泄得当可使人心情舒畅,既无亢奋,也无抑郁。反过来,郁伤肝,肝失疏泄又影响精神情志。所以情志和肝之间是相互影响的关系。

《素问·上古天真论》说:"恬淡虚无,真气从之,精神内守,病安从来?""恬淡虚无"就是要大家凡事看淡、看开,不要去追求空的、虚的东西,接待人物均应虚怀以对,宽宏大量,知足常乐。你有了这样的思想境界,就少了很多烦恼,就会少生病,你就过得轻松愉快。

生活中良好的心理素质和生活习惯可以保护我们的脏腑,也就是保护了赖以生存的"生化之源""后天之本",身心健康,"病安从来"!

痔的新概念

一、痔的命名

痔(高起突出文意)是中医的命名。西方则叫 Piles(血球或小肉球)或 Hemorrhoids(流血、出血)。

历代中医关于痔的阐述:春秋战国的《黄帝内经》说:"因而饱食,筋脉横解,肠澼为痔。"汉代《金匮要略》认为:"有热者必痔。"唐代《外台秘要》说:"此病有内痔,有外痔;内但便,即有血,外有异。"宋代王怀隐在《太平圣惠方》中介绍:以砒霜、黄蜡,搅和令匀,捻为条子治痔。金元时期朱丹溪则主张"痔疮专以凉血为主"。明清时期陈实功的《外科正宗》归纳了发痔的病因,曰:"夫痔者,乃素积湿热,过食炙爆。或因久坐而血脉不行,又因七情而过伤生冷,以及担轻负重,竭力远行,气血纵横,经络交错;又或酒色过度,肠胃受伤,以致浊气瘀血流注肛门,俱能发痔。"

2000 年 4 月中华医学会外科学分会在"全国痔诊治暂行标准研讨会"上提出:"痔是肛垫病理肥大、移位及肛周皮下血管丛血流瘀滞形成的局部团块。"

2000 年 12 月喻德洪等明确指出"肛垫是正常的组织结构,有其生理功能,肛垫发生病理改变后成为痔,痔是一种病。"

综观古今,我国绝大多数学者均认为痔是一种病。

西方古代的"痔非病论":公元前 460—公元前 370 年 Hippocrates、g,alen 及 Stahl 等人就认为,痔是由体内产生的一些废物积聚而成,是废物的排泄途径或是门静脉系统调节血液的活瓣,痔出血是人体"自身净化"的一种生命现象而不是病。

西方古代的"痔非病论"对近代西医的影响:1975 年"肛垫学说"的提出者 Thomson 在报告肛垫结构的实验结果时明确指出"痔是肛管正常结构"。1977 年 Spiro 又强调"从组织学上看,痔是由小静脉、微静脉和动、静脉吻合及纤维性胶原纤维为基质而共同组成的海绵状血管组织块,没有静脉曲张,也没有毛细血管增生现象,是正常的人体结构"。20 世纪 80 年代后期,国外学者已基本形成了对痔本质的共识,"痔不是曲张的静脉,确切地讲是血管垫,是胎生期就已存在的解剖实体,不能认为是一种病"。

二、痔的定义

1. 中医认识

中医痔与峙同义,即高起突出。这是古人常用的取类比象的手法。《医学纲目》说:"肠澼为痔,如大泽之中有小山突出为痔",《医学纲目》又说:"人于九窍中凡有小肉突出,皆曰痔"。这是一种朴实的、形象的认识。

2. 西医认识

静脉曲张学说(Gallen 和 Hippocrates):"痔是直肠黏膜下和肛管皮肤下痔静脉丛瘀血、扩张和屈曲形成的柔软静脉团。"

血管增生学说(Virchow):痔的本质是血管瘤。痔的组织实际上是一种勃起组织,与海绵体组织有相似之处,称为直肠海绵体。直肠海绵体是由大量的血管及平滑肌、弹力纤维和结缔组织构成,其增生和肥大可形成痔。这种直肠海绵体在肛管直肠的右前、右后、左中 3 个部位比较发达,故痔好发于右前、右后、左中 3 个部位。

细菌感染学说（Mcgivey）:静脉扩张是由于静脉壁被破坏,这种破坏是因为排便时肛管壁受到微小创伤,引起静脉炎,炎症反复发作使静脉管壁失去弹性而扩张形成了痔。

肛垫学说（Thomson）:肛垫是一个正常的生理解剖结构,肛垫发生病理性肥大和移位时即为痔。

三、痔病理研究的新成果——肛垫学说

1975 年,Thomson 通过大量尸体解剖后提出:在人体肛管直肠的齿线部,在黏膜与内括约肌之间有一层血管性垫子,垫子的基底层是黏膜下股（Treitz 肌）,上面附着的是窦状血管（洞状血管）,整个垫子由深层的内括约肌和联合纵肌发出的纤维索固定在黏膜及内括约肌之间,这层垫子有勃起的特性和恒定的右前、右后、左侧的分布规律。

年轻人 Treitz 肌纤维排列细密,相互平行,结构精制,弹性纤维较多。30 岁后 Treitz 肌纤维开始退化,断裂、扭曲、疏松,弹性纤维减少。而其他因素使 Treitz 肌退化,支持组织松弛,肛垫出现下移。

肛垫结构构成:黏膜上皮、血管（虫状血管、动静脉吻合）、纤维结缔组织（胶原弹性纤维、结缔组织）、肌性组织（Treitz 肌）。其中黏膜上皮分为 ATZ 上皮和肛垫上皮内的神经末梢器。ATZ 上皮主要作用为诱发排便反射触发区,肛垫上皮内的神经末梢器主要包括 krause 终球——司湿觉、Pasini 小体——司张力和压力、Meissner 小体——司轻微触觉。

肛垫主要分布于肛管直肠结合部及肛管直肠右前、右后、左侧（母痔区分部特点）。

肛垫生理功能:①肛垫上皮,拥有精细的识别能力,可诱发保护性排便反射。②血管、Treitz 肌共同构成环绕肛门直肠结合部 1 周的组织实体,可勃起,闭合肛管,参与肛管自制。

肛垫是人与生俱来的生理解剖实体结构,是维持人的正常排便的功能必不可少的解剖结构。

四、痔的新概念

根据肛垫学说的基本观点和肛垫的生理功能,现在给痔重新定义:肛垫发生病理性肥大和下移时称为痔。

用肛垫学说解释痔的临床症状:肛垫内窦状血管扩张充血时肛垫发生病理性肥大,形成痔核;肛垫上皮受损或糜烂导致窦状血管破裂,表现为便血,因肛垫内动静脉吻合,故痔出血是鲜红色;肛垫的支持组织、弹力纤维和 Treitz 肌断裂、延长,以致肛垫失去支撑而下移,临床上表现为痔脱出;肛垫的三分叶分布决定了痔有好发于截石位 3、7、11 点方向母痔区的特征。

五、问 题

肛垫学说不能解释外痔的成因,它只是内痔的病因学说之一。Goldberg,Stersinger 等西方学者认为痔的本质还有待确定。王玉成教授认为 Thomson 的"三垫论"很难解释临床所见的痔的多样性,他们分析了 1000 例痔切除手术病例痔的个数与分布,结论是痔的个数与排列毫无规律。

肛垫学说及其临床影响

一、肛垫学说的基本内容

1975 年,Thomson 通过大量尸体解剖后提出:在人体肛管直肠的齿线部,在黏膜与内括约肌之间有一层血管性垫子,垫子的基底层是黏膜下肌(Treitz 肌),上面附着的是窦状血管(洞状血管),整个垫子由深层的内括约肌和联合纵肌发出的纤维索固定在黏膜及内括约肌之间,这层垫子有勃起的特性和恒定的右前、右后、左侧的分布规律。

肛垫结构构成:黏膜上皮、血管(虫状血管、动静脉吻合)、纤维结缔组织(胶原弹性纤维、结缔组织)、肌性组织(Treitz 肌)。其中黏膜上皮分为 ATZ 上皮和肛垫上皮内的神经末梢器。ATZ 上皮主要作用为诱发排便反射触发区,肛垫上皮内的神经末梢器主要包括 krause 终球——司湿觉、Pasinia 小体——司张力和压力、Meissner 小体——司轻微触觉。

肛垫主要分布于肛管直肠结合部及肛管直肠右前、右后、左侧（母痔区分布特点）。

肛垫生理功能：①肛垫上皮，拥有精细的识别能力，可诱发保护性排便反射。②血管、Treitz 肌共同构成环绕肛门直肠结合部 1 周的组织实体，可勃起、闭合肛管，参与肛管自制。

肛垫的病理改变：人的长期的生命活动及疾病会造成肛垫发生病理性肥大；肛垫基底部 Treitz 肌退化，弹力纤维减少或断裂，肛垫失去支撑而下移。

肛垫学说得出这样一个结论：健康情况下肛垫是一个正常的生理解剖结构，肛垫发生病理性肥大和移位时即为痔。

三、肛垫学说及其临床影响

（一）重新定义痔

1. 痔的传统观点

（1）中医认识。

中医痔与峙同义，即高起突出。这是古人常用的取类比象的手法。《医学纲目》说："肠澼为痔，如大泽之中有小山突出为痔"，《医学纲目》又说："人于九窍中凡有小肉突出，皆曰痔"。这是一种朴实的、形象的认识。

（2）西医认识。

静脉曲张学说（Gallen 和 Hippocrates）："痔是直肠黏膜下和肛管皮肤下痔静脉丛瘀血、扩张和屈曲形成的柔软静脉团。"当时的解剖学发现痔内、外静脉丛的静脉壁本身的抵抗力弱，容易瘀血、曲张，成为静脉曲张学说的主要依据。

静脉曲张学说不支持理由：临床不能解释母痔区的发病原因；临床不能解释痔脱出的原因。

实验研究发现痔血管扩张是正常的解剖生理现象，痔血管有充分的动静脉吻合支，不会瘀血，实验结果没有发现痔血管瘀血情况。

血管增生学说（Virchow）：痔的本质是血管瘤。痔的组织实际上是一种勃起组织，与海绵体组织有相似之处，称为直肠海绵体。直肠海绵体是由大量的血管、平滑肌、弹力纤维和结缔组织构成,其增生和肥大可形成痔。这种直肠海绵体在肛管直肠的右前、右后、左中 3 个部位比较发达,故痔好发于右前、右后、左中 3 个部位。在直肠海绵体中有丰富的动静脉吻合,这种血管称为窦状静脉,其发育特点是管壁胶质纤维多,肌性发育差,在便秘、久站等因素的作用下容易瘀血,形成血管瘤样肿大,是痔的主要成因,并根据血管瘤学说推断痔的临床表现应该是先肿大后出血。

血管增生学说不支持理由:张东铭实验研究说明血管分布不支持血管瘤学说。痔血管是窦状血管,又有丰富的动静脉吻合,是直肠海绵体样结构的组成部分。本身就具有封闭肛管的生理功能,也就是说它的扩张和充血(正常范围内的膨胀)是一种正常的生理现象,与病理的血管瘤有质的不同。

细菌感染学说(Mcgivey):静脉扩张是由于静脉壁被破坏,这种破坏是因为排便时肛管壁受到微小创伤,引起静脉炎,炎症反复发作使静脉管壁失去弹性而扩张形成了痔。

细菌感染学说不支持理由:理论依据不充分,缺乏完整性;抗感染治疗无效。

2. 痔的新概念

肛垫学说给痔重新定义:肛垫发生病理性肥大和下移时称为痔。这几乎给痔以新的概念。

(1)用肛垫学说解释痔的临床症状。

肛垫内窦状血管扩张充血时肛垫发生病理性肥大,形成痔核。肛垫上皮受损或糜烂导致窦状血管破裂,表现为便血,因肛垫内动静脉吻合,故痔出血是鲜红色。肛垫的支持组织、弹力纤维和 Treitz 肌断裂或延长,以致肛垫失去支撑而下移,临床上表现为痔脱出。肛垫的三分叶分布决定了痔有好发于截石位 3、7、11 点方向母痔区的特征。

(2)肛垫学说指导下的治痔新理念。

1983 年 MacLeod 指出:"为了解除症状完全切除痔也不必要。很多病人做了不需要做的痔切除术。"因此,解除痔的症状要比改变痔体大小更有意义,应被视作治疗效果的标准。而仅有 10% 的痔患者需手术治疗,且手术治疗要求尽可能少地破坏正常的肛垫组织,尽可能多地保留肛管黏膜和皮肤(特别是 ATZ 上皮区),所谓根治性手术应废弃。

传统痔的外科治疗理念是以改变痔核大小或消除痔核为主要的治疗标准,而不是以减轻或消除痔的主要症状为治疗标准。治疗原则主次颠倒以致各种各样的所谓根治术(如环切术、电切术)泛滥,过度治疗盛行,这些方法严重损伤了痔上皮及黏膜下肌,破坏了肛门的正常解剖和生理功能,使肛门的排便功能受到极大的影响,大出血、肛门狭窄、肛门失禁(部分)等并发症常常发生,给病人造成了极大的痛苦。传统痔的外科治疗理念之所以进入误区,其根源是对痔本质认识的片面和错误。Bayeess(1990 年)曾尖锐地指出:传统的错误观念、民间传说及过度的治疗,使痔治疗方法及治疗原则模糊不清。

肛垫学说对痔实质的新认识不仅使人们逐渐摒弃了原来的旧观点,同时引导产生了新的治疗理念。我国肛肠学界于 2000 年 4 月在成都召开了全国痔病专题研讨会,会上对痔重新定义,明确指出:"一切治疗的目的不是消除痔体,而是消除症状,解除痔的症状要比改变痔体大小更有意义,应被视作治疗效果的标准。"

四、新理念影响下治痔方法的改良

1. 强调痔的基础治疗和中医治疗

基础治疗:消除诱因,养成良好的排便习惯和生活习惯,注意肛门卫生,多吃粗纤维丰富的瓜果蔬菜等,仍然是痔的各种疗法的基础。中医整体观和标本兼治的治疗理念与新的治疗理念不谋而合,痔的中医疗法受到重视。

中医疗法:内治法——清热除湿、凉血止血、补益升提;药敷及熏洗——消肿止痛、活血化瘀、行气通络。

2. 推崇肛肠微创手术

(1)内痔注射法:用作注射疗法的药物很多,但基本上是硬化剂及坏死剂两大类。注射疗法的目的是将硬化剂注入痔块周围,产生无菌炎症反应,达到小血管闭塞和痔块内纤维增生、硬化萎缩的目的。常用的硬化剂有 5% 石炭酸植物油、5% 鱼肝油酸钠、消痔灵注射液。

常用的注射方法有内痔四部注射法、内痔上极注射法。①内痔四部注射疗法适应证:各期内痔及以内痔为主的混合痔。注意点:针尖刺入处绝不能在齿线以下;注射后 24 h 内不应大便,以防痔块脱垂;若注射部位过深,可导致局部坏死、疼痛或脓肿。②内痔上极注射法操作步骤:在内痔上极处进针斜向上插入有肌感(示达肠壁肌层)后,稍抬空针开始注药 2 ~ 3 mL,尔后退针至黏膜下注药 3 ~ 5 mL,继续退针至黏膜固有层注射 2 mL,总量约 15 mL。内痔上极有动脉搏动者应在动脉搏动周围注药 4 mL。

Hiller 指出,注射疗法不宜将硬化剂直接注入痔体,而是直接注入痔体上方的正常直肠黏膜下,目的是在该处造成局部纤维化,借瘢痕收缩将痔体上提。

(2)自动痔套扎术(RPH)。治疗原理:①套扎后黏膜皱缩,肛垫上提;②局部炎症反应使黏膜、黏膜下层与浅肌层粘连,肛垫固定于较高位置;③部分阻断痔供血或减少静脉倒流,减少痔的肥大或血液瘀滞,使痔萎缩;④套扎痔块基底部,可即刻止血。

操作步骤:①截石位,术野皮肤常规消毒与铺巾;②插入肛门镜:消毒直肠与肛管,显露齿线和内痔;③将负压吸引接头与外源负压抽吸系统相接,确认负压释放开关处于关闭状态;④经肛门镜置入枪管并对准目标:在负压抽吸下组织即被吸入枪管内,当负压值达到 0.08~0.1mPa 时,即可旋转轮,一般转动 7~9 刻度即可释放胶圈,同时目标组织牢牢套住;⑤打开负压释放开关,释放被套扎的组织。

(3)PPH(痔上黏膜环切钉合术)。

在国外于 1993 年成功研制出了一种专门用于治疗Ⅱ~Ⅳ期并重痔、不破坏肛垫正常组织功能且能显著缩短手术时间并极大减轻术后疼痛的痔合器。1998 年意大利学者 Longo 首先报道。2000 年 5 月由新加坡学者肖俊教授介绍至上海。

PPH 特点:减轻术后疼痛;减少术后出血;缩短住院时间;加快康复周期。

PPH 机理:在痔上方环形切除直肠下端肠壁的黏膜和黏膜下层组织,进行吻合,使脱垂内痔及黏膜向上悬吊和牵拉,不再脱垂。切断位于黏膜下层的动脉供给,术后痔变小、止血或减少出血。

PPH 适应证:Ⅲ~Ⅳ期的内痔及以内痔为主的混合痔,尤其是环形痔;直肠黏膜脱垂。现在把 PPH 扩展应用到直肠黏膜内套叠、直肠前突。

(4)小"V"形切口外剥内扎 Treitz 肌保留术。

优点:①采用小"V"形切口保留 Treitz 肌,既尽可能多地保留肛管皮肤(特别是 ATZ 上皮),又尽可能小地破坏肛垫的完整性和肛门的正常解剖结构,从而最大限度地保护了肛门精细排便能力;②小"V"形切口两底端即齿线部两切口缘与内痔基底下缘缝合 1 针,当结扎痔蒂因各种原因脱掉后,此处血管仍受约束,故可有效预防术后出血并有悬吊肛垫的作用;③本术式内痔部分结扎组织仅为病变的痔组织,完全保留 Treitz 肌,更未伤及内括约肌,从而保证了肛门的正常功能;④小"V"形切口两上部及剥离静脉丛直达齿线,切口两侧皮下亦做充分潜行游离,因而可有效预防术后肛缘水肿;⑤采用小"V"形切口使肛管皮肤缺损少,而且保证了足够的皮桥宽度,从而避免术后出现肛门狭窄;⑥手术创口小,只剥离结扎病变痔组织,故术后疼痛较轻;⑦本术式疗程短,并发症少。

五、对肛垫学说的质疑

1.血管增生学说（血管瘤）与肛垫学说比较,二者比较详见7-6。

表7-6 血管增生学说与肛垫学说的比较

	痔的组织与结构	痔的成因	痔核"三分叶"现象分布	勃起	脱出	外痔定义	病理性增生与肥大
血管增生学说	由窦状血管、平滑肌、弹性纤维、胶原纤维结缔组织成,即直肠海绵体	直肠海绵体增生肥大形成痔（主要是窦状血管瘤样变）	因痔血管有截石位3、7、11点方向的解剖分布	直肠海绵体	未解释	适用	主要是窦状血管的扩张与瘀血、直肠海绵体增生肥大
肛垫学说	肛垫是一个正常的组织结构,与生俱来,由平滑肌(Treitz肌)、窦状血管、纤维组织、结缔组织组成	肛垫发生病理性增生和肥大,下移时称为痔	由肛垫正常的解剖位置决定,是一个恒定的解剖形态	肛垫	肛垫下移	不能解释	不认为窦状血管有病理性改变,不会有扩张瘀血,因为有丰富的动静脉吻合,它的扩张与充血是正常的生理现象

由表7-6可知,两者相同点:两者的组织结构相同;两者都认为痔的成因是病理性肥大;两者都提出海绵体样结构,因此都具有勃起功能;两者都描述了痔分布的"三分叶"现象。

两者不同处:两者对痔相同组织结构的称呼不同,一个叫直肠海绵体,一个叫肛垫;两者都认为痔形成的原因是病理性增生和肥大,但依据不同,血管增生学说认为窦状血管因血管壁胶质纤维多,肌性组织不发达,在长时间内压增大的情况下容易扩张、瘀血而成血管瘤样变,是海绵体肥大的主要原因,而肛垫学说没有说明肛垫肥大的病理依据,是一个含糊的表达;血管增生学说可以解释内、外痔的本质,而肛垫学说因肛垫分布的限制只能解释内痔,而不能给外痔定义;血管增生学说没有涉及痔脱出的病因,而且提出的窦状血管出现病理性的"血管瘤"样变,近代的实验研究不支持。

综上可见:两者的组织结构是相同的,都是正常的生理解剖结构,形成痔核的原因都是病理性增生、肥大,这是共识,但发生了什么样的病变,是哪些组织发生了病变,这个根本问题却没有搞清楚。因此,我认为:肛垫学说关于痔成因的病理研究不是终结,"痔本质"这个问题的讨论远没有结束。

2. 痔成因的假想

窦状血管以及肛管直肠海绵体周围包裹组织(纤维组织、结缔组织、肌肉)发生松弛、断裂、退行性变等病理破坏,窦状血管失去支持而膨胀、扩张、过度充血等病理改变后肥大而形成痔核,肛管直肠海绵体失去支持后发生下移而成痔。

第八章

门人学生经验继承论文选录

蜂珍膏治疗 II 期肛裂 80 例临床观察

何　峰　姚嵋方　符中柱

肛裂是指发生在齿状线以下的肛管皮肤全层裂开性溃疡,呈圆形或椭圆形,疼痛、出血、便秘是其典型临床症状。肛裂是肛肠科的常见病、多发病,在我国人群中发病率为 21.9%,专科就诊率约占 14%[1]。I 期肛裂采用保守治疗,配合饮食调节一般可自愈;II 期、III 期肛裂多需手术治疗,术后易出现肛门疼痛、创缘水肿、创面延迟愈合及易复发等情况。因此,寻找一种安全、有效的保守疗法,成为近年来临床研究的热点。名老中医符中柱教授根据多年临床研究研制出蜂珍膏,用于治疗 II 期肛裂患者,取得了良好的临床疗效,现将其总结报道如下。

一、资料与方法

1. 病例选择

(1)纳入标准:依据国家中医药管理局 1994 年发布的《中医肛肠科病证诊断疗效标准》,参照《中华肛肠病学》及 2002 年在厦门市经肛肠专业委员会常务理事会讨论通过的肛裂诊断标准。I 期肛裂:肛管皮肤浅表纵裂溃疡,创缘整齐,基底新鲜,色红,触痛明显,创面富有弹性。II 期肛裂:有肛裂反复发作史,创缘不规则,增厚,弹性差,溃疡基底部紫红色或有脓性分泌物。III 期肛裂:溃疡边缘发硬,基底色紫红,有脓性分泌物。上端邻近肛窦处肛乳头肥大,创缘下端有哨兵痔,或有皮下瘘管形成。符合 II 期肛裂诊断标准患者即可入组。

(2)排除标准:①不符合上述诊断标准及纳入标准者;②由溃疡性肠炎、局限性肠炎、梅毒等引起的肛裂;③伴有精神障碍或精神分裂者;④哺乳期、妊娠期或准备妊娠的妇女;⑤有严重心、肝、肾功能障碍及内分泌疾病、代谢性疾病、癫痫、血液病及恶性肿瘤者。

(3)剔除标准:①局部皮肤外用药严重过敏,影响疗效判断者;②患者不能配合本试验,中途主动退出者。

2. 一般资料

选择 2008—2014 年于贵阳中医学院第一附属医院肛肠科门诊就诊的 II 期肛裂患者 80 例,将其随机分为治疗组及对照组。其中治疗组 40 例,男性 12 例,女性 28 例,年龄 18 ~ 65 岁;对照组 40 例,男性 14 例,女性 26 例,年龄 18 ~ 65 岁。两组患者性别、年龄、用药前疼痛及便血程度等一般资料比较,差异无统计学意义($P >$ 0.05),具有可比性,见表 8 – 1。

表 8 – 1　两组患者一般资料比较

组　别	病例数（例）	男（人）	女（人）	年龄（岁）	肛门疼痛（例）			便时出血（例）		
					轻度	中度	重度	轻度	中度	重度
治疗组	40	12	28	37.90 ± 14.48	5	12	23	8	19	13
对照组	40	14	26	39.00 ± 15.64	4	14	22	9	21	10

3. 治疗方法

(1)治疗组:应用蜂珍膏外敷治疗,该药组成有蜂胶、灵芝、珍珠粉、三七粉、黄柏、芒硝、香附、冰片。方法:患者早、晚用温盐水坐浴 20 min,取少量蜂珍膏涂于肛裂溃疡面,7 天为 1 个疗程,共治疗及观察 2 个疗程。

(2)对照组:予龙珠软膏外敷,换药方法及疗程同治疗组。

4. 疗效标准

参考 2008 年制定的《中医肛肠科病证诊断疗效标准》。治愈:症状消失,裂口愈合;好转:症状改善,裂口或创面缩小;未愈:症状无改善,裂口无变化。

5. 肛门疼痛及便血程度评分

参照《中药新药临床研究指导原则》中的分级标准,观察用药后第 7 天、第 14 天肛门疼痛及便血程度的改善情况。便血症状评分:0 分,无便血;1 分,轻度便血,排便时偶有手纸染血;2 分,中度便血,排便时经常手纸染血;3 分,重度便血,排便时滴血。肛门疼痛症状评分:0 分,无疼痛;1 分,轻度疼痛,排便时感隐痛,便后 1 h 内缓解;2 分,中度疼痛,便时及便后疼痛较剧,便后疼痛超过 1 h,但还可以耐受;3 分,重度疼痛,持续性疼痛不能缓解,难以耐受,需口服镇痛药。

6. 统计学方法

研究数据采用 SPSS 16.0 软件进行统计分析。计量资料比较用 t 检验,计数资

料的比较用 χ^2 检验,等级资料用 Ridit 分析。

二、结 果

(1)疗效比较,见表 8 - 2。

表 8 - 2 两组疗效比较

组 别	病例数(例)	治愈(例)	好转(例)	未愈(例)	总有效率(%)
治疗组	40	28	11	1	97.5
对照组	40	20	15	5	87.5

由表 8 - 2 可见总有效率治疗组为 97.5%,对照组为 87.5%。两组总有效率比较,经秩和检验($P < 0.05$),有显著性差异,治疗组明显优于对照组。

(2)治疗后第 7 天、第 14 天后肛门疼痛评分比较,见表 8 - 3。

表 8 - 3 治疗后第 7 天、第 14 天后肛门疼痛评分比较

组 别	病例数(例)	治疗第 7 天后肛门疼痛情况(例)				治疗第 14 天后肛门疼痛情况(例)			
		无	轻 度	中 度	重 度	无	轻 度	中 度	重 度
治疗组	40	13	15	6	6	28	10	2	0
对照组	40	7	9	12	12	20	9	6	

由表 8 - 3 可见,治疗第 7 天、第 14 天后两组肛门疼痛评分比较,有统计学意义,差异极显著($P < 0.01$),治疗组明显优于对照组。

(3)治疗第 7 天、第 14 天后便血情况评分比较,见表 8 - 4。

表 8 - 4 治疗第 7 天、第 14 天后便血情况评分比较

组 别	病例数(例)	治疗第 7 天肛门疼痛情况(例)				治疗第 14 天肛门疼痛情况(例)			
		无	轻 度	中 度	重 度	无	轻 度	中 度	重 度
治疗组	40	9	17	10	4	28	8	3	1
对照组	40	4	11	19	6	20	10	7	3

由表 8 - 4 可见治疗第 7 天、第 14 天后两组便血评分比较,有统计学意义,差异有显著性($P < 0.05$),治疗组明显优于对照组。

三、讨 论

肛裂,祖国医学称为"钩肠痔"。《外科大成》谓:"钩肠痔,肛门内外有痔,折缝破裂,便如羊粪,粪后出血,秽臭大痛……"中医认为,肛裂多由血热肠燥或阴虚津亏致大便秘结,排便努责,引起肛门皮肤裂伤,湿毒侵袭肛管局部所致。现代医学认为肛裂的本质是缺血性溃疡,是内括约肌痉挛,肛管静息压增高影响肛管末端血供而致发病[2]。笔者认为肛裂的发生除阴虚肠燥外,气滞血瘀也是其主要病因,大肠燥热,蕴结肛肠,阻滞气机,气血纵横,经络交错流注肛门而致病。结合张东铭教授提出的肛裂"高肛压,低血流"的病理改变,治疗的关键应以解除内括约肌痉挛、改善溃疡面血供为主,治法上应以活血化瘀、行气止痛、祛腐生肌、清热解毒为主。符中柱教授独创的蜂珍膏,组方中蜂胶、灵芝为君,补中润燥、止痛解毒;臣以三七粉化瘀止血、活血定痛;黄柏清热燥湿、泻火解毒;珍珠粉清肝镇惊、生肌敛口;佐以芒硝清热泻火、软坚散结;香附理气止痛;辅以冰片清热解毒、止痛生肌。全方共奏清热活血、行气止痛、祛腐生肌的功效。

蜂胶温中补虚、止痛解毒,现代药理学研究认为其主要成分为黄酮类化合物,它主要具有镇痛、促进细胞再生、抗病毒[3]、抗菌、抗炎、增强免疫力等作用。灵芝养心益肺、理气化瘀、滋肝健脾,现代药理学研究认为灵芝中含有有机锗,具有止痛的作用,能刺激人体内啡肽产生止痛效果,同时灵芝还有抗血小板聚集、抗血栓、抗炎和免疫调节作用,能营养肛裂溃疡面、改善微循环。三七粉化瘀止血、活血定痛,现代药理研究学认为其具有止血和活血化瘀双向调节功能,具有镇静、镇痛及抗炎的作用。现代药理学研究认为黄柏有解热抗炎及抗溃疡的作用。芒硝泻热通便、润燥软坚、清火消肿,现代药理学研究认为其中所含的硫酸钠外敷可加快淋巴细胞生成,有消肿和止痛的作用。香附疏肝理气、调经止痛,药理作用能提高机体疼痛的耐受性,具有抗炎消肿的作用。三七粉、香附相需为用,活血化瘀、行气止痛,以达"通则不痛"之用。现代药理学研究认为冰片有抗炎、抗菌、止痛之用,同时冰片可促进药物的透皮吸收。诸药合用既改善了肛裂溃疡面的微循环、缓解了肛门内括约肌的痉挛,又达到了抗炎、止痛的效果,从而使肛裂的疼痛及便血得到明显的缓解。

综上所述,结合临床观察结果,蜂珍膏治疗Ⅱ期肛裂,在疗效、缓解肛门疼痛及便血情况上明显优于对照组($P < 0.05$),是一种疗效确切、安全可靠、值得临床推

广的治疗方法,但治疗过程中我们也不应该忽视对饮食及排便习惯的调节,多方面同时控制才能达到治疗的最佳效果。

参考文献:

[1]王振宜,孙建华,陈新静.优化肛管松解术治疗陈旧性肛裂的前瞻性随机对照研究[J].中西医结合学报,2005,3(3):190.

[2]张东铭.肛裂的现代概念[J].大肠肛门病外科杂志,2001,4:1-4.

[3]张波,王东凤,王爽.蜂胶总黄酮镇痛作用及其机制研究[J].中国药房,2005,16(19):1458.

自拟双花饮治疗混合痔术后便秘100例

何　峰　苗大兴　符中柱

混合痔术后便秘是肛肠科常见并发症之一,据统计有30%左右的混合痔术后患者并发便秘,其带来的不良后果常引起伤口继发性出血、创面经久不愈,给患者带来极大的痛苦,并影响手术治疗效果,故而寻找一种安全、可靠、有效的治疗方法是每一个肛肠科医师所需探索的目标。名老中医符中柱教授,根据多年临床经验自拟双花饮治疗混合痔术后便秘患者取得了良好的治疗效果,现总结报道如下。

一、资料与方法

1. 临床资料

本组资料全部病例100例均为2012—2014年于贵阳中医学院第一附属医院肛肠科住院的混合痔患者,随机分为治疗组和对照组各50例。两组患者均采用混合痔外剥内扎术治疗,治疗组术后予自拟双花饮口服治疗,其中男性23例,女性27例,年龄18~65岁;对照组术后予麻仁丸口服治疗,其中男性26例,女性24例,年龄18~65岁。两组患者性别、年龄方面经统计学分析差异无统计学意义($P > 0.05$),具有可比性,见表8-5。

表 8 - 5　两组患者一般情况比较

组　别	病例数(例)	年龄(岁)	男性(人)	女性(人)
治疗组	50	37.92 ± 14.61	23	27
对照组	50	39.90 ± 15.28	26	24

经 t 检验和 χ^2 检验, $P > 0.05$,两组患者在年龄、性别方面没有显著差异,具有可比性。

2. 诊断标准

混合痔诊断参照《痔临床诊治指南》(2006 版),便秘诊断参照《中医诊疗常规》。混合痔术后便秘主症:术后 3 ~ 4 日以上方排便 1 次,或虽大便间歇时间如常,但排便艰涩,粪质坚硬如羊屎状,亦有少数患者屡有便意,大便亦不干燥,但排出不尽,伴神疲乏力、胃纳减退等。需排除肠道器质性病变。

二、治疗方法

治疗组予自拟双花饮(银花 20 g,槐花 20 g,葛根 20 g,白茅根 15 g,芦根 15 g,郁李仁 20 g),水煎服,每日 1 剂,水煎 3 次的汤药混合成 3 等分,早、中、晚各服 1份,每份 100 mL,6 天为 1 个疗程,明确诊断当天开始服用;对照组口服麻仁丸(火麻仁、苦杏仁、大黄、枳实、厚朴),每次口服 1.8 g,每日 2 次。

三、疗效标准

根据国家中医药管理局制定的《中医肛肠科病证诊断疗效标准》中关于便秘的疗效标准。治愈:2 天以内排便 1 次,便质转润,解时通畅,短期无复发;好转:3 天以内排便,便质转润,排便欠畅;未愈:症状无改善。

四、伴随症状评分标准

选定混合痔术后与排便相关的便时出血情况作为观察指标。为更准确判定临床疗效,将症状根据轻重进行量化,以评定分值,然后根据前后分值进行统计,判断疗效。具体便时出血量化如下:0 分,无出血;1 分,便纸染血;2 分,便时滴血 < 10滴;3 分,便时滴血 > 10 滴。

五、治疗结果

（1）两组病例治疗后疗效比较，见表8-6。

表8-6 两组治疗后疗效比较

组　别	病例数（例）	治愈（例）	好转（例）	未愈（例）	好转率
治疗组	50	28	2	2	96%
对照组	50	15	29	6	88%

由表8-6可见总有效率治疗组为96%，对照组为88%。两组总有效率比较，经秩和检验（$P<0.05$）对照，差异有非常显著性意义，治疗组疗效明显优于对照组。

（2）两组病例用药后第3天、第6天便时出血积分比较，见表8-7。

表8-7 两组病例用药后第3天、第6天便时出血积分比较

组　别	病例数（例）	用药后第3天便时出血情况（例）				用药后第6天便时出血情况（例）			
		0分	1分	2分	3分	0分	1分	2分	3分
治疗组	50	6	26	18	0	14	31	5	0
对照组	50	2	20	28	0	6	28	16	0

由表8-7可见用药后第3天、第6天患者在出血积分比较上有显著性差异（$P<0.05$），治疗组在治疗便时出血方面明显优于对照组。

三、讨　论

中医认为：大肠为传导之官，化物出焉，与肺相表里，肺气肃降则大肠腑气通畅；脾胃健运，水谷运化，气机调畅则贯通上下；肾主水、主纳气，与肺主气共同协调气机，通利脏腑。肛肠病术中失血、术后限制饮食及排便时间，致阴血耗伤，津亏液少，加之术后气机阻滞致脉络瘀阻，气滞血瘀，清气不升，浊气下降；外感风热燥火之邪或食辛辣厚味之品，致燥热内结胃肠，热邪灼津耗液。三者均可影响大肠气机，使其传化功能失调，而致大便秘结。混合痔术后患者常因手术刺激、惧怕排便、控制饮食及卧床等因素致排便时间延长，大便干结难解，而粪块的干结难解常易损伤创面及肛管直肠黏膜，引起术后出血及便时疼痛，疼痛刺激又引起肛门括约肌痉

挛,一方面使便秘进入恶性循环,另一方面使肛周局部血运受阻致创面愈合时间延长,增加感染机会,导致严重的并发症。

针对以上情况,符中柱教授根据多年临床经验自拟双花饮治疗,取得了较好的临床疗效。方中银花、葛根、芦根清热生津、疏风解表;辅以槐花、白茅根凉血止血;佐以郁李仁润肠通便、利水消肿。以上诸药合用,共奏清热生津、凉血止血、润肠通便之功。方中金银花归肺、胃经,功效清热解毒、疏散风热,可达清火以助通便之功,现代药理学研究证实其有明显的抗炎抑菌作用;葛根归脾、胃经,功效解肌退热、生津止渴,现代药理学研究证实其有扩张冠状血管、改善心肌代谢、改善微循环的作用;芦根归肺、胃经,功效清热生津、利尿除烦,现代药理学研究证实其有解热镇静、抑制平滑肌的作用。葛根、芦根均有清热生津之功,二药合用共达"增液行舟"之意。槐花归肝、大肠经,功效凉血止血、清肝泻火,现代药理学研究证实槐花有止血抗炎的作用,其中所含的红细胞凝集素对红细胞有凝集作用,能增加毛细血管的稳定性而预防出血。白茅根归肺、胃、膀胱经,功效凉血止血、清热利尿、清肺胃热。槐花、白茅根凉血止血,二药合用能减少大便刺激引起的伤口出血。郁李仁味甘性平,归肺、大肠、小肠经,有润肠通便、利水消肿之功,现代药理学研究证实其有明显促进肠蠕动的作用。方中所用泻下药较少,目的在于考虑患者术中出血、术后控制饮食及排便饮食后,津液亏虚,津少肠燥而发便秘,以"增液行舟"为法,辅以性味缓和的郁李仁润肠通便而达"祛邪不伤正""引邪下行"之意。同时配以槐花、白茅根可有效预防和减少便时出血情况。

临床观察结果表明自拟双花饮既能有效地治疗混合痔术后便秘,又能明显控制和缓解便时出血的临床症状,是一种安全可靠的治疗方法,且双花饮药汁甘甜,可作茶饮,易于推广,具有良好的应用前景。

宁痔洗液治疗肛门疾病术后并发肛门坠胀的效果分析

何 峰 苗大兴 符中柱

肛门坠胀是肛肠科许多疾病的常见症状,也是肛肠病术后常见并发症之一。随着人民生活水平的提高,肛门疾病术后肛门坠胀逐渐被重视及关注起来。自2008年以来,贵阳中医学院第一附属医院长期运用宁痔洗液治疗肛门疾病术后并发肛门坠胀,取得了满意的效果,现将其与温盐水坐浴的患者进行对比分析,总结报道如下。

1. 资料与方法

(1)临床资料:选择于我院行手术治疗并于门诊复查的痔、肛瘘、肛裂术后患者100 例。其中男 54 例,女 46 例,年龄 19~70 岁,平均 45.4 岁,病程 1 月至 5 年,平均 2.1 年。混合痔 46 例,肛裂 17 例,肛瘘 37 例,将其随机分为治疗组和对照组各50 例。

(2)治疗方法。

治疗组:应用宁痔洗液熏洗治疗,该方组成为黄柏 30 g、蒲公英 30 g、苦参 30 g、五倍子 30 g、车前草 20 g、虎杖 20 g、秦艽 10 g、猪苓 15 g、赤芍 15 g、当归尾 15 g、川芎15 g、陈皮 10 g、乳香 10 g、没药 10 g、桃仁 10 g、红花 10 g、冰片 6 g,加水 3000 mL,煎成 1500~2000 mL,先趁热熏洗患处,然后坐浴 15~20 min,每天 3~5 次,5 天为 1 个疗程[1]。

对照组:应用 1:5000 的高锰酸钾溶液坐浴治疗,其方法、疗程同治疗组。

(3)疗效判定。

疗效标准(自拟)如下:

痊愈:肛门坠胀感(下坠、坠胀或坠痛)消失,对日常生活无影响,随访半年无复发。

显效:肛门坠胀感(下坠、坠胀或坠痛)明显减轻,对日常生活影响轻微,随访半年无复发。

有效:肛门坠胀感(下坠、坠胀或坠痛)改善,仍影响日常生活。

无效:肛门坠胀感(下坠、坠胀或坠痛)无改变或加重,对日常生活影响较大。

(4)统计学方法。

运用 SPSS 17.0 统计软件进行数据分析,对计数资料采用 χ^2 检验($P<0.05$),为显著性差异。

二、结　果

(1)疗效评价:治疗组中痊愈 16 人,显效 22 人,有效 12 人,无效 0 人;对照组中痊愈 8 人,显效 18 人,有效 21 人,无效 3 人。两组患者治疗效果比较差异有统计学意义($P<0.05$),治疗组明显优于对照组。

(2)症状缓解时间:治疗组肛门坠胀缓解平均时间为 16 天,对照组肛门坠胀缓解平均时间为22天,治疗组患者肛门坠胀缓解时间明显低于对照组($P < 0.05$),差异有统计学意义。

三、讨 论

肛门疾病术后常见并发症有疼痛、出血、水肿、肛门狭窄、创面延迟愈合、排便困难及感染等,这些问题的讨论在国内外的文献中屡见不鲜,但人们往往忽视了术后肛门坠胀的症状。随着人民生活水平及生活质量的提高,人们对肛门坠胀的重视程度与日俱增。因此,寻找一个简单易行、有效的办法来防治肛门疾病术后肛门坠胀的发生,是每个肛肠科医生共同努力的方向。

肛门坠胀的病因病机较为复杂,古代文献中对其未有明确的阐述。《黄帝素问宣明论方》云:"风热不散,谷气流溢,传于下部,故令肛门肿满。"唐容川《血证论》中论述:"大肠之病,有由中气虚陷,湿热下注者;有由肺经遗热,传于大肠者;有由肾经阴虚,不能润肠者;有由肝经血热,渗漏入肠者,乃大肠之滞与各脏相连之义也。"这些都说明了肛门直肠疾病的病因病机为湿热蕴结、下注肛肠,致气机不利,或气滞血瘀而发本病。而术后肛门坠胀的发生除与湿热之邪相关外,另一个主要原因是手术操作过程中直接损伤肛周经络,以致局部经络气机阻滞,气滞则血不行,气血俱滞则瘀阻,而肛门的位置气血难至,这也决定了术后肛门局部气血不足,推动无力,气机不畅,造成局部气血阻滞,从而出现肛门坠胀症状,故而治疗上应以清热利湿、活血化瘀、消肿止痛为法。

宁痔洗液是名老中医符中柱教授根据多年的临床经验结合中医理论知识独创而成。方中苦参、黄柏清热燥湿为主;辅以五倍子、蒲公英清热解毒;车前草、秦艽、虎杖、猪苓淡渗利湿、活血化瘀;佐以赤芍、川芎、桃仁、红花、陈皮行气活血、化瘀通络;乳香、没药活血止痛、消肿生肌;冰片凉血止痛。诸药合用,共奏清热利湿、活血化瘀、行气通络之功。

痔、肛瘘、肛裂术后肛门坠胀的形成,其主要原因有局部炎症刺激、肛门括约肌紧张、手术创伤后形成的瘢痕反应等,故而治疗中的中药应选择有抗炎抑菌、抗平滑肌痉挛及改善微循环的药物。本方中黄柏、蒲公英、苦参、车前草、虎杖清热解毒、利湿消肿,经现代药理学研究均有抗菌、抑菌等作用,能明显减轻肛门局部炎症刺激。同时蒲公英、猪苓、当归、红花能提高免疫力,增加免疫功能,从而达到"祛邪不伤正"的目的。另一方面,现代药理学研究认为虎杖、秦艽、赤芍、川芎有松弛肠管平滑肌、抗平滑肌痉挛的作用,能明显缓解肛门括约肌痉挛情况,从而改善血管,平滑肌的痉挛,达到改善周围血液循环的目的。当归、桃仁、红花、川芎、赤芍有活血祛瘀之功,现代药理学研究认为桃仁、川芎、赤芍有抗血小板聚集改善缺血的作用,同时桃仁能明显降低血管阻力,改善血流动力学,促进血液循环。值得一提的是,现代药理学研究认为冰片除有抗菌、抗炎、止痛作用外,还能促进药物的透皮吸收作用,这就为中药熏洗过程中药物的吸收及利用提供了一个良好的环境。以上诸药合用可明显改善局部血液循环、抗菌消炎,使肛门疾病术后肛门坠胀的情况明显减轻。

中药熏洗治疗是中医肛肠外科的重要外治法之一。现代医学研究证实,熏洗坐浴,一方面药液中的有效成分可直接透过皮肤或创面肉芽组织吸收、发挥药理作用,有效缓解肛门括约肌的痉挛,降低肛管压力[2];另一方面药物可借助热力作用,刺激肛门局部皮肤,促使皮下血管扩张,促进血液和淋巴循环,改善新陈代谢,加速炎性物质吸收,抑制 5 – 羟色胺缓激肽等炎症介质的释放,降低炎性区毛细血管通透性,改善微循环,促使局部炎症及早控制[3-4],从而达到清热解毒、活血化瘀、消肿止痛、燥湿止痒之功。但中药熏洗应严格掌握温度,不可过热,避免烫伤皮肤及黏膜,也不可过凉,以免产生不良刺激,以水温 40 ℃为宜,坐浴时间 15 ~ 20 min,时间不宜过长。

本组研究资料显示:宁痔洗液在肛门疾病术后能明显减轻肛门坠胀症状,且其治疗时间明显优于对照组($P < 0.05$),无不良反应。它是在充分发挥中医药治疗优势的基础上创新的,疗效显著,是安全可靠的治疗方法,值得临床推广及研究。

参考文献:

[1]苗大兴,符中柱.宁痔洗液治疗急性痔 140 例临床观察[J].贵阳中医学院学报,2010,32(3):29 – 30.

[2]黄卫平,肖秋平,潘海燕,等.消痔洗剂治疗痔疮 300 例[J].光明中医,2010,25(11):2003 – 2005.

[3]朱冠芹.痔康洗剂熏洗治疗痔疮 80 例[J].陕西中医学院学报,2009,32(6):37 – 38.

[4]秦娟,郭秀君,杜媛,等.不同干预时机与持续时间的中药熏洗对肛肠疾病术后患者的影响[J].解放军护理杂志,2010,27(12B):1845 – 1851.

符中柱教授治疗肛周脓肿的经验

李　可

肛痈属于祖国医学"痈疽"的范畴。《灵枢·痈疽》曰："大热不止,热胜则肉腐,肉腐则为脓,骨髓不为焦枯,五脏不为伤,故命曰痈。"本病因其发生在肛周不同部位,历代的命名也颇复杂,如生于肛门内外的称为脏毒;生于会阴穴的称为悬痈;生于尾骨略上的称为坐马痈;其他还有穿裆痈、上马痈、下马痈、臀痈等名称。明清以来多称为肛门痈。中医认为肛门为足太阳膀胱经所主,湿热易聚膀胱经,因湿邪重浊,易侵下部,肛门又位于下部,故此处生痈,多由湿热下注,经络阻隔,瘀血凝滞,热盛肉腐成脓而发。其有虚实之别,实证多因过食醇酒厚味,湿浊不化而生,血液厚浊,津液亏虚;虚证多因肺、脾、肾亏损,湿热乘虚下注而成。从现代医学看,由于肛管直肠周围软组织内或其周围间隙内发生急性化脓性感染,并形成脓肿,称为肛周脓肿。其产生过程大致为感染物质首先进入肛窦,产生肛窦炎症反应,即肛窦炎;肛窦炎继续扩散,使肛腺管水肿阻塞,引起肛腺体发炎;若再向外扩散,形成肛管直肠周围炎,这一阶段为脓肿的前驱;如炎症继续发展,感染化脓,脓液可沿肛门直肠周围间隙或黏膜下蔓延,形成肛周脓肿。肛周脓肿的主要症状为肛门周围疼痛、肿胀、有结块,伴有不同程度的发热、倦怠等全身症状。

名老中医符中柱教授,长期从事肛肠病的临床研究,尤其擅长治疗肛周脓肿。他认为本病以症状急、变化快、后果重为特点,延误治疗往往可使病情加重,病变复杂,甚或不治,所以及时有效的治疗尤为重要,强调治疗从整体着手,注重维护正气,辨清寒热虚实。常用方药内外结合,疗效较佳,介绍如下。

一、实　证

症状:肛门局部红、肿、热、痛,大便秘结,小便色深或不利,或伴有全身不适,食欲不振,恶寒发热,舌红,苔黄或黄腻,脉数有力。

治则:益气活血,散结透脓。

内服方:(初期)黄芪12 g,天花粉12 g,穿山甲9 g,当归12 g,白芍9 g,银花20 g,皂角刺9 g,乳香9 g,没药9 g,陈皮9 g,大黄6 g,白芷12 g,生甘草6 g。成脓期,加入桔梗 12 g,开宣肺气排脓;溃后期,加白及 12 g,川芎 9 g,活血生肌。

外用方:天花粉 12 g,黄柏 20 g,大黄 9 g,姜黄 9 g,厚朴 12 g,陈皮 12 g,白芷 12 g,将上述药物研粉以水调成糊状,外敷肿块。

成脓期予切开引流术,溃后用纱条引流,脓尽后改用生肌药物促进伤口愈合。

二、虚　证

症状:肛门部肿块不红不热,坚硬不痛、隐痛、肛内坠痛,小便淋漓,大便虚秘,寒热往来,遇夜尤甚,舌淡,苔白滑或薄黄少津,脉虚细数无力。

治则:益气活血,温阳散结。

内服方:(初期)党参 12 g,太子参 12 g,沙参 12 g,黄芪 30 g,白芍 12 g,肉桂 9 g,川芎 9 g,当归 9 g,白术 12 g,茯苓 12 g,薏苡仁 20 g,甘草 6 g。成脓期,加皂角刺 12 g,以助透脓;溃后期,加五味子 20 g,敛肺滋肾、收涩生肌。

外用方:炒草乌 9 g,独活 12 g,赤芍 12 g,白芷 12 g,肉桂 9 g,石菖蒲 12 g,当归 9 g,玄参 9 g。上述药物研粉以香油调之,外敷肿块。

成脓期予切开引流术,溃后用纱条引流,脓尽后改用生肌药物促进伤口愈合。

三、典型病例

患者:男性,42 岁,因肛门块物肿痛反复发作 2 个月来院就诊。自诉 2 个月前突发肛门左侧有一鸽蛋大小包块,肿胀疼痛,经抗生素静滴治疗,疼痛稍减,肿块未消,每因劳累则肿痛又起,无恶寒发热,无里急后重及黏液脓血便,无便血,大便日解 1 次,小便黄清,舌淡,苔白微腻,脉沉细。肛门检查:取膝胸位,10~12 点方向肛缘旁见一肿块约 5 cm×5 cm 大小,皮色不变,质硬无应指感,触痛(+)。证属阳虚湿蕴,经络阻塞,气血凝滞。治拟益气活血,温阳托毒,消肿散结。内服方药:党参 12 g,太子参 12 g,沙参 12 g,鳖甲 9 g,黄芪 30 g,皂角刺 9 g,白芍 12 g,肉桂 9 g,川芎 9 g,当归 9 g,白术 12 g,茯苓 12 g,薏苡仁 20 g。服 14 剂,水煎服。外敷药:炒草乌 9 g,独活 12 g,赤芍 12 g,白芷 12 g,石菖蒲 12 g,当归 9 g,玄参 9 g。上述药物研粉以香油调之,外敷肿块。

服药 2 周后肛旁肿块逐渐缩小,肿痛已止,2 天前自行破溃出脓,大便日行 1 次,质不干,舌淡红,苔薄白,脉弦细。肛门检查:取膝胸位,11 点方向肛缘旁见一肿块约 2 cm×2 cm 大小,中有一溃口,按之有少许脓液流出,触痛轻。治同前法加强益气养阴之力。方药:上方去肉桂,加五味子20 g、菟丝子20 g。又治疗2周后,肛周肿块已消,脓出已尽。

分析:此患者在脓肿初期使用抗生素进行治疗,致使脓液无法排出,局部包裹,逐渐形成一个肿块,消之不散,亦不作脓,这是实证转为阴证的表现,因此病程较长,迁延不愈。根据中医辨证论治,此病证属阳虚湿蕴、经络阻塞、气血凝滞,故治宜益气活血、温阳托毒、消肿散结。内服方中用党参、太子参、黄芪补气,沙参、鳖甲滋阴,肉桂温阳,当归、川芎、白芍活血散结,皂角刺透脓,白术、茯苓、薏苡仁健脾利湿。外用方中草乌、独活温经通阳止痛,赤芍、当归活血散结定痛,白芷、石菖蒲化湿止痛,玄参滋阴以制诸药之燥。

根据符中柱教授临床经验,肛周脓肿辨清寒热虚实后,一旦脓肿成熟,则需切开引流,遵循"有脓必切"的原则,否则若因害怕刀刃之苦,而不行手术治疗,则会导致脓肿进一步蔓延扩大,加重病情,产生严重后果,到时悔之晚矣。

皮肤潜行剥离加苦参止痒方治疗肛周湿疹的临床观察

刘　强　何本求

肛周湿疹是一种临床上比较顽固的常见病、多发病。随着社会经济的发展,本病近年有增多趋势,严重影响人民生活和健康。本病病因复杂,病程缠绵。西医多局限于抗过敏、外用激素类软膏对症处理,但药物副作用大,疗效维持时间短,病人易耐药,病情易反复。自2015年2月至2015年5月,用肛周皮肤潜行剥离加苦参止痒方治疗慢性肛门湿疹,收到满意疗效,现报道如下。

一、临床资料与方法

1.一般资料

将2015年2月至2015年5月住院的肛周湿疹患者40例随机分为治疗组20例、对照组20例。治疗组:男性8例,女性12例;年龄18～55岁,平均38.9岁;病程1个月至10年。对照组:男性9例,女性11例;年龄19至58岁,平均39.3岁;病程3个月至12年。两组病例在性别、年龄、病程等一般资料方面比较无统计学意义($P>0.05$),具有可比性。

2.诊断标准

参照国家中医药管理局发布的《中医病证诊断疗效标准》关于皮肤病慢性湿疹的诊断标准:症状为患者自觉肛周瘙痒不适,夜间尤甚。专科检查为肛缘皮肤呈局限性浸润肥厚,呈棕红色或灰白色,表面粗糙,覆以少许糠秕样鳞屑,可发生辐射状皲裂,或因抓破而结痂,少数呈苔藓样变。

3.排除标准

排除合并有心脑血管疾病、肝肾功能不全和造血系统功能障碍等严重原发性疾病、精神病及糖尿病患者。

4.方　法

(1)治疗组:患者取截石位,常规消毒铺巾,利多卡因局部浸润麻醉,在肛周皮肤瘙痒处沿肛门做放射状切口 3 ~ 5 cm,牵起切口皮肤,用剪刀沿皮下离断病变皮肤下的皮下神经,充分止血,外用敷料平整加压包扎固定。术后 24 h 后以苦参止痒方坐浴:苦参 20 g、黄柏 10 g、防风 10 g、川椒 6 g、陈皮 10 g、石榴皮 15 g、白鲜皮 15 g、苦楝皮 20 g、萆薢 15 g、蛇床子 15 g、地肤子 20 g。煎成水剂,取 300 mL,分 2 袋装,每次 1 袋,每天 2 次外用坐浴,15 天为 1 个疗程。

对照组:苦参止痒方坐浴,方法同治疗组。熏洗后,肛周湿疹局部外涂曲安奈德益康唑乳膏。

5.观察指标

(1)症状和体征采用统一表格记录患者的主要症状和体征,内容包括:瘙痒程度、肥厚程度浸润程度、苔藓样变程度、色素沉着程度等方面。评分标准:0 分,无症状;1 分,轻度;2 分,中度;3 分,重度。在治疗前和治疗后 30 天各观察 1 次,对患者的症状和体征进行评分,计算疗效指数。疗效指数为(治疗前总积分 + 治疗后总积分)/治疗前总积分×100% 。观察治疗前后患者自觉症状和体征的改善情况。

(2)复发率采用统一表格记录患者治疗后 6 个月、10 个月的发病情况,观察两组治疗后的复发率。

(3)皮损面积直径:0 分,无皮损;2 分,直径≤3 cm;4 分,直径 4 ~ 6 cm;6 分:直径 >6 cm。瘙痒程度:0 分,无瘙痒;2 分,轻微瘙痒;4 分,瘙痒,但能忍受;6 分,瘙痒剧烈,难于忍受。渗出:0 分,无渗液;2 分,有少许渗液;4 分,有较多渗液。

6.疗效评定标准

参照《中医肛肠科病证诊断疗效标准》关于皮肤病慢性湿疹的疗效标准进行评

定。治愈：自觉症状消失，皮损消退，疗效指数 100%；显效：自觉症状明显减轻，皮损消退 60% 以上，60% ≤ 疗效指数 <100%；有效：自觉症状明显减轻，皮损消退 30% 以上，30% ≤ 疗效指数 <60%；无效：自觉症状无明显改善，皮损消退不足 30%，疗效指数 <30%。总有效率以治愈率加显效率计算。

7. 统计学方法

采用 SPSS 12.0 软件分析，计量数据采用 $\bar{x} \pm s$ 表示，采用方差分析，计数数据采用卡方检验。

二、结　果

两组患者治疗前后及随访期皮肤病生活质量指数差值比较（$\bar{x} \pm s$），详见表 8 - 8。

表 8 - 8　两组患者治疗前后及随访期皮肤病生活质量指数差值比较

组　别	病例数（例）	治疗前	治疗 15 天后与治疗前差值	治疗 6 个月后与治疗前差值	治疗 10 个月后与治疗前差值
治疗组	20	20.8 ±3.5	15.6 ±4.0	14.2 ±5.2	13.1 ±6.8
对照组	20	21.4 ±2.9	14.0 ±3.4	9.4 ±3.5	8.7 ±7.3

（2）两组患者治疗 15 天后的临床有效率比较，详见表 8 - 9。

表 8 - 9　两组患者治疗 15 天后的临床有效率比较

组　别	病例数（例）	痊愈（例）	显效（例）	好转（例）	无效（例）	有效率（%）
治疗组	20	9	8	3	0	85
对照组	20	6	7	7	0	65

（3）两组患者 6 个月、10 个月复发率情况比较，详见表 8 - 10。

表 8 - 10　两组患者 6 个月、10 个月复发率情况比较

组　别	病例数（例）	6 个月复发例数（例）	10 个月复发例数（例）
治疗组	20	2	5
对照组	20	4	9

三、讨　论

肛周湿疹主要是由复杂的内、外激发因子引起的一种迟发型变态反应，即第Ⅳ

型变态反应。病因与肛门局部病变，如痔、瘘等疾病的刺激及慢性感染、内分泌、神经、饮食、环境、遗传等因素有关。初期多为皮疹，局部分泌物增多，以瘙痒为特点，日久搔抓皮肤致肥厚粗糙，呈湿疹样变及苔藓样变，伴脱屑、结痂及抓痕等，也有一开始即成慢性者。肛周湿疹属中医"浸淫疮"等范畴，多因肛门不洁或饮食失节，情志所伤，脾失健运，内蕴湿热，下注肛门；或因体虚及慢性疾病日久耗伤阴液、外感风、湿、热邪而诱发。治疗当以清热利湿、活血祛风止痒为主。现代医学理论认为，熏洗坐浴疗法能使皮肤和患部血管扩张，通过促进局部和全身血液及淋巴循环，消除末梢神经恶性刺激而提高疗效。中药煎剂熏洗坐浴疗法是治疗肛门疾病的传统方法，早在《外科正宗》中就有坐浴可疏通气血、散瘀化滞、解毒脱腐、消肿止血的记载。苦参止痒方是名老中医符中柱教授的临床经验方，已在临床应用20多年，疗效确切。

目前临床治疗慢性肛周湿疹的方法有很多，但反复发作仍是肛周湿疹的一个重要特点，严重影响患者的生活质量。故长时间的随访，以了解本病复发情况，对评估本病治疗方案的有效性具有重要意义。本次研究数据显示，针对慢性反复发作性肛周湿疹采取的规范化手术结合中药熏洗治疗，较之目前临床多用的中药熏洗结合曲安奈德益康唑乳膏等药物涂搽治疗更为有效，可能是由于手术不仅可以破坏皮下神经，且使皮肤神经末梢产生可逆性的坏死，阻断肛周皮内神经末梢感受器的传导，改善瘙痒症状，解除了对肛周湿疹皮肤的不良神经刺激。同时手术尚可进行肛周局部皮肤修整，消除影响肛周湿疹复发的肛周局部疾病。

参考文献：

[1]须海丰,龚建明,范建明.皮肤切除术合苦参汤坐浴治疗慢性肛门湿疹的临床观察[J].结直肠肛门外科,2010,16(2):87-89.

[2]国家中医药管理局.中医病证诊断疗效标准[M].南京：南京大学出版社,1994.

[3]杨帆.中药熏洗治疗肛周湿疹90例[J].中国中医药现代远程教育,2011,3(9):27-28.

[4]何洪波,薛奇明,刘洪.手术结合封闭及中药熏洗治疗慢性肛周湿疹[J].中国中西医结合外科杂志,2010,12(16):643-646.

自拟加减芍药汤治疗慢性溃疡性结肠炎的疗效观察

刘　强　何本求　邓　发　符中柱

2011 年 10 月至 2012 年 4 月,应用自拟加减芍药汤治疗慢性溃疡性结肠炎 96 例,疗效满意,现报告如下。

一、资料和方法

1. 一般资料

96 例溃疡性结肠炎患者均为贵阳中医学院第一附属院门诊及住院患者。随机分为两组:治疗组 49 例,男 26 例,女 23 例;对照组 47 例,男 21 例,女 26 例。病程半年至 10 年。两组间性别、年龄、病程等差异无统计学意义($P > 0.05$),具有可比性。

2. 诊断标准

诊断标准参考 2007 年 5 月济南第七次全国消化疾病学术大会报告《对我国炎症性肠病诊断治疗规范的共识意见》[1]:持续或反复发作的腹泻、黏液脓血便伴腹痛、里急后重和不同程度的全身症状,病程多在 4~6 周以上,电子结肠镜检查见病变多从直肠开始,呈持续性、弥漫性分布,表现为直肠黏膜血管纹理模糊、紊乱或消失,充血、水肿、质脆、出血、脓性分泌物附着,亦常见黏膜粗糙呈细颗粒状,病变明显处呈弥漫性、多发性糜烂或溃疡。

3. 药物组成

治疗组自拟加减芍药汤组方:党参 10 g、苦参 15 g、白芍 15 g、黄柏 10 g、野菊花 15 g、黄连 6 g、败酱草 12 g、枳壳 15 g、白头翁 10 g、当归 10 g。每日 1 剂,加水 1000 mL 浸泡 2 h,文火水煎 2 次,合并 2 次煎液后再浓煎至约 200 mL,放置沉淀后取汁 100 mL 口服。

4. 治疗方法

治疗组给予自拟中药口服,每日 3 次,每次 100 mL。对照组给予柳氮磺吡啶,每日 3 g,分 3 次口服,1 个月为 1 个疗程,一般治疗 3 个疗程。治疗期间两组均停止使用其他药物。

二、结　果

1.疗效标准

参考全国慢性非感染性肠道疾病学术研讨会制定的《溃疡性结肠炎的诊断及疗效标准》[2]相关标准。治愈：临床症状消失，电子结肠镜检查黏膜正常，溃疡消失。有效：临床症状基本消失，电子结肠镜检查黏膜轻度炎症改变，溃疡较发病时减轻。无效：临床症状、电子结肠镜检查均无改变。

2.两组疗效比较（见表8－11）

表8－11　两组疗效比较

组　别	病例数（例）	治愈（例）	有效（例）	无效（例）	总有效率(%)
治疗组	49	32	14	3	93.88
对照组	47	15	21	11	76.60

由表8－11可见，治疗组治愈率为65.3%，总有效率为93.88%。对照组治愈率为31.91%，总有效率为76.60%。治疗组总有效率明显优于对照组，两组相比总有效率、治愈率有显著性差异（$P < 0.05$）。

三、讨　论

溃疡性结肠炎以腹泻、黏液脓血便、腹痛、腹胀、里急后重为主要症状，其发病机制目前尚未完全阐明，多数学者认为与自身免疫因素有关，目前尚无特异性防治措施。磺胺类抗菌药、糖皮质激素为治疗溃疡性结肠炎的常用药物。磺胺类抗菌药在结肠内经肠道细菌分解为5－氨基水杨酸，其抑制由黄嘌呤氧化酶或白细胞介导的氧自由基形成，能消除炎症。糖皮质激素具有非特异性抗炎和抑制免疫反应的作用，起效快，但停药后易复发。

溃疡性结肠炎属中医"泄泻"范畴，其病因多由情志失调、饮食不节，肝失疏泄，脾失健运，水液聚而为湿，日久蕴结化热，湿热与气血相搏结，壅塞肠道，使肠道传导失司，肠络瘀阻而发病，表现为虚实夹杂或本虚标实证。

近年来我们应用自拟加减芍药汤治疗溃疡性结肠炎取得了一定的疗效。自拟加减芍药汤组方以芍药汤为基础加味而成,方中白头翁清理肠道湿热之邪,白芍缓急止痛,黄柏、蒲公英清热解毒、清下焦湿热、荡涤肠道,诸药合用,共奏清热利湿、涩肠止泻止痛之功。本方安全且副作用少,治疗观察时未见明显不良反应。现代研究表明,白芍能改善大脑皮质的紊乱状态,具有解痉、镇痛、消炎和双向调节免疫功能的作用;黄连有抗菌消炎作用,同时又具有兴奋或抑制平滑肌的作用;党参不仅有增强机体免疫功能还有双向调节作用,是一种免疫调节剂。

参考文献:

[1]中华医学会消化病学分会炎症性肠病协作组.对我国炎症性肠病诊断治疗规范的共识意见[J].中华消化杂志,2007,72(8):545-549.

[2]全国慢性非感染性肠道疾病学术研讨会.溃疡性结肠炎的诊断及疗效标准[J].中华消化杂志,1993,13(6):353-354.

重新认识拖出术在保肛术中的地位

苗大兴　　符中柱

直肠癌患者在手术效果日益提高的同时,越来越重视术后生存质量。保留肛门括约肌的手术目前已成为、直肠癌的首选术式。Goliger指出:75%以上的直肠癌都能行保肛手术。对于癌肿下缘位于腹膜返折以上的直肠中上段癌行保肛手术,已无争议也无技术困难。对于下缘位于腹膜返折以下的直肠下段癌是否行保肛手术,汪建平等经过大量的临床病理学研究及大宗的随机对照临床资料的远期观察,现已明确了两个观点:①直肠癌远端的切除长度>2cm就已经足够;②符合保肛手术的低位直肠癌不会因施行 Miles 手术而增加5年生存率[1]。直肠下段癌行保肛手术的主要方法有两大类,一类是低位前切除术及其改良手术。如经腹肛门直肠切除术;另一类是 Bacon 手术及其改良手术,如改良经腹肛门直肠切除手术。低位前切除术和经腹肛门直肠切除手术的优点是手术吻合一期完成,而 Bacon 及其改良手术则需在15天后拖出肠管与肛管黏合自行吻合后再切除拖出肠管,二期完成手术,但结肠肛管一期吻合术无论是低位前切除术和经腹肛门直肠切除术都有一个严重的并发症——吻合口瘘,针对这个问题,1945年 Bacon 设计了结肠经肛管拖出术,随着技术条件的改善和提高,Bacon 的拖出术因延期吻合时间长,且易发生肛周皮疹等不足,又逐渐被低位前切除术替代,特别是近期管状吻合器的发明,使结肠肛管吻合更方便、更可靠。Bacon 手术几乎被人们遗忘了,事实上低位前切除术后发生吻合口瘘的比例仍然较高,因此我们认为 Bacon 手术不仅手术简单、费用低,其几乎不发生吻合口瘘的突出优点至今仍有重要的临床意义。

一、低位保肛术的方法特点及适应证

1. 低位前切除术

特点:完成直肠游离并在肿瘤下 2 cm 处切断直肠,切除肿瘤后行结肠直肠一期吻合(或用器械吻合)。低位前切除术保留了完整的肛提肌、肛门内(外)括约肌及支配神经,同时也保留了直肠下段及肛管移行上皮,具有良好的节制性。故在诸多保肛手术中,被公认是最理想的手术方式。

适应证:适用于所有距肛缘 6 cm 以上,肿瘤未广泛浸润,生物学特性相对较好的直肠癌。

2. 经腹肛门直肠切除术

特点:在齿状线上 0.5 cm 处向上做黏膜袖剥离达肛提肌水平上 1 cm 切断直肠,切除肿瘤后在齿状线部行结肠肛管一期吻合。本手术根治性效果是良好的,排便功能亦较满意。其 5 年生存率与术后复发率均与低位前切除术相似。

适应证:①癌肿下缘距肛缘 5 ~ 7 cm 的直肠下段癌。②癌肿下缘距肛缘 4 cm 以上的黏膜下癌或仅侵犯至直肠黏膜肌层的高、中分化腺癌。自肛门直肠环上缘切除直肠后,直肠侧切缘至癌肿下缘的距离能保证在 1cm 以上。③肛提肌无癌肿浸润,癌肿侧壁周围能充分切尽者。④无显著淋巴结转移者。

3. 改良 Bacon 手术

特点:在齿状线下 2 ~ 3 cm 处环形切开肛管皮肤向上做黏膜袖剥离达肛提肌水平上 1 cm 切断直肠,切除肿瘤后将拖出肠管的侧壁缝合于肛门周围皮肤上。术后 2 周左右,拉出的结肠与肛管创面粘连愈合,在麻醉下切除齿状线以下拉出的结肠行肛门成形术。此术的优点是直肠的切除位置很低,保留了肛提肌和肛门内括约肌,能保持较高的根治性。缺点是切除了绝大部分肛管皮肤,丧失了 ATZ 上皮区的控便及识别功能。

适应证:为直肠癌距肛缘 4~6 cm,肿瘤较小,且属早期癌,分化程度较好者。

三、实际施行的拖出术

1.手术方式

(1)基本操作按标准的拖出术,手术遵循全直肠系膜切除原则。

(2)不同点:不受原术式剥离黏膜袖范围的限制,向下放宽到白线。

(3)用痔上黏膜环切术切除白线以上的肛管皮肤和直肠黏膜。

2.优 点

(1)剥离黏膜袖的下线到白线,可以含入更低位的肿瘤,使更多的病人保住肛门。

(2)保留了部分肛管皮肤,保留了部分 ATZ 上皮区的控便及识别功能。

(3)手术更简单,操作更方便。

(4)术后肛门括约功能并不出现想象中的明显失禁,而是控制满意(3 个月后括约功能追踪)。

四、临床资料

(1)一般资料:2008—2010 年收治的 9 例直肠癌患者。其中男性 6 例、女性 3 例,平均年龄 45.5 岁。术前电子结肠镜、直肠指检、病理检查示肿瘤基底距肛缘 5~6 cm 的直肠腺癌,高分化腺癌 7 例,中分化腺癌 2 例,肿瘤均为局限型的隆起或溃疡型病变,肿瘤浸润均小于 1/2 肠周径,且基底均未固定。直肠癌 Dukes 分期为 A 期至 B 期,肛门括约功能良好,拖出的肠管切除时间为术后 14~20 天,术后定期进行直肠指检,并对所有病例行辅助性化疗。

(2)术后并发症情况:术后无吻合口瘘发生,无肛缘外多余结肠坏死。

(3)术后 1 年的排便情况。术后 1 年每天排便次数:3~4 次 7 例,大于 4 次 2 例。排便功能:优,3 例;良,6 例(注:排便功能优是指排便功能与正常人相似;排便功能良是指能完全控制干便,但不能很好地控制稀便;排便功能较好是指基本控制干便,但不能控制稀便;排便功能差是指大便完全失禁)。

(4)随访:所有患者术后 1 年内均按要求每 3~6 个月到医院门诊复查。1 年后同意病人每 6 个月到当地医院复查,保持电话联系,随访 12~24 个月,随访率为 100%。术后定期复查胸部 X 线片、肝脏及盆腔 CT:无盆腔局部复发,无远处脏器转移。

五、讨　论

（1）尽可能保肛是趋势。①超低位保肛仍需遵循术后肛门直肠具有基本的直肠储粪功能、肛管直肠感觉功能和肛管直肠环括约功能。影响低位直肠癌手术保肛的因素有很多，其中肿瘤下缘距齿状线或肛缘的距离是最主要的影响因素，《美国直肠癌治疗临床指南（2005 年修订）》[2] 指出：对大多数直肠癌 2 cm 远切缘是合适的，对超低位直肠癌（距肛缘 <5 cm），远切缘至少 1 cm。另外，肿瘤周径、肿瘤病理分期、肿瘤主体位置、肿瘤大体分型、肿瘤分化程度及患者的性别等多种因素均可对低位直肠癌手术保肛产生影响。②以下情况可以考虑保肛手术：肿瘤下端距肛缘4cm 以上；原位癌直径 <3cm；临床分期在 Dukes A2 期以前的中、高分化癌。对于直肠指检发现癌肿已浸润肛管；癌肿在直肠壁浸润固定；有盆壁腹膜转移；术前组织活检证实是低分化、未分化和黏液性腺癌等恶性程度高以及低于 4 cm 的低位直肠癌不宜行保肛手术；当肿瘤浸润肛门括约肌及肛提肌或术前肛门括约肌功能障碍者亦不宜行保肛手术（即 Dukes B1 期以下者）。

（2）全直肠系膜切除术原则是低位直肠癌根治术操作的金标准。是在传统淋巴清扫基础上注重直肠系膜内 TME 手术转移癌的根治性清除，强调中下段直肠癌均应将直肠全部系膜包括周边缘完整切除。现在证实的全直肠系膜切除术原则认为远切缘是以"2 + 3"为金标准的，即切除肿瘤远端肠管 2 cm 已足够，而切除平面远端的直肠系膜要再切除 3 cm，建立在全直肠系膜切除术基础上的拖出术，其远端直肠横断水平取决于直肠系膜切除水平而不取决于肿瘤位置。对于低位直肠癌来说，基本做到了远端直肠系膜全部切除，因而提高了低位直肠癌保肛率，同时也降低了局部复发。

（3）低位前切除术在 7 cm 以上较安全，但低于 7 cm，则因为上部组织游离难度增加，吻合肠管远端损伤的机会增加以及远端血运不良且无力缓冲吻合口张力等诸多因素以致发生吻合口瘘的机会增加，因此超低位吻合，容易发生吻合口瘘。血供良好的结肠断端无张力拉下恢复肠道肛管连续性是拖出术的基本要求，只要满足扩肛四指后将血供良好的降结肠无张力拉出肛门外 3 cm，保持盆腔中的结肠有再拉出 5 cm 的余地，不易发生肛门外多余结肠坏死，无吻合口瘘之虞即可。

（4）肛门狭窄和肛门功能不全是本手术较常见的合并症。多余结肠切除后，其游离缘回缩,瘢痕增生变硬并容易发生狭窄,影响肠道的顺应性和排便功能。在经肛管拉出结肠期间,肛管括约肌处于静止状态,多余结肠切除后早期肛管括约肌收缩力较差,因此术后早期多有排便功能不良。但随着病人坚持扩肛和肛门收缩锻炼,结肠游离缘可软化,肛门功能逐渐恢复,并能鉴别排气及排便。我们采用Ⅱ期手术2周后开始扩肛,每周2~3次,直至术后2个月。无狭窄病例,半年后复查时肛门外观多无渗液及湿疹,直肠指检示肛门括约肌收缩能力较好,排便功能为良。

(5)拖出术可能产生的并发症:①感染,由于结肠要经过一段剥离后的肛管,故肛管与结肠间易发生积液而导致感染。避免的方法:彻底止血,通畅引流。②拖出肠管坏死:多由于将结肠向外拖出时用力过大,使血管损伤或血栓形成等,亦可因肛门括约肌收缩压迫拉出肠管所致。预防措施:术前留置镇痛泵,术后前3天内给予止痛剂。

(6)拖出术不仅操作简单,更重要的是不会发生吻合口瘘,特别是我们扩大其下限的范围使手术更简单、更安全,同时并没有出现大家担心的肛门失禁,这可能与提肛肌及括约肌得以保存有关,至于ATZ上皮区的破坏对控便、识别功能损害的影响尚需进一步进行临床观察以及组织学研究。

(7)我们认为7 cm以下5 cm以上的低位直肠癌符合条件者应充分考虑拖出术,拖出术在超低位保肛术中仍占有重要地位,特别是在基层医院更有必要。

参考文献:

[1]汪建平. 低位直肠癌保肛手术的回顾和思考[J]. 大肠肛门病外科杂志,2003,9(2):69.

[2]美国结直肠外科医师协会. 美国直肠癌治疗临床指南(2005年修订). 中华胃肠外科杂志,2006,9(2):182-185.

符中柱教授中西医结合治疗肛周坏死性筋膜炎的临床经验总结

李 志

肛周坏死性筋膜炎是一种由多种细菌协同作用导致的严重、少见、快速进展的以肛周和会阴三角区筋膜坏死为特征的爆发性感染性疾病。男性发病率明显高于女性，以50～60岁的老年男性为多见。临床表现从无明显皮肤坏死的肛管直肠或生殖区疼痛，到感染部位皮肤和软组织的迅速坏死、蔓延，最终导致全身脓毒血症和多器官衰竭，延迟诊断与治疗可能会导致生命危险。因此，一旦怀疑为肛周坏死性筋膜炎，必须进行积极的局部或全身治疗。目前，国内外的文献均认为其治疗原则是以早期外科切开引流，彻底清除局部坏死组织，应用大剂量广谱抗生素为主。然而，即使进行了积极的治疗，肛周坏死性筋膜炎的死亡率仍高达8%～67%。

中医学没有关于肛周坏死性筋膜炎病名的确切记载，就其症状而言，类似于中医的"烂疔""坏疽""陷证"等。其临床症状主要表现为局部皮肤突然出现痛性红色肿胀，随病情进展产生青铜色、紫色、黑色坏死灶，有淡黄色、血性浆液或脓液渗出，短期内出现大疱，疱下呈现不规则的出血性坏死，并迅速成为境界清楚的皮肤坏疽，广泛表浅筋膜坏死，周围潜行皮缘，坏死迅速沿筋膜扩散至附近组织，但不累及肌肉。严重者，皮下有气体、脓液（臭秽难闻），短期内出现高热、神昏谵语、血压下降、休克、衰竭等全身中毒症状。根据本病发病急、进展快、创面大、预后差的临床特点，结合中医学"疽由筋骨阴分发"及发病部位，提出该病应命名为"肛疽"。其病机主要是本虚标实，气阴不足为本，邪毒内蕴为标。气不足则卫外不固，阴不足则内热生，或诱以六淫之邪，或因不洁之邪伤表，邪气乘虚入侵，内伏太阳或少阴，蕴而化热，又逢内热，久而成毒，热毒蚀肌腐肉，轻则红、肿、热、痛、臭秽发脓，重则毒入营血，内传脏腑而成本病。近年来，符中柱教授采用中西医结合的方法救治该病3例，取得一些临床体会和经验，现将临床诊治情况总结如下。

一、资料与方法

1. 一般资料

3人均为男性，年龄最小者45岁，最大者78岁，平均63岁。均以肛周肿痛为主诉入院。患者起病急，均有发热（38～40 ℃）、寒战、白细胞计数显著增高（多在18.5×10^9/L以上）等全身症状。局部表现为快速、进行性浅筋膜和脂肪组织坏死，局部麻木、红、肿、热、痛，迅速向周围扩展，局部可见黑褐色病变，有淡黄色、血性浆液渗出或脓液，广泛表浅筋膜坏死，周围潜行皮缘，坏死迅速沿筋膜扩散至附近组织，但不累及肌肉，脓液臭秽难闻。局部可闻及捻发音，血培养及脓液培养检出2种以上混合菌感染，多为厌氧菌与需氧菌混合感染。深部组织细菌培养：链球菌感染2例，大肠杆菌感染3例，大肠埃希菌感染3例。其中3例均经肛周会阴部 CT 检查示肛周皮下均有积液及气体影。

2.治疗方法

3 例患者均行早期彻底的清创引流术,彻底清除坏死组织,包括坏死的皮下脂肪或浅筋膜,并作多处对口引流,以确保所有坏死部位得到彻底切开。切口应足够大,直至用器械或手指无法将皮肤和皮下组织从深筋膜分开为止,必要时配合拖线疗法,肛周两侧脓腔较深时放置胶管或双套管引流冲洗。根据病变进展,做多次清创,以使坏死组织随时祛除。伤口敞开换药,用 3% 过氧化氢溶液和 0.5% 甲硝唑交替冲洗,再用 10% 过氧化氢溶液纱条疏松填塞伤口。在没有细菌学资料的情况下,选用高效广谱抗生素。以后根据脓液细菌培养及药敏试验结果,及时调整敏感抗生素。治疗过程中注意维持水、电解质平衡,注意热量、蛋白质的补充。特别是对于合并糖尿病患者,根据血糖和尿糖化验结果,利用胰岛素或口服降糖药尽快控制血糖。

3 例病例治疗中均配合中医药辨证治疗。肛周坏死性筋膜炎初起主要表现为患处局部肿胀疼痛,皮色紫红成点状,从中心点迅速向四周扩散,疮顶色灰黑,切开后脓浊秽,味臭难闻,痛剧不止,多伴恶寒发热,甚至高热烦躁等一派热毒炽盛表现,此时以邪实为主,治疗重在祛邪,并注意时时顾护胃阴。治以清热解毒凉血,方以黄连解毒汤合犀角地黄汤加减,药用金银花、连翘、白花蛇舌草、紫花地丁、生地、水牛角、牡丹皮等。如出现高热不退、神昏谵语、血压下降等疔毒走黄证,加用安宫牛黄丸或紫雪散。中期局部疮面多见坏死筋膜色灰暗,脓似粉浆污水,气味恶臭,脓腐难脱或肉芽淡红,脓水清稀,或伴气阴(血)不足表现,此时邪气未退,正气渐衰,治疗时扶正与祛邪兼顾,以托毒排脓。药用八珍汤合四妙勇安汤加金银花、连翘、穿山甲、皂角刺等。病情稳定后,恢复期局部疮面肿胀不明显,皮色不红而暗淡,以扶正为主,兼补气血、促生肌,药用加味十全汤加玄参、天花粉等,促进生肌长肉。外用药因早期创面脓腐明显,以提脓祛腐药(九一丹或八二丹)加速腐败坏死组织的脱落液化。恢复期创面坏死脱落干净,用生肌散等促进肉芽及上皮生长。

二、结　果

3 例均治愈,治愈者中住院时间最短 36 天,最长 118 天,平均 72 天。

三、临床护理

1.观察要点

肛周脓肿或肛周肿痛是肛肠科常见病、多发病,因此护理人员要及时发现坏死性筋膜炎患者,必须掌握观察要点:均有高热(38 ~ 40 ℃,呈稽留热)、寒战;发病特点:起病急剧,感染得不到及时引流时迅速蔓延;发病人群:老年、体弱、糖尿病患者易转成坏死性筋膜炎;局部表现:开始红、肿、热、痛,随后皮肤苍白,有时出现散在血疱或青紫色斑块,有粪臭味,局部感觉消失,以肿胀为主,病变范围大;全身症状:明显的毒血症,面色苍白、血压下降、烦躁、嗜睡,可合并败血症、感染中毒性休克。

2.术前护理

(1)心理护理。坏死性筋膜炎起病急,病情进展快,全身症状重,患者常感到恐惧不安,他们会担心病情能否得到控制,手术是否成功,是否能够治愈,是否影响今后的工作、生活等。对此我们的做法:随时和患者沟通,了解他们所想,有针对性地给予及时的安慰和心理支持,使其树立战胜疾病的信心。

(2)健康教育。由于该病为疑难杂症,并发症又较多见,使疾病更加复杂;同时由于患者及家属对疾病认识不足,心理压力大。护士应及时向患者及家属告知治疗方案、手术的必要性并讲解成功治疗的病例,并向家属如实告知可能出现的并发症及预防措施;用通俗易懂的语言,使患者明确需配合的事项,术中及术后各项护理指标,使患者对治疗充满信心,以最佳的心态面对手术。

(3)术前准备。术前 6 h 禁食、禁水,如急诊入院未禁食、禁水者,要及时通知手术室(防止麻醉时发生误吸);灌肠:患者取左侧卧位,用 0.2% ~ 0.5% 肥皂水500 ~ 1000 mL 灌肠 1 次后协助病人排便;再用生理盐水 800 mL 灌肠 1 次。注意操作要轻柔,肛管插入深度为 16 ~ 18 cm,保留 3 ~ 5 min 后排便。并做好手术野的皮肤准备;扩容、抗休克、抗感染治疗:准备急诊手术的同时,立即遵医嘱建立静脉通路;做破伤风抗毒素皮试:本病常规做破伤风抗毒素皮试,过敏者进行脱敏注射。如为急诊手术,可于术后当日补做破伤风抗毒素皮试和注射破伤风抗毒素。

3.术后护理

(1)病情观察与监护。术后当天最关键,由于患者多合并有毒血症,加上手术的打击,特别是年老体弱合并症较多的患者易发生休克。我们采取了以下措施:术后将患者安置在重症监护病房,去枕平卧 6 h 后改半卧位,24 h 内绝对卧床休息;密切观察休克的早期征象、血压、意识、面色,准确记录尿量及 24 h 出入液量。持续心电监护并监测心率、血氧饱和度变化;随时监测血常规、电解质、血糖、二氧化碳结合力;3 例均合并糖尿病,2 例原不知患此病,均经监测确诊;加强肺功能监测及呼吸观察,保持呼吸道通畅,遵医嘱间断吸氧,每日 3 次雾化吸入;密切观察体温变化,如手术清创彻底、引流通畅,术后第 2 天体温应呈下降趋势,若仍呈稽留热,需尽快报告医生并检查伤口。通过体温观察判断清创的程度;观察伤口引流、出血、疼痛情况,术后 1~2 h 翻身 1 次以利伤口引流。

(2)一般护理。防止周围皮肤感染:坏死性筋膜炎伤口大、创面深、渗出多,要及时更换敷料、衣裤,保持床单清洁、干燥;每日温开水擦拭周围皮肤;用软垫将伤口周围皮肤垫起并 2 h 更换位置 1 次。

(3)手术创面护理。

创面观察。创面的颜色:正常情况下创面应是新鲜红润的,这说明血运良好;如创面苍白,说明营养血管栓塞;如创面灰黑色,说明创面有坏死,应进一步清创。观察分泌物的性质、颜色、气味、量;观察手术创面周围水肿消退情况;观察手术创面周围皮肤:包括皮色、温度、弹性、触觉及痛觉、血运及肢体活动情况,以判断溃烂是否向周围蔓延。

换药护理:术后第 2 天即开始换药,每日 1 次,坏死组织及分泌物多时要随时换药。彻底清除脓性分泌物及坏死组织是换药的重点。换药前的准备:患者排便后先用温开水洗净肛门及周围皮肤,再用自制中药药剂加热熏洗 10~15 min,然后用远红外线烤灯照射 15~20 min,可消炎止痛促进伤口愈合;换药时的体位:应以有利于充分暴露创面、利于引流及患者感觉舒适为原则,3 例均采用左、右侧卧位或截石位;换药时注意的问题:换药时冲洗创面要彻底,深度部位均应填充纱条以利引流,发现新的坏死时要及时通知医生再次清创;换药时要注意患者的心率和疼痛程度,及时给予关怀;换药后所有换药器械要彻底消毒灭菌;敷料及一次性物品要焚烧;换药室用紫外线照射消毒,预防交叉感染。

(4)并发症观察与护理。由于急性坏死性筋膜炎为急性、进行性、坏死性感染,病情发展迅速,必须早期诊断和治疗。3 例病人均合并有高热、寒战、白细胞计数增高等全身中毒症状。虽然 3 例病人中没有合并感染性休克,但护理中一定要注意观察,一旦出现感染性休克,应立即进行抢救、持续心电监护,监测生命体征变化,吸氧,保持呼吸道通畅,建立静脉输液通道,纠正电解质紊乱;遵医嘱给予强心药物、升压药物及输血等;遵医嘱及时准确应用抗生素,并注意观察药物反应;高热时给予物理降温、药物降温,以缓解症状,减轻痛苦;监测每小时尿量,准确记录24 h液体出入量,根据血压、尿量等调整输液速度。

糖尿病酮症酸中毒。3 例病人中,有 1 例合并糖尿病酸中毒。如果患者出现精神极差、嗜睡、呼吸深大带烂苹果味等糖尿病酮症酸中毒症状时,在做相关的化验检查的同时应立即补液治疗和胰岛素治疗等。

4. 护理难点与经验

肛周坏死性筋膜炎是一种发病率低、疾病进展迅速、死亡率高的疾病。由于临床表现无明显特征性,易误诊,导致治疗的不及时,最终导致脓毒血症及多器官衰竭而死亡。目前治疗主要以彻底清创、切开引流及抗生素的大剂量使用为主。临床护理掌握观察要点也是成功救治的首要环节。由于此病在临床上较少见,文献报道也较少,大多数护理人员还缺乏对其疾病特点的了解和认识,但病人又起病急骤,病情发展迅速。因此要保证护理成功,必须对护士进行相关知识培训,使护士掌握观察要点,才能做到及时发现、及时救治;严密监护与熟练抢救是手术成功的重要保证:术后必须严密监护,保证各项监测及时、准确、有效,并要掌握熟练的抢救技术,做到密切配合并发症的救治;良好的创面护理是病情控制与恢复的关键。

符中柱教授经骶尾部入路分段治疗后高位肛瘘经验研究

姚嵋方 刘 志 李凤云

肛瘘是肛管和肛周皮肤之间的非正常通道,一般由内口、瘘管、外口三部分组成。后高位肛瘘因发病位置高、支管多容易出现死腔,临床治疗难度较大且术后容易复发。为提高临床一次手术的成功率、减少术后的复发率及改善术后患者生活质量,符中柱教授采用经骶尾部入路分段治疗,以 2009 年 9 月至 2014 年 11 月收治内口在后的高位肛瘘患者 60 例为研究对象,并设 30 例行经骶尾部入路分段治疗术为实验组,30 例采用低位切开高位挂线法为对照组,临床比较两组在一次手术治愈率及术后复发率,现将结果报道如下。

一、资料和方法

1. 一般资料

选择贵阳中医学院第一附属医院 2009 年 9 月至 2014 年 9 月期间收治的 60 例内口在后的高位肛瘘患者为研究对象,其中年龄大于 18 岁且小于 65 岁,平均(39.72 ± 2.53)岁。病程在 4 个月至 5 年,平均(1.23 ± 0.67)年。病例纳入标准:①符合《肛瘘临床诊治指南》(2006 版)高位肛瘘标准;②肛瘘内口在后位者;③住院患者;④患者自愿加入;⑤年龄大于 18 岁且小于 65 岁。排除标准:①不符合诊断标准者;②伴有器质性精神障碍、精神分裂的患者;③哺乳、妊娠或准备妊娠妇女;④有严重心、肝、肾功能障碍者及内分泌疾病、代谢性疾病、癫痫患者;⑤年龄大于 65 岁或小于 18 岁;⑥结核性肛瘘。

2. 治疗方法

(1)经骶尾部入路分段治疗后高位肛瘘的患者,沿肛门尾骨沟做一纵形切口,逐层切开皮肤、皮下、浅筋膜,暴露肛管直肠环,以银质探针从外口探入,探寻内口,确认瘘管走行与肛管直肠环的关系。肛管直肠环下缘以上瘘管(高位段)在直视下完成由直肠环部剔除,内口处清除内口周围炎症坏死组织后,作菱形切除,横行缝合,修补肛管直肠后壁创口,彻底清洗创腔,逐层缝合伤口。直肠深筋膜外置橡皮条引流,若有支管,采取"开窗"对口引流。

(2)低位切开高位挂线:患者连续硬膜外麻醉成功后,取膀胱截石位,常规消毒铺敷,以盐水棉球反复消毒肛门,以银质探针从外口探入,确定内口,齿线以下瘘管切开引流,齿线以上瘘管挂线,剔除瘘管坏死组织,修剪创面使其引流通畅。若有支管,采用"开窗"对口引流。

术毕,加压包扎伤口。两组均给予抗感染治疗 5 天,口服清热解毒、健脾行气、润肠通便的中药,每日 3 次,每次 100 mL,用清热解毒、活血化痰、止痛的中药熏洗,每日 2 次。

3. 观察指标

(1)疗效判断标准参照 1994 年 6 月 28 日国家中医药管理局发布的《中医肛肠科病证诊断疗效标准》[1]中肛瘘的疗效评价部分制定。临床治愈:创面愈合,症状消失。显效:创面愈合,流脓、肿痛消失,仅肛周湿、瘙痒。有效:创面未愈,流脓、肿痛、瘙痒改善。无效:症状及体征均无变化。

(2)疼痛[2]:分为 4 级。0 分,无疼痛;2 分,疼痛可忍受,能正常生活,睡眠基本不受影响;4 分,持续疼痛,睡眠受干扰,病人主动要求用镇痛药;6 分,强烈的持续疼痛,往往伴有植物神经功能紊乱,睡眠严重受到干扰,需用镇痛药治疗。

4. 统计学处理

用 SPSS 18.0 软件进行统计,计数资料的统计采用 χ^2 检验,计量资料的统计采用 t 检验或秩和检验,定量数据以均数 ± 标准差($\bar{x} \pm s$)表示。

二、治疗结果

1. 疗效指标比较

结果见表 8 - 11、表 8 - 12。

表 8 - 11 两组近期疗效比较

组　别	病例数(例)	痊愈(例)	未愈(例)	治愈率(%)
实验组	30	30	0	100
对照组	30	30	0	100

注:两组近期疗效经 χ^2 检验,$P > 0.05$。

表 8 - 12 两组创面愈合时间比较($\bar{x} \pm s$)

组　别	病例数(例)	平均愈合时间(天)
治疗组	30	20.14 ± 6.77
对照组	30	19.22 ± 8.06

注:两组创面愈合时间经秩和检验,$P > 0.05$。

由表 8 - 11、表 8 - 12 所得出的结果可以看出,经骶尾部入路分段治疗术可以治愈复杂性肛瘘且不降低疗效。

2. 后遗症比较(见表 8 - 13)

表 8 - 13 两组后遗症比较

组 别	病例数(例)	后遗症(例)			发生率(%)
		漏 气	漏 液	漏气伴漏液	
治疗组	30	0	1	0	3.33
对照组	30	0	3	0	10

注:两组后遗症发生率经 χ^2 检验, $\chi^2 = 30.53$, $P < 0.05$ 。

表 8 - 13 的结果表明,两组均有不同程度的后遗症发生率,其中治疗组为 3.33% ,对照组为 10% ,两组存在明显的差异($P < 0.05$)。表明经骶尾部入路分段治疗术,能更好地保护肛门的功能。

表 8 - 14 两组患者术后创面疼痛情况比较($\bar{x} \pm s$)

组 别	项 目	分级(例)			
		0 分	2 分	4 分	6 分
治疗组	术后当天疼痛	0	4	17	9
对照组		0	6	7	16
治疗组	术后第 7 天疼痛	0	8	17	5
对照组		0	5	10	15
治疗组	术后第 14 天疼痛	5	18	6	1
对照组		1	10	15	4
治疗组	术后第 21 天疼痛	20	8	2	0
对照组		8	18	4	0
治疗组	术后第 28 天疼痛	28	2	0	0
对照组		25	4	1	0
治疗组	创面愈合后疼痛	29	1	0	0
对照组		27	2	1	0

注:有统计学差异, $P < 0.05$ 。

由表 8 - 14 可以看出,术后 4 周内两组患者出现显著差异($P < 0.05$),治疗组创面疼痛情况轻于对照组。说明经骶尾部入路分段治疗术在术后患者疼痛方面优于传统低位切开高位挂线的方法。

三、讨　论

"高位复杂性肛瘘管腔延展的范围大,牵涉的肌肉数量多。"[3]高位肛瘘临床复发率高,并发症多,被称为肛肠外科难治性疾病之一。经骶尾部入路分段治疗术是针对该病而设计的,其治疗原则:①原发灶处理准确,清除彻底。临床治疗高位复杂性肛瘘的关键在于准确找到并彻底清除原发感染灶,腺感学说认为,影响肛瘘愈合及导致其反复发作的主要因素为有感染的肛门腺存在。Maher A. Abbas,Christopher H. Jackson 等[4]认为,堵塞是肛瘘术后并发症发生的主要因素。瘘管不通,从而引起炎症的迁延不愈,不仅治疗上带来一定难度,也使患者遭受巨大的痛苦。本法设计的重点放在内口及原发灶的寻找及处理上,基于肛门部生理解剖特点,经骶尾部入路避免了对肛门括约肌损伤较大的缺点,在内口处理上直接、准确,能很好地清除病灶且能对瘘管及窦腔等部位进行充分的搔刮以提高治愈率、降低复发率。②降低内口压力,促进肛瘘的愈合。"肛管直肠测压法已成为研究肛门直肠生理病理推断肛肠疾病,评价手术效果的重要方法。"[5]正常肛管是一个高压区,"由于其压力梯度的作用,从而形成了压力屏障"[6]。术后若肛瘘不能很好地闭合,粪便、肠液等物质则会因压力的作用而进入瘘管。Haig Dudukgian 等[7]认为,浓缩的碎屑或粪便是其复发的主要原因。"如果此时肛瘘再次复发,再次切断肛门括约肌则会导致严重的肛门功能破坏"[8],可导致肛门狭窄、畸形,甚至肛门失禁,严重影响了患者的生活。与传统方式相比,符中柱教授经骶尾部入路,减少了对肛门括约肌的伤害,对肛门部控制精细感觉的壁内神经也有较好的保护,这对术后患者的生活质量的提高起着重要作用,很好地处理了保护肛门功能与降低复发率这一传统矛盾。③术后疼痛术后疼痛是所有病人害怕面对的问题。后高位肛瘘由于位置高,创面大,术后患者忍受着巨大的痛苦。特别是在术后换药及排便时,伤口受到外界因素的刺激,患者往往会产生心理恐惧,害怕换药及刻意地减少排便,这都不利于伤口的愈合。符中柱教授采用经骶尾部入路分段治疗术,减小了创面,既缩短伤口愈合的时间,也减轻了患者术后的疼痛。

中医认为人是一个有机的整体,我们不仅要治好病,更重要的是把"人"放在第一位。符中柱教授在传统手术的基础上加以创新,从骶尾部入路,缩小了创面的面积,保护了括约肌,把治病和救人结合起来。从 4 个表格可以看出,两种方法在治疗上均能取得满意的效果,但在术后 1 个月内患者疼痛及后遗症的调查中可以看出,经骶尾部入路治疗明显优于对照组的低位切开高位挂线的手术方式。符中柱教授在继承中医治瘘的基础上,结合现代微创理念,在保证治疗效果的基础上,寻求新法,改善患者术后的生活质量。既体现了中医的特色,发挥了中医的优势,又与现代手术微创理念相结合,此理念值得在临床推广并发扬光大。

参考文献

[1]国家中医药管理局.中医肛肠科病证诊断疗效标准[S].南京:南京大学出版社,1994.

[2]李敏,唐学贵,李锦秀.切挂选择缝合术治疗高位复杂性肛瘘的临床研究[J].中国肛肠病杂志,2004,24(5):3.

[3]邢云丽,杨巍,郑德.对口切除旷置结合垫棉法治疗高位复杂性肛瘘的临床研究[J].上海中医药杂志,2008,42(5):64-65.

[4]Maher A. Abbas,Christopher H. Jackson. Predictors of Outcome for Anai Fistula Surgery[J]. Archives of Surgery 2011,146(9):1011-1016.

[5]丁义江.肛肠动力性疾病的诊治进展[J].临床外科杂志,2004,12(6):325-326.

[6]张东铭.大肠肛门局部解剖与手术学[M].合肥:安徽科学技术出版社,1998.

[7]Haig Dudukgian,Herand Abcarian. Why Do We Have So Much Trouble Treatinganal Fistula[J]. World Journal of Gastroenterology,2011,17(28):3292-3296.

[8]王振军.肛瘘治疗的回顾与思考[J].中医胃肠外科杂志,2010,13(12):881-884.